中医经典名著入门导读系列

《金匮要略》入门导读

编著◎吕志杰

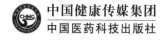

中国健康传媒集团
中国医药科技出版社

内 容 提 要

本书以篇为纲，对《金匮要略》进行了校勘、注释及解读，在原文的基础上另设注释、提要、简释、按及方歌板块。书中不仅对原文内容进行严谨考证，引经据典、旁征博引加以阐释，对全书相关方证进行联系，并且结合作者临床经验深入分析，将理论与临床实践相结合，力求读者能够融会贯通。本书内容丰富，具有较高的理论价值和实用价值，是供中医初学者使用的一本中医经典入门书，也可作为中医药院校师生学习《金匮要略》的参考书和案头工具书。

图书在版编目（CIP）数据

《金匮要略》入门导读/吕志杰编著. —北京：中国医药科技出版社，2024.8

（中医经典名著入门导读系列）

ISBN 978-7-5214-4662-3

Ⅰ.①金… Ⅱ.①吕… Ⅲ.①《金匮要略方论》 Ⅳ.①R222.3

中国国家版本馆 CIP 数据核字（2024）第 106605 号

美术编辑 陈君杞

版式设计 诚达誉高

出版　**中国健康传媒集团** | 中国医药科技出版社

地址　北京市海淀区文慧园北路甲 22 号

邮编　100082

电话　发行：010-62227427　邮购：010-62236938

网址　www.cmstp.com

规格　787×1092mm ¼₆

印张　16

字数　311 千字

版次　2024 年 8 月第 1 版

印次　2024 年 8 月第 1 次印刷

印刷　北京印刷集团有限责任公司

经销　全国各地新华书店

书号　ISBN 978-7-5214-4662-3

定价　**49.00** 元

获取新书信息、投稿、为图书纠错，请扫码联系我们。

丛书编委会

总 主 编　张登本　吕志杰　孙理军

副总主编　（按姓氏笔画排序）

王晓玲　任红艳　李翠娟　宋　健　贾成文

惠　毅

编　　委　（按姓氏笔画排序）

王　军　王洪玉　王素芳　王晓玲　王道军

王强虎　艾　霞　石少楠　付春爱　邢文文

巩振东　吕志杰　任红艳　刘　娟　刘　静

闫文理　闫曙光　许　霞　孙　㜎　孙玉霞

孙理军　杜怀峰　李佳赛　李绍林　李翠娟

杨　斌　杨　赫　杨忠瑶　杨宗林　宋　健

张　辉　张亚宁　张莉君　张登本　孟红茹

赵水安　贾　奇　贾成文　高　莉　黄以蓉

崔锦涛　惠　毅　雷正权　薛　婷

总前言

本套丛书之所以遴选《黄帝内经》（以下简称《内经》）等10部中医经典名著进行注解导读，是缘于这些论著为现代中医药学奠定了坚实的理论基础和基本的临床思维路径。这套《中医经典名著入门导读系列》包含《〈黄帝内经·素问〉入门导读》《〈黄帝内经·灵枢〉入门导读》《〈难经〉入门导读》《〈神农本草经〉入门导读》《〈伤寒论〉入门导读》《〈金匮要略〉入门导读》《〈针灸甲乙经〉入门导读》《〈中藏经〉入门导读》《〈脉经〉入门导读》《〈温病条辨〉入门导读》，可用"理、法、方、药"四字概之。

理，是指中医药学科的理论根基和知识架构，由《素问》《灵枢》和《难经》相互羽翼，共同奠定了中医药学的理论基础（包括中医药学的基本概念、基本原理、基本知识体系），并且在构建中医学理论体系时，不仅将精气－阴阳－五行－神论等中华传统文化的基因作为解释生命现象的认识方法和思维路径，而且将其直接移植于所构建的医学理论之中，渗透于中医药学的所有领域和各个层面，并与相关的生命科学知识融为一体，自此成为中医药学的文化基因并在其各个知识层面都有充分的表达和广泛的应用。如果要使中医药学科得以普及和使中医药文化知识得以传承，让广大读者能够明白中医中药之理，就必须用易懂而通俗的语言讲解《素问》《灵枢》《难经》。

法，法则、方法之谓。此处之"法"，分为治病之法和诊病之法。就治病之法而言，张仲景撰著的《伤寒杂病论》（后世分为《伤寒论》和《金匮要略》），以其所载方药予以呈现；华佗的《中藏经》载有医论49篇，联系脏腑生理病理分析内伤杂病的症状、脉象，辨治各脏腑疾病的虚实寒热，治疗时方剂配伍严密，重视服药方法；皇甫谧撰著的《针灸甲乙经》，将《内经》所载不足140穴增至349穴，记载了880余病证的治疗、配穴、针刺操作，蕴涵丰富的针刺、艾灸之法；《温病条辨》为吴瑭多年来温病学术研究和临床总结的力作，他创立了温病的三焦辨证体系，阐述风温、温毒、暑温、湿温等病证的治疗，条理分明。就诊病之法而言，王叔和撰著的《脉经》作为现存最早的脉学专著，应属于中医诊断方法的重大总结和成果，本书采撷《内经》《难经》及张仲景、华佗等有关诊病知识，搜集后汉以前的医学著作，阐述24种脉象，并论述了脏腑、经络、病证、治则、预后等，联系临床实际详述脉理，使脉学走向临床。

方，即方剂，是根据病情的需要将药物按照一定的规则进行组合运用。《内经》将这种把多种药物组合在一起的法则以"君臣佐使"规范之，张仲景则践行了《内经》的组方原则并将其付之于临床实践，以经典名方垂范后人如何进行组方，怎样随证遣方用药，使这些方剂至今仍作为研究方剂的典范。

药，即防治疾病的药物。《神农本草经》是最早的中药学著作，载药365种，首次遵循《内经》的旨意，从理论上总结出了药物的四气五味、主治功效、七情合和，其中虽然未明言药物的升降浮沉，但在其记述药物主治功效中深刻地蕴涵着这一命题。毫无争议地说，《神农本草经》是中药学科的发端和源头。虽然其中的义理并不深奥，但古人以写实的方法记录了应用药物所治病证及其功效，文字晦涩，不注不译不讲解，今人难以通晓明白，广大民众更会因其神秘而感到困惑。

方和药物是用来治病的，理论和治法是指导人们如何将药物组成有效方剂而对临证所见各种病证施加干预的，而《伤寒论》《金匮要略》《中藏经》以及清代《温病条辨》就是践行中医理论，运用《神农本草经》及其开创的中药学传载的诸种药物于临床治疗活动的具体体现。《伤寒论》和《温病条辨》所论以外感诸病的辨证施治为务，《金匮要略》《中藏经》则是以内科诸疾和妇科病证为主，从临床实践的角度阐述和发挥着《内经》《难经》及《神农本草经》所开创的中医中药学之宏伟事业。这些典籍，专业性强，义理深奥，中医中药专业人士习读尚且吃力，如果不注不译，不使其通俗易懂，那将使它们永远蒙上让广大读者难识其庐山真面目的神秘面纱，这就是我们要通俗讲解这些典籍的动因。

由于编著中医经典名著通俗解读版本是一件非常严肃而又审慎的工作，团队每个成员均勤勤勉勉，不敢有丝毫的懈怠，在选题、立题、注译、讲解各方面，历时数年，都是一丝不苟。要使全套10本中医经典名著的通俗讲解符合"信、达、雅"的最高境界绝非易事，整个团队顶住了重重压力，完成了这一艰巨的任务，尽管如此，仍有未尽人意之处，敬祈广大读者不吝赐教，以待再版时完善。

陕西中医药大学　张登本

2023 年 12 月 12 日

编写说明

中医学奠基于秦汉时期的四部经典著作，即《黄帝内经》《八十一难经》《神农本草经》《伤寒杂病论》。张仲景"勤求古训，博采众方，撰用《素问》《九卷》《八十一难》《阴阳大论》《胎胪药录》，并平脉辨证，为《伤寒杂病论》"。"医门之仲景，即儒家之孔子也。"《伤寒杂病论》一书是仲景学承诸多秦汉典籍、联系临床，以独特的体例创作而成的，揭示了外感热病与内伤杂病的诊治规律，开创了中医学融理、法、方、药于一体的诊治体系。《伤寒杂病论》是我国医药学史上无与伦比的经典著作，对后世影响深远，为古今医家所推崇备至，被赞誉为"方书之祖""医方之经"。《金匮要略方论》（简称《金匮要略》或《金匮》）是《伤寒杂病论》之杂病部分，是我国现存最早的一部论述杂病诊治的专书，被誉为"治杂病之宗"（尤在泾《金匮要略心典·序》）。诸如上述，编著一本《〈金匮要略〉入门导读》，以传承经典，利于当今，实属必要。

《〈金匮要略〉入门导读》以宋代林亿等校订、明代赵开美复刻本《金匮要略方论》为蓝本，并参考何任教授等点校的《金匮要略校注》。原书共二十五篇，本书取前二十二篇，每篇之前有"概述"，之后有小结。

本书中对于各条文的编写包括如下项目。

【原文】原书的异体字、繁体字一律改为标准简化字，以便于普通读者阅读。对原文有必要"校勘"的内容，以小字加在原文括号之内。

【注释】对原文中重点、难点、疑点之字、词、句、脉象，以及特殊的方剂、药物等，参考古今文献，结合个人心得，详加注解，必要者加以文献书证。对生僻字采用拼音与同音字予以注音。

【提要】概括原文内容之要点，力求提纲挈领、画龙点睛。

【简释】博采古今注家注释该条文之精华，结合心得，融会贯通，对原文所述"病脉证治"做出简明扼要的解释。对少数条文缺乏切实心得体会，则不作勉强解释，而择优选录某位注家的注释。历代注《伤寒》、释《金匮》者成百上千。笔者最为推崇的古代医家是清代尤在泾。因此，对尤氏《金匮要略心典》选录较多。

【按】在【简释】之下，加了不少笔者按语，简称为"按"。通过按语，对【简释】中许多言之未尽的问题加以阐发、补充、述要、质疑等，并借此按语把仲景全书相关方证的原文沟通起来，综合研究，努力达到对《伤寒杂病论》的通释与发挥。

【方歌】记忆方药组成的最好办法就是背方歌。因此，效法古人，对该书重点方剂编写了歌诀。为了体现经方汤头歌的特点，笔者所编方歌概括的内容不外乎以下六点：一是方中药物组成；二是原方用药剂量；三是原文主要脉证；四是相应病机；五是体现的治法；六是与相关方证的联系。歌诀多是四句，或六句，个别者为八句。但需要说明，几句方歌，不可能将上述六点都囊括，会根据方证的不同着重体现其中几个要点。

注重研读仲景书的读者都了解，《伤寒论》与《金匮要略方论》本为一书，即《伤寒杂病论》，由于历史的原因，一分为二。学者读之，必须将一分为二的两书合二为一学习，才能系统掌握医圣对于伤寒病与杂病辨证论治之精华（临床上往往是伤寒中有杂病，杂病中亦有伤寒，可分又不可分，故医圣融为一书撰集之）。因此，笔者之编写，注重将一分为二的两书中的相关具体内容联系起来通释之，读者亦应通读之、精研之，才能融会贯通，学得医圣之真谛。

笔者临证、教学与潜心研究仲景书几十年，但自知学识不足、经验有限，故书中难免有不妥之处，恳请大家指正。在此特别说明，本书引用和参考了大量的古今文献（尽量引用一次文献，或与善本校对），向这些文献的原作者们表示诚挚感谢！

河北中医药大学　吕志杰
2023 年冬于悟道斋

目　录

脏腑经络先后病脉证第一

本篇论述脏腑经络先后病脉证。脏腑经络是一个有机的整体，脏腑有病可以影响到经络，经络有病可以传入至脏腑，故病有先后之分，治有缓急之法。《金匮要略方论》（简称《金匮要略》或《金匮》）以脏腑经络为辨证的总纲，以先后缓急为治疗的总则，所以把本篇列于首篇，属于全书的概论。

全篇共 17 条原文：第 1 条论防病传变的治未病思想及虚实异治的法则；第 2 条论天人相应、三因学说、摄生养慎及早期治疗；第 3、4、5、6、7、9 条论四诊方法；第 8 条论气候变化；第 10 条论病机；第 11、12 条论百病之预后判断；第 13 条论古人对病证的分类与五邪中人的规律；第 14、15、17 条论表里同病、新旧同病、诸病在脏的施治法则；第 16 条论护理原则。

在本篇中张仲景根据《黄帝内经》（简称《内经》）及《难经》的理论，结合自己的实践经验，对杂病诊治的许多方面都做了原则性的提示，是以后各篇的基础。

【原文】问曰：上工[1]治未病[2]，何也？师曰：夫治未病者，见肝之病，知肝传脾，当先实脾[3]；四季脾王[4]不受邪，即勿补之。中工不晓相传，见肝之病，不解实脾，惟治肝也（按：《难经·七十七难》曰："经言上工治未病，中工治已病者，何谓也？然：所谓治未病者，见肝之病，则知肝当传之于脾，故先实其脾气，无令得受肝之邪，故曰治未病焉。中工者，见肝之病，不晓相传，但一心治肝，故曰治已病也。"）。

夫肝之病，补用酸，助用焦苦[5]，益[6]用甘味之药调之。酸入肝，焦苦入心，甘入脾。脾能伤[7]肾（按：《三因极一病证方论》卷八作"制肾"），肾气微弱，则水不行；水不行，则心火气盛；心火气盛（按：尤在泾《金匮要略心典》无重复"心火气盛"四字），则伤肺；肺被伤，则金气不行；金气不行，则肝气盛，故实脾（按：《金匮要略心典》无"故实脾"三字），则（按：赵以德《金匮方论衍义》作"而"）肝自愈。此治肝补脾之要妙也。肝虚则用此法，实则不在用之。

经曰：虚虚实实（按：《金匮方论衍义》作"毋虚虚，毋实实"；《灵枢·九针十二原》守山阁校本作"无虚虚，无实实"；《素问·五常政大论篇》云"无盛盛，无虚虚"。以上均可证"虚虚实实"恐有脱简），补不足，损有余，是其义也。余脏准此。（1）

【注释】

[1] 上工：指医术高明的医生。古时按医术的高低，将医生分为上工、中工与下工。

［2］治未病：此指治未病之脏腑。其理论源于《难经·七十七难》，与《素问·四气调神大论篇》所说"圣人不治已病治未病"之未病先防的思想不同。

［3］实脾：指调补脾脏。

［4］四季脾王（wàng旺）：王，通"旺"，即旺盛、健旺。此句可理解为一年四季脾气健旺。《素问·太阴阳明论篇》有如下对话："帝曰：脾不主时何也？岐伯曰：脾者土也，治中央，常以四时长四脏，各十八日寄治，不得独主于时也。脾脏者常著胃土之精也，土者生万物而法天地，故上下至头足，不得主时也。"

［5］焦苦：偏义复词。义在"苦"。焦，是气；苦，是味。

［6］益：副词。更。

［7］伤：程林曰："'伤'字当作'制'字看，制之则五脏和平，而诸病不作矣。"伤有制约、管束、抑制等含义，下皆仿此。

【提要】本条从五脏相关的整体观念出发，论述"治未病"的思想及杂病虚实异治的法则。

【简释】第一段举肝实证为例，论述上工治未病的思想。可从以下三点进行分析：一是为什么要治未病？因为，人体是一个有机的整体，脏与脏之间存在着生克制化的关系。在生理情况下，五脏互相资生、互相制约，以维持人体正常的生命活动；在病理情况下，五脏互相影响、互相传变。由此可知，当一脏发病后，治疗时必须照顾整体，即在治疗本脏的同时，应积极调治相关之脏，以防止疾病的传变，此即"治未病"的意义。二是如何治未病？"五脏相通，移皆有次"（《素问·玉机真脏论篇》）。这就是说，五脏之病的传变是有一定规律的。如肝能克脾，所以"见肝之病，知肝传脾，当先实脾"，这就是治未病。其目的在于调理脾脏使其正气充实，不受邪侵。若见肝之病，不解实脾，只知治肝，则缺乏整体观念，为一般医生的治法，难免顾此失彼，使之后患无穷。三是治未病既要有原则性，又要有灵活性。肝病最易传脾，故治肝的同时应适当调补脾脏，此为一般的原则。但要明确，若"四季脾王不受邪，即勿补之"。这表明，任何治病方法，都要结合具体病情，灵活应用。那么，在什么情况下可以"实脾"呢？一般而言，肝病初期，对于肝实而脾不虚者，以治肝为主，但要注意治肝而不伤脾，或者适当调补脾气，如柴胡疏肝散法。若病情进一步发展，肝实证（如头昏、胁肋胀痛、急躁易怒、脉弦等）与脾虚证（如纳呆食少、心下痞、便溏乏力、苔腻等）并见，则当肝脾同治，既疏肝又实脾，如逍遥散法。

第二段与首段肝实证对比，论述肝虚证的治法。肝虚证的治法是：①用酸味药补益。以酸入肝，若肝之阴血虚，当补之以本味。正如《素问·生气通天论篇》说："阴之所生，本在五味。"②用苦味药协助。以苦入心，若肝之阴血虚，不能养心，则心火易炽，故加少量苦味药以清之。③更用甘味药调之。以甘入脾，《难经·十四难》有"损其肝者缓其中"之说，故以甘味药调补脾气。总之，酸、苦、甘三味相合，能直接和间接地治肝之虚，故曰"肝虚则用此法，实则不在用之"。尤在泾："酸入肝以下十五句，疑非仲景原文，类后人谬添注脚，编书者误收之也。盖仲景治肝补脾之要，在脾实而不受肝邪，非补脾以伤肾，纵火以刑金之谓。果尔，则是所全者少，而所伤者反多也；且脾得补而肺将自旺，肾受伤必虚及其子，何制金强木之有哉！细按语意，见肝之病以下九句，是答上工治未病之辞。补用酸三句，乃别出肝虚正治之法，观下文云肝虚则用此法，实则不在用之，可以见矣。盖脏病，惟虚者受之，而实者不受；脏邪，惟实则能传，而虚则不传。故治肝实者，先实脾土，以杜滋蔓之祸；治肝虚者，直补本宫，以防外侮之端。此仲景虚实并举之要旨也。后人不察肝病缓中之理，谬执甘先入脾之语，遂略酸与焦苦，而独于甘味曲穷其说，以为是即治肝补脾之要妙。昔贤云：诐（bì 币。此作"偏"字解）辞知其所蔽（按：此句是说只强调一面的论述是有偏见的），此之谓耶！"（《金匮要略心典》）

最后一段引用经文，指出：虚证如用泻法，则虚者更虚；实证如用补法，则实者更实。故"虚虚实实"概指误治。只有虚则补之，补其不足，实则泻之，损其有余，才是正治。肝病如此，心、肺、脾、肾病也要依据这一原则。

【按】本条举肝病传脾为例，阐述了一系列中医理论原则，如治未病的思想、五脏相关的整体观念、脾旺不受邪学说、虚实异治法则等。但本条也提出了一个古今有争议的问题，即五行学说。具体例证是对"酸入肝……此治肝补脾之要妙也"十七句的见解。历代注家的不同见解大约有四：①"中工谬论"说：以陈修园为代表，认为"是述中工之误"。②"谬添注脚"说：以尤在泾为代表。③"五行相制"说：以徐彬为代表。④"隔二隔三之治"说：以吴谦为代表。吴氏此说实际上是在"五行相制"说的基础上发展而来。综上所述，前两种见解，对"十七句"持否定态度，而后两种则持肯定态度。笔者认为，吴谦《医宗金鉴》的注解，虽有一定道理，但显然过于机械，具有唯心主义色彩，难以切合实际。而尤在泾《金匮要略心典》的注解，文畅义顺，直截了当，论理性强，很有说服力，对临床有指导意义。故丹波元简曰："今据尤注，以十五句为注脚，则文义相接，旨趣明晰。"（《金匮玉函要略辑义》）

后世叶天士治肝三法之辛以理用、酸以治体、甘以缓急，亦源自《内经》，比较切合临床实际。此外，治肝虚经常采用的滋水涵木法，亦很切合实际。

【原文】夫人禀五常[1]，因风气而生长[2]，风气虽能生万物，亦能害万物，如水能浮舟，亦能覆舟。若五脏元真[3]通畅，人即安和；客气邪风[4]，中人多死。千般疢难[5]，不越三条：一者，经络受邪，入脏腑，为内所因也；二者，四肢九窍，血脉相传[6]，壅塞不通，为外皮肤所中也[7]；三者，房室、金刃、虫兽所伤。以此详之，病由都尽[8]。

若人能养慎[9]，不令邪风干忤[10]经络；适[11]中经络，未流传脏腑，即医治之。四肢才觉重滞，即导引[12]、吐纳[13]、针灸、膏摩[14]，勿令九窍闭塞；更能无犯王法[15]，禽兽灾伤，房室勿令竭乏，服食节其冷热苦酸辛甘[16]，不遗形体有衰[17]，病则无由入其腠理。腠者[18]，是三焦通会元真之处，为血气所注；理者[18]，是皮肤脏腑之文理也。(2)

【注释】

[1] 夫人禀五常：人禀受五行之气而生。《伤寒杂病论·序》云："天布五行，以运万类；人禀五常，以有五脏。"上云"五行"与下云"五常"异文同义。《素问·宝命全形论篇》："人以天地之气生，四时之法成。"

[2] 因风气而生长：因，依靠、凭借。风气，指自然界的气候。

[3] 元真：指维持生命活动的本元真气。

[4] 客气邪风：外至曰客，不正曰邪，故此指令人致病的不正常气候。

[5] 疢（chèn 趁）难：即疾病。《广韵·二十一震》："疢，病也。"

[6] 血脉相传：传，系抟（tuán 团）之误字。《管子·内业》房注："抟，谓结聚也。"此与《素问·至真要大论篇》"血脉凝泣"及《灵枢·刺节真邪》"血脉凝结"语意相似。由于血脉相结，而致"壅塞不通"，则上下文义自然相接。

[7] 为外皮肤所中（zhòng 众）也：中，遭受。"皮肤"二字，疑是"外"的旁记字，传抄误入正文。"为外所中"与"为内所因"是上下对文。

[8] 以此详之，病由都尽：详，审察；都，汇集。

[9] 养慎：即内养正气，外慎邪气。

[10] 干忤（wǔ 午）：违逆。

[11] 适：才，刚刚。

[12] 导引：即自行活动肢体以调畅气血的养生方法。

[13] 吐纳：谓从口吐出浊气，从鼻吸入清气。是通过呼吸吐故纳新的养生方法。

[14] 膏摩：用药膏摩擦体表一定部位的外治方法。膏，名词作状语，表示动作、行为所凭借的工具或方法。

[15] 无犯王法：指遵守国法以免受刑罚之苦。

[16] 服食节其冷热苦酸辛甘：此句用的是分承修辞手法，指"服"节其冷热，"食"节其苦酸辛甘。即穿衣要注意冷热，饮食五味要合理搭配。

[17] 不遗（wèi 胃）形体有衰：遗，有给予之义。即避免给身体造成伤害，则身体健康而不致虚衰。

[18] 腠者，理者："腠"与"理"两字应理解为互文的修辞手法，即"腠理"上下句皆备。

【提要】 本条论病因及病因分类，并强调未病先防、已病早治的思想。

【简释】条文第一段首先指出，自然界正常的气候能长养万物，异常的气候能损害万物，对人体亦不例外。同时又指出，人对于自然不是无能为力的，疾病是可以预防的。如果五脏真气充实，营卫通畅，抗病力强，则"正气存内，邪不可干"；但在正气不足的情况下，客气邪风可乘虚而入，伤害人体，甚至造成死亡。疾病的病因可概括为以下三种情况：一是邪犯经络，传入脏腑，此为邪气乘虚入内；二是体表遭受病邪，血脉凝结，使四肢九窍壅塞不通，其病在外；三是房室、金刃、虫兽所伤，此又不同于上述因素。总之，病因虽多，终不外以上三个方面，所以说"以此详之，病由都尽"。

第二段重申，若人能注重养生防病，邪气就不致侵犯经络；倘一时不慎，外邪入中经络，即应趁其未传脏腑之时，及早施治。比如，四肢才觉重滞，即用导引、吐纳、针灸、膏摩等方法治疗，不使九窍闭塞不通。更要遵守国法，谨防禽兽灾伤，节制房室，穿衣注意冷热，饮食五味不偏，使身体保持健康，则一切致病因素无从侵入人体。本条最后两句大意是说，人体的腠理具有防御疾病的功能。尤在泾说："腠者，三焦与骨节相贯之处，此神气所往来，故曰元真通会；理者，合皮肤脏腑，内外皆有其理，细而不紊，故曰文理。"（《金匮要略心典》）

【按】本条与上条中的重要提示有三，分述如下。

1. 整体观念的思想　上条言人体是有机整体，其内部各脏腑之间是互相关联的；本条言人体与外界自然环境亦存在着不可分割的统一关系。两条从内、外两个方面举例说明了整体观念，并以整体观念为指导，论述了脏腑之间先后病，以及脏腑与经络之间先后病的传变规律。

2. "治未病"的思想　上条论述五脏相关的"治未病"思想；本条论述"养慎"防病与已病早治的"治未病"思想。关于如何"养慎"，即养生以防病，张仲景没有详细论述，而本条所述养生之道不仅在《内经》及历代医家的著作中有专篇及散在论述，并且在诸子百家的著述中也有不少精辟见解。

3. 病因分类学说　本条对病因的分类，是以脏腑、经络分内外，在强调正气的同时，不忽视"客气邪风"，故认为邪由经络入脏腑，为深为内；邪在皮肤、血脉，为浅为外。至于房室、金刃、虫兽所伤，则与"客气邪风"及脏腑经络的传变无关。后世陈无择的三因学说，是以内伤、外感分内外，以六淫外感为外因，五脏情志所伤为内因，房室、金刃等为不内外因。该学说与本条在立论根据上有所不同，应注意区别。

笔者经过潜心研究，对三因学说悟出了自己的见解，即可以将千变万化、错综复杂的疾病归纳为三大类：一类是外因，即外感六淫，或疫疬之邪，或金刃所伤，或虫兽所伤，或各种意外伤害所导致的急性病变；一类是内因，即内伤七情，或饮食失宜，或劳逸失度，或房室失节所导致的慢性病变；一类是内外相因，为既有内伤杂病，又外伤病邪。对如此既可分，又不可分的三大类疾病，是写成一部书，还是写成两部书或三部书呢？答案是"合而论之则双美，分之而论则两伤"，张仲景的圣明就在于此。

【原文】问曰：病人有气色见于面部[1]，愿闻其说。师曰：鼻头色青，腹中痛，苦冷[2]者死——云腹中冷，苦痛者死。鼻头色微黑者，有水气；色黄者，胸上（按：《千金翼方》作"胸中"）有寒[3]；色白者，亡血也。设微赤非时者，死。其目正圆者，痉，不治。又色青为痛，色黑为劳，色赤为风，色黄者便难，色鲜明者有留饮。(3)

【注释】

　[1] 病人有气色见（xiàn 现）于面部：见，"现"的古字，即出现、显露。气，指面部的光泽；色，有青、赤、黄、白、黑五种。

　[2] 苦冷：以冷为苦，即怕冷。苦，意动用法。

　[3] 胸上有寒：寒，为寒饮。即寒饮停胸。

【提要】本条论面部望诊在临床上的应用。

【简释】鼻为"面王"，内应于脾，故首先以鼻代表面部的望诊。如鼻部出现青色，青是肝色，并见腹中痛，为肝乘脾；如再见极度怕冷，则属阳气衰败，故曰"死"。鼻部色现微黑，黑为水色，亦为肾色，故为肾水反侮脾土之象，主有水气。黄为脾色，脾病生饮，饮停于胸，故曰"胸上有寒"。面色白是急性或慢性失血，血虚不能上荣于头面所致。假如失血的病人面色显现微赤如妆，又不在夏季火令之时，此为虚阳上浮的"戴阳"危证，主"死"。目正圆是两眼直视不能转动（瞳孔散大，对光反射消失），此为五脏之精气亡绝，故筋急而"痉"，属不治之病。"又"字以下之色青、黑、赤、黄、鲜明，乃指常见病在面部出现的色泽。加"又"字示与上文区别。青为血脉凝涩之色，所以主痛；黑为肾色，劳则肾精不足，其色外露，所以主劳；热极生风、肝阳化风均可见面赤，故曰"色赤为风"；黄为脾色，脾虚生湿阻滞大肠与脾虚不运，均可致便难，故曰"色黄者便难"；面色鲜明为体内停积水饮，上泛于面，所以面目浮肿而见明亮光润。

【按】《素问·脉要精微论篇》云："精明五色者，气之华也。"人体五脏六腑之精华气血，皆上荣于面部，隐于皮肤之内者为气，显于皮肤之外者为色。故通过观察面部之气色，可以测知平人之色、病人之色、死人之色，详如《医宗金鉴》所述："气色见于面部，而知病之死生者，以五气入鼻，藏于五脏，其精外荣于面也。色者，青、赤、黄、白、黑也；气者，五色之光华也。气色相得者，有气有色，平人之色也。即经云：青如翠羽，赤如鸡冠，黄如蟹腹，白如豚膏，黑如乌羽者，生也。气色相失者，色或浅深，气或显晦，病人之色也。……有色无气者，色枯不泽，死人之色也。即经云：青如蓝叶，黄如黄土，赤如衃血，白如枯骨，黑如炲者死也……此气色主病之大略也，其详皆载《内经》。"

应深刻理解本条望两目以决预后的经验，以指导临床。目者，五脏精华之所聚，神气之所生，为人体内脏活动之"窗口"，故通过望目可测知精气之盛衰、病情之浅深、预后之良恶。不论何病，病至危重，"目直视，正圆不合，如鱼眼者，痉不治"（《医宗金鉴》）。笔者临证数十年，深知本条所述之切实、经验之宝贵，欲为良医，当有如此之学识。

需要说明，本条及其他各篇各条所称"死"或"不治"，多表明疾病已陷入危笃，并非绝对不治，尚应争分夺秒抢救。

【原文】师曰：病人语声寂然[1]，喜惊呼者，骨节间病；语声喑喑然不彻[2]者，心膈间病；语声啾啾[3]然细而长者，头中病—作痛。（4）

【注释】

[1] 语声寂然：寂然，寂静无声的样子。指病人安静无声。

[2] 喑喑（yīn 音）然不彻：指语声低微不清晰。喑喑，不成语的发声。彻，通"澈"，指清晰。

[3] 啾啾（jiū 揪）：象声词，常指动物细小的叫声。此指语声细小。

【提要】本条举例说明闻诊在临床上的应用。

【简释】骨节间病，指关节疼痛一类病证，病人安静无声，但偶一转动，其痛加剧，故突然惊呼；心膈间病，则气机不畅，所以发出喑喑然而不清晰的声音；头中病指头痛，如作大声则震动头部，其痛愈甚，则声不敢扬，但胸膈、气道正常无病，所以声音虽细小但清长。

【原文】师曰：息摇肩者，心中坚；息引胸中上气者，咳；息张口短气者，肺痿唾沫[1]。（5）

【注释】

[1] 肺痿唾沫：肺痿，病名，详见后第七篇。唾沫，指吐涎沫，为肺痿主症。

【提要】本条论察呼吸、望形态以诊断疾病。

【简释】呼吸时两肩上抬，说明胸中壅满；呼吸牵动肺气上逆，就出现咳嗽；虽张口呼吸仍感短气不足以息者，因肺脏萎弱，水津不能四布，反停留为饮，故唾涎沫也。

【按】本条着重论述肺病咳、喘、短气的临床表现及病机。咳与喘病，皆肺气上逆所致。新病多咳，久病必喘，临证之时，应明察虚实，以定理法方药。

【原文】师曰：吸而微数，其病在中焦，实也，当下之则愈；虚者不治。在上焦者，其吸促；在下焦者，其吸远，此皆难治。呼吸动摇振振者，不治。(6)

【提要】本条承上条，续论察呼吸、望形态，以辨病位、分虚实、测预后。

【简释】吸气短促，由中焦邪实，气不得降所致者，攻下其实，则气机通利，呼吸自然恢复常态；若为元气虚竭之吸促，则不治。在上焦主要指病在肺，肺失肃降，故吸气困难而短浅；在下焦主要指病在肾，肾失摄纳，故吸气困难而深长。上焦与下焦之病变，均关系到脏气之虚衰，故皆为难治。假使呼吸急促而全身振振动摇不能擎身，这表示呼吸困难至极，为元气衰竭之象，无论病证在上、在中、在下，皆属不治。总之，"此承上文，言喘分三焦，有可治不可治之辨也"（《医宗金鉴》）。

【按】以上两条皆论呼吸之病变。肺主气，司呼吸，故肺病之候，主要表现为肺气不降之咳喘病变。但应明确，五脏相关，脏腑相连，其他脏腑病变累及肺，皆可表现为呼吸之病变，故《素问·咳论篇》曰："五脏六腑皆令人咳，非独肺也。"总之，通过观察呼吸可以测知肺病及其他脏腑病变。

【原文】师曰：寸口[1]脉动者，因其王时[2]而动，假令肝王色青（按："色青"下当有"脉弦"两字。不言者，省文也），四时各随其色（按：宽保本"色"下有"脉"字）。肝色青而反色白，非其时色脉[3]，皆当病。(7)

【注释】

[1] 寸口：原文中凡寸口与关上、尺中并举者，乃专指两手寸部脉而言；如单举寸口，或与人迎、趺阳并举者，则包括两手寸、关、尺三部脉在内。

[2] 王时：指"时至而气王，脉乘之而动，而色亦应之，如肝王于春，脉弦而色青，此其常也，推之四时，无不皆然"（《金匮要略心典》）。

[3] 非其时色脉：合于其时之色脉，为春色微青、脉微弦，夏色微赤、脉微洪，秋色微白、脉微毛，冬色微黑、脉微石。如色脉不随四时，即"非其时色脉"。

【提要】本条论察色按脉应结合四时的诊病方法。

【简释】一年四季各随气候特点而呈现出相应的脉象和气色。四时季节改变，脉象和色泽也随之发生细微的改变，但有正常、异常之别。春季肝气当令之时，正常色脉应是脉微弦、色微青。若春季色反白、脉反毛，是非其时而有其色脉，属病态。

【按】《素问·宝命全形论篇》曰："人以天地之气生，四时之法成。"故一年四季气候的变化可以影响人体的生理功能，而使脉象、色泽发生细微的变化。《素问·平人气象论篇》对四时五脏的平脉、病脉及死脉等脉象论述得非常详细，特别强调四时五脏之脉有胃气的重要性。如"春胃微弦曰平，弦多胃少曰肝病，但弦无胃曰死"。这就是说，春季平和有胃气的脉象应是和缓而微弦，如此"微弦"之脉即春季"因其王时而动"之象。此等微细变化，非良医难以辨别。故"能合色脉，可以万全"（《素问·五脏生成篇》）。

【原文】问曰：有未至而至[1]，有至而不至，有至而不去，有至而太过，何谓也（按：《注解伤寒论》卷二第三成注引作"何故也"）？师曰：冬至之后，甲子[2]夜半少阳[3]起，少阳之时阳始生，天得温和。以未得甲子，天因温和，此为未至而至也；以得甲子，而天未温和，此为至而不至也；以得甲子，而天大寒不解，此为至而不去也；以得甲子，而天温如盛夏五六月时，此为至而太过也。（8）

【注释】

[1] 未至而至：前"至"是指时令到，后"至"是指气候到。下同。《素问·六微旨大论篇》云："至而不至，未至而至，如何？岐伯曰：应则顺，否则逆，逆则变生，变生则病。"

[2] 甲子：指冬至后六十日第一个甲子夜半，此时正当雨水节。甲子属于干支纪元法。天干十个（即甲、乙、丙、丁、戊、己、庚、辛、壬、癸）与地支十二个（即子、丑、寅、卯、辰、巳、午、未、申、酉、戌、亥）干支相配，始于甲子，终于癸亥，共计六十个。

[3] 少阳：是古代用以代表时令的名称。始于少阳，终于厥阴，三阴三阳各旺六十日，共三百六十日以成一岁。此论见于《难经·七难》，曰："冬至之后得甲子少阳王，复得甲子阳明王，复得甲子太阳王，复得甲子太阴王，复得甲子少阴王，复得甲子厥阴王。王各六十日，六六三百六十日，以成一岁。此三阳三阴之王时日大要也。"详见表1。

表1　时令与阴历二十四节气关系表

时令	二十四节气				月（阴历）
少阳	小寒	大寒	立春	雨水	一、二
阳明	惊蛰	春分	清明	谷雨	三、四
太阳	立夏	小满	芒种	夏至	五、六
太阴	小暑	大暑	立秋	处暑	七、八
少阴	白露	秋分	寒露	霜降	九、十
厥阴	立冬	小雪	大雪	冬至	十一、十二

【提要】四时气候有正常与异常，本条以雨水节为例，简述四种异常气候情况。

【简释】冬至之后甲子夜半，实际是指冬至后六十天的雨水节，此时阳气始生而未盛，称为少阳之时。若天气转暖，是正常的气候；若交雨水节之前，天气已转暖，此为未至而至，即时令未至而气候已至；若已交雨水节，天气还未转暖，此为至而不至，即时令已至而气候不至；若已交雨水节，天气不但未转暖，且严寒不解，此为至而不去，即时令已至而寒冬之气候当去而不去；若交雨水节，天气竟转热如盛夏五六月时，此为气候至而太过。凡此皆为异常。

【按】本条进一步阐述了"风气虽能生万物，亦能害万物"的临床意义。一年四时，春温、夏热、秋凉、冬寒，是正常的气候。若非其时而有其气，无论太过或不及，都是反常的气候，往往影响人体而导致疾病发生，如流行性感冒等传染病，以及各种慢性病急性发作，皆与气候反常密切相关。人生于天地之间，与自然界息息相关，要预防疾病，就要内养正气、外避邪气。一旦发病，要审时求因，辨证论治。

【原文】师曰：病人脉浮者在前[1]，其病在表；浮者在后[1]，其病在里，腰痛背强不能行，必短气而极[2]也。（9）

【注释】

[1] 在前，在后：在前，谓病的初期，外邪犯表则脉浮。《伤寒论·伤寒例》曰："尺寸俱浮者，太阳受病也。"在后，谓病之后期。

[2] 极：《辀轩使者绝代语释别国方言》："极，疲也。"指疲乏无力。

【提要】本条论同一脉象的不同病机。

【简释】脉浮属阳主表，在病之初期，病邪在表，故脉浮。病情发展至后期，久病之人，脉反见浮，为正气虚衰之脉。肾主骨，腰为之外府，其脉贯脊。肾虚精髓不充，腰脊失养，则腰痛、背强、骨痿不能行走；肾主纳气，肾脏亏虚不能纳气归元，则呼吸短促、疲困乏力。

【按】本条表明，脉浮主表证，亦主里证。表证脉浮者，以外邪束表，正邪交争，必浮而有力；里证脉浮者，以正气内虚，阴不敛阳，必浮而少力。关于里证见浮脉，《血痹虚劳病脉证并治》篇说："脉浮者，里虚也。"但切脉只是诊察疾病的方法之一，临证之时，必须"四诊合参"，方不致误。

【原文】问曰：经云"厥阳独行"[1]，何谓也？师曰：此为有阳无阴[2]，故称厥阳。（10）

【注释】

[1] 厥阳独行：赵以德："厥者，犹极也。独行，无阴与配也。"后世注家对"厥"字还有"孤""逆"等见解。据下文"有阳无阴"之自答，则"厥阳"即阳气盛极之义。

[2] 有阳无阴："有""无"是相对而言，非绝对之词。意指阳气盛极。

【提要】本条论"厥阳独行"的病机。

【简释】人体在生理情况下，阴阳升降是相互为本、互相制约的。"阳性上行，有阴以吸之，则升极而降；阴性下行，有阳以煦之，则降极而升。"（《金匮悬解》）临床中所见到的阴虚阳亢、肝风内动，甚至中风，皆属于"厥阳独行"的范畴。

【按】本条"厥阳独行"一语，《内经》《难经》中均无此文。所谓"经云"，或系另有古代医经所据，无从考证。

【原文】问曰：寸脉沉大而滑，沉则为实，滑则为气，实气相搏，血气入脏即死，入腑即愈[1]，此为卒厥（按：《脉经》卒厥下有"不知人"三字）[2]，何谓也？师曰：唇口青，身冷，为入脏即死；如身和，汗自出，为入腑即愈。（11）

【注释】

[1] 入脏即死，入腑即愈：所述"脏""腑"，并非指某脏、某腑；"死""愈"，亦并非绝对之词。其大意是说"卒厥"有加重与好转两种预后。

[2] 卒厥：卒，通"猝"，突然。此指突然昏仆、不省人事之类的病症，与《内经》所谓"大厥"同义。

【提要】本条论卒厥的病机及预后。

【简释】尤在泾："实，谓血实；气，谓气实；实气相搏者，血与气并而俱实也。五脏者，藏而不泻，血气入之，卒不得还，神去机息，则唇青，身冷而死。六腑者，传而不藏，血气入之，乍满乍泻，气还血行，则身和，汗出而愈。"（《金匮要略心典》）所谓"卒厥"，与《素问·调经论篇》所谓"血之与气，并走于上，则为大厥，厥则暴死，气复反则生，不反则死"之理相同。卒厥的预后要结合证候来判断：当病人猝然昏倒之后，如伴有唇口青、身冷，是血液瘀滞不通，阳气涣散之内闭外脱的证候，此即为入脏，病情严重；如伴有身和、汗自出，是血气恢复正常运行的征兆，此即为入腑，病情转愈。

【按】本条所述"卒厥"，颇似西医学之"脑卒中"。特别是"高血压脑出血"，在血压骤升时，气血充盛于上，可致"寸脉沉大而滑"；若治疗不及时，血压有升无降，气血冲逆，脑血管破裂出血，可突发"卒厥"而昏迷。本条从脉象判断病机，从证候推测预后，如此脉证结合以诊断疾病，示人以大法。

【原文】问曰：脉脱入脏即死，入腑即愈，何谓也？师曰：非为一病，百病皆然。譬如浸淫疮，从口起流向四肢者，可治；从四肢流来入口者，不可治。病在外者，可治；入里者，即死。（12）

【提要】本条举脉略证，承上条"卒厥"一病加以引申。

【简释】尤在泾："脉脱者，邪气乍加，正气被遏，经隧不通，脉绝似脱，非真脱也，盖即暴厥之属。经曰：趺阳脉不出，脾不上下，身冷，肤硬。又曰：少阴脉不至，肾气微，少精血，为尸厥。即脉脱之谓也。厥病，入脏者深而难出，气竭不复则死；入腑者浅而易通，气行脉出即愈。浸淫疮，疮之浸淫不已，《外台》所谓转广有汁，流绕周身者也。从口流向四肢者，病自内而之外，故可治；从四肢流来入口者，病自外而之里，故不可治。李玮西云：病在外二句，概指诸病而言，即上文'百病皆然'之意。'入里者死'如痹气入腹、脚气冲心之类。"（《金匮要略心典》）

【按】凡病之预后，实证与虚证皆有轻重之分，重证难治，轻证易治。本条与上条意在说明，在脏者病重，在腑者病轻；病由外传内者难治，由内达外者易治。

【原文】问曰：阳病[1]十八，何谓也？师曰：头痛，项、腰、脊、臂、脚掣痛。阴病[2]十八，何谓也？师曰：咳、上气、喘、哕、咽[3]、肠鸣、胀满、心痛、拘急。五脏病各有十八，合为九十病；人又有六微[4]，微有十八病，合为一百八病。五劳[5]、七伤[6]、六极[7]、妇人三十六病[8]，不在其中。

清邪[9]居上，浊邪[10]居下，大邪[11]中表，小邪[12]中里，谷饪之邪[13]，从口入者，宿食也。五邪[14]中人，各有法度，风中于前，寒中于暮[15]，湿伤于下，雾伤于上[16]，风令脉浮，寒令脉急，雾伤皮腠，湿流关节，食伤脾胃，极寒伤经，极热伤络。（13）

【注释】

[1] 阳病：泛指外表经络的病证。

[2] 阴病：泛指内部脏腑的病证。

[3] 咽（yē噎）：指咽中梗塞。

[4] 六微：盖指六腑。

[5] 五劳：《素问·宣明五气篇》及《灵枢·九针论》，均以"久视伤血，久卧伤气，久坐伤肉，久立伤骨，久行伤筋"为五劳所伤。

[6] 七伤：本书第六篇《血痹虚劳病脉证并治》第18条明谓："食伤，忧伤，饮伤，房室伤，饥伤，劳伤，经络营卫气伤。"后世《诸病源候论》记载七伤为："大饱伤脾……大怒气逆伤肝……强力举重，久坐湿地伤肾……形寒饮冷伤肺……忧愁思虑伤心……风雨寒暑伤形……大恐惧，不节伤志。"

[7] 六极：查《内经》无"六极"之说。《诸病源候论》以气极、血极、筋极、骨极、肌极、精极为六极。《备急千金要方》不同之处是"肌极"作"髓极"。极是极度劳损的意思。

[8] 妇人三十六病：本书妇人病三篇所论病证，经统计大约包括妊娠病 9 种，产后病 9 种，经、带、杂病 18 种，正合 36 种。《妇人杂病脉证并治》篇第 8 条云"三十六病，千变万端"，可为佐证。三十六应理解为约略数。

[9] 清邪：指雾露之邪。

[10] 浊邪：指水湿之邪。

[11] 大邪：指风邪。

[12] 小邪：指寒邪。

[13] 谷饪（rèn 任）之邪：谷，为粮食作物的总称。谷饪，即指谷食。人以食为天，但过多进食，食伤脾胃，形成宿食，故谓之邪。

[14] 五邪：指风、寒、湿、雾、宿食等五种致病因素。

[15] 风中于前，寒中于暮：前，指午前。风为阳邪，中于午前，而脉多浮缓。暮，指傍晚。寒为阴邪，中于日暮，而脉多紧急。

[16] 湿伤于下，雾伤于上：下，指下部；上，指上部。湿为重浊之邪，易伤于下而流入关节；雾为轻清之邪，易伤于上而及于皮腠。

【提要】本条论古人对疾病的分类方法与五邪中人的法度。

【简释】本条第一段是古人对于疾病的一种分类计数方法。头、项、腰、脊、臂、脚痛六者，病兼上下而在外，通谓之阳病。咳、上气、喘、哕、咽、肠鸣、胀满、心痛、拘急九者，病兼脏腑而在内，通谓之阴病。阳病中有营病、卫病、营卫交病的不同，此一病而有三，三六得一十八，故曰阳病十八。阴病中有虚病、实病的区别，此一病而有二，二九得一十八，故曰阴病十八。五脏各有十八病，谓五脏受风、寒、暑、湿、燥、火六淫之邪而为病，有在气分、血分、气血兼病三者之别，三六合为十八，所以说五脏病各有十八，五个十八，合为九十病。六微谓六淫之邪中于六腑，腑病较脏病为轻，所以称为六微。六微亦有气分、血分及气血兼病三者之别，三六合为十八，六个十八，合为一百零八病。至于五劳、七伤、六极及妇人三十六病，不是六气外感，尚不包括在内，所以说"不在其中"。

第二段是论五邪中人的一般规律。所谓"五邪中人，各有法度"，是说病邪伤人之部位及所表现之脉象有一定的规律可循。如风为阳邪而中于阳，则脉必浮缓。寒为阴邪而中于阴，则脉必紧急。湿为重浊之邪，故伤于下而入关节。雾为轻清之邪，故伤于上而及于皮腠。胃主纳食，脾主运化，若饮食不节，则伤脾胃。经脉在里为阴，络脉在外为阳。寒气归阴，所以寒极则伤经；热气归阳，所以热极则伤络。

【按】本条首段所论述的分类方法，后世已不沿用。第二段所述五邪中人的规律，有一定的临床指导意义，但中人之"法度"并非绝对，不可拘泥。

【原文】问曰：病有急当救里救表者[1]，何谓也？师曰：病，医下之，续得下利清谷不止[2]，身体疼痛者，急当救里；后身体疼痛，清便自调者，急当救表也。(14)

【注释】

[1] 病有急当救里救表者：意谓在表里同病的情况下，有首先治疗里证和首先治疗表证的不同治法。病，指表里同病，下一"病"字同。急，首先、居前。

[2] 续得下利清谷不止：续，连接、接着。即原有下利清谷，因误下继而加重。

【提要】本条论表里同病之先后缓急的治则。

【简释】在表里同病的情况下，具体有以下三种治法：一是先解表后治里，适用于表邪初传于里，邪有外达之势者，当因势利导，祛邪外出，如治"太阳与阳明合病"的葛根汤之法。二是表里兼治，适用于既不宜先治其表，又不宜先治其里者，治当表里兼顾，如《伤寒论》治表寒里热的大青龙汤与治表实里虚的桂枝人参汤，以及本书第十篇治表虚里实的厚朴七物汤之法。三是先治里后解表，适用于虽有表邪而里气大虚者，待里虚得以救治，而表邪不除，再治其表。本条所述，即先治里后解表法。尤在泾总结说："治实证者，以逐邪为急；治虚证者，以养正为急。盖正气不固，则无以御邪而却疾，故虽身体疼痛，而急当救里；表邪不去，势必入里而增患，故既清便自调，则仍当救表也。"(《金匮要略心典》)

【按】本条与《伤寒论》第91条文字略同。但彼为"伤寒"表邪误下的具体治疗，故列有方治，曰："救里，宜四逆汤；救表，宜桂枝汤。"此为论述凡病"急者先治"的治则，故未出方。

【原文】夫病痼疾[1]加以卒病[2]，当先治其卒病，后乃治其痼疾也。(15)

【注释】

[1] 痼（gù 固）疾：久病，难以治愈的顽固性疾患。《说文解字》曰："久病曰痼。"

[2] 卒病：卒，通"猝"。指突然发生之病。

【提要】本条论痼疾加以卒病之先后缓急治则。

【简释】一般而言，痼疾难治可缓图，卒病势急当先治。所以，在素有痼疾又加卒病的情况下，通常应当先治其卒病，后治其痼疾。

【按】临证之时，常遇到"病痼疾加以卒病"的情况，如西医学之慢性肾炎、肝炎、胃炎、气管炎及冠状动脉粥样硬化性心脏病（简称冠心病）等，皆痼疾之类。若又遇"金刃、虫兽所伤"，以及烧烫伤、烈性传染病、服食毒物等，皆卒病之类也。治之之法，自"当先治其卒病，后乃治其痼疾也"。

以上两条互参，第14条是表里同病而里证较急，治当先救里后解表；第15条是新旧同病而新病较急，治当先治卒病后治痼疾。二者皆以"急者先治"为原则。这比"急则治其标，缓则治其本"的原则更加明确而切实。

【原文】师曰：五脏病各有所得[1]者愈，五脏病各有所恶[2]，各随其所不喜者为病。病者素不应食，而反暴思（按：与下"发热"不贯。享和本曰："'思'一作'食'。"于义为是）之，必发热也。(16)

【注释】

[1] 所得：指适宜所患疾病之饮食、居处。

[2] 所恶：指不适宜所患疾病之饮食、居处。

【提要】本条论对于不同疾病应因人制宜进行护理。

【简释】由于五脏的生理特性不同，发病之后，其病理特点也不同，所以不同疾病对药物的气味，以及病人的服食、居处就有不同的喜恶，如果根据五脏病变的不同"各有所得"，就能助脏气而祛病气，促使疾病向愈。如肝体阴而用阳，肝病血虚则欲酸收，肝病气郁则欲辛散。再如脾恶湿，胃恶燥，脾为湿困则喜辛温苦燥，胃阴不足则喜甘寒凉润。在安排病人饮食、居处等方面，亦应如此。此即原文所谓"五脏病各有所得者愈"之义。反之，五脏有病，如得到的是其所恶、所不喜欢的药味、服食、居处，就会伤其正气，助其邪气，因而使病情加重。如肺气虚者，形寒饮冷是其"所恶"，如果穿衣少而外感寒气，饮冷多而内伤脾气，则会伤及肺气而加重病情。总之，临床要根据五脏生理特性及病理特点，在治疗、穿衣、饮食、居处等各个方面近其所喜，远其所恶，恰当护理，才能使疾病痊愈。

本条最后一句的大意是说，病人在患病期间食欲不佳，或病初愈而食欲转好，若不顾宜忌而暴饮暴食，则易致瘥后食复而发热。此说在《伤寒论》中亦有论及，如其第397条说："病人脉已解，而日暮微烦，以病新瘥，人强与谷，脾胃气尚弱，不能消谷，故令微烦，损谷则愈。"由此可知，凡病新瘥后，只宜先进糜粥稀饭，且须少少与之，以养胃气，不可尽意过食。诸般肉食、生冷、油腻等难以消化食物，皆不可食，以免食复之虞。

【按】临床辨证论治固然重要，而辨病施护同样重要。关于五脏病对居处、服食的喜恶宜忌，在《素问·脏气法时论篇》《宣明五气篇》及《灵枢·五味》篇等都有详细论述。《素问·疏五过论篇》说："凡欲诊病者，必问饮食居处。"《难经·六十一难》说："问其所欲五味，以知其病所起所在也。"总之，要认真询问病人的居处、服食情况，因人制宜地进行治疗和护理，提高治疗水平与护理质量。

【原文】夫诸病在脏[1]，欲攻[2]之，当随其所得[3]而攻之。如渴者，与

猪苓汤。余皆仿此。(17)

【注释】

[1] 在脏：泛指在里属实的病证。

[2] 欲攻：攻，作"治"字解。《伤寒论·辨太阳病脉证并治》之"攻表宜桂枝汤"可为佐证。

[3] 所得：指入结于里之病邪。

【提要】 本条论述杂病邪实的治疗法则。

【简释】 诸病在脏，欲攻之，是说一切在里之病证的治疗，应审其病因，即病之所得，如痰浊、水饮、瘀血、宿食等病邪，而施以恰当的治法。例如，渴而小便不利，审其为热与水结而伤阴者，当用猪苓汤育阴利水，水去而热除，渴亦随解。他证亦可以此类推。

【按】 内伤杂病之病机，不外正虚、邪实、虚实夹杂三大类，此为辨证之大纲。虚则补益之，实则攻除之，虚实夹杂则宜攻补兼施，此为论治之大法。本条大意是论诸病在脏，以邪实为主者，当辨别邪实之性质、为害之部位，施以恰当的方药攻除之。

小　结

本篇对养生防病的思想，对"治未病"的思想，对疾病的病因病机及预后，对诊断、治法，都做了简要论述。

在养生防病方面，本篇继承了《内经》的思想，强调内养正气、外避邪气、合理饮食等养生防病的方法。

在"治未病"方面，本篇从广义上阐发了未病先防、已病早治、防病传变的治未病思想，这种思想实为防治疾病的基本原则，故列"上工治未病"于首条，是有深刻意义的。

在病因病机方面，本篇主要从邪与正两个方面来阐述，认为人与自然息息相关，异常的气候常常成为导致人体发病的外界条件，但是否发病关键还取决于正气的强弱。若五脏元真通畅，人即安和，病则无由入其腠理。邪风干忤经络与表虚有关，而经络受邪深入脏腑，必因里虚。其对于"千般疢难，不越三条"的归纳，为后世陈无择的三因学说奠定了基础。

在诊断方面，本篇对望、闻、问、切四诊都做了举例，提示诊病要四诊合参，并重视四时气候变动对色脉的影响。其主要精神在于启发后学重视客观诊断，以探求疾病本质、判断预后吉凶。

在治法方面，本篇指出应针对具体病情因人、因时制宜，虚实必须异治，表里当分缓急，新久宜有先后，治病当随其所得，等等。此外，对病人的饮食、居处等护理方面也有论及。

总之，本篇条文虽不多，但对于中医学的许多理论都有原则性的提示，故在全书中具有纲领性的意义。学好本篇，对于学习以下各篇，具有指导意义。

痉湿暍病脉证治第二

本篇论述痉、湿、暍三种病的辨证论治。痉、湿、暍三病多与外邪有关，故合为一篇。需要特别说明，此篇部分原文亦见于赵开美影印宋本《伤寒论·辨痉湿暍脉证》。该篇首条原文曰："伤寒所致太阳病，痉、湿、暍此三种，宜应别论，以为与伤寒相似，故此见之。"方有执说："此篇相传谓为叔和述仲景《金匮》之文，虽远不可考，观其揭首之辞，信有之也……叔和之意，盖谓三者皆风寒之变证。"（《伤寒论条辨》卷七）吴谦解释首条说："伤寒，太阳经中之一病，非谓太阳经惟病伤寒也。盖以六气外感之邪，人中伤之者，未有不由太阳之表而入者也。痉，风邪也。湿，湿邪也。暍，暑邪也。夫风寒暑湿之病，固皆统属太阳，然痉、湿、暍三种，虽与伤寒形证相似，但其为病传变不同，故曰宜应别论也。"（《医宗金鉴·辨痉湿暍病脉证并治篇》）

痉病，以项背强急、口噤不开，甚至角弓反张，脉弦为主要脉症。外邪、内伤均可致痉，本篇主要论述外邪所致痉病。

湿病，以关节疼痛、身重为主症。本病有外湿、内湿之别，但本篇主要论述外湿。湿之为病，多夹风、夹寒、夹热，而表现混杂证候。若因虚受邪，则表现虚实夹杂证候。

暍病，为伤于暑邪所致之病。本篇所论中暍，有暑热与暑夹寒湿的不同。程国彭归纳中暑的主症说："大抵暑证辨法，以自汗、口渴、烦心、溺赤、身热、脉虚为的。"（《医学心悟》卷三《伤暑》）若暑夹寒湿，则伴恶寒发热、身重而痛之表证。

本篇共27条原文：第1～13条论治痉病；第14～24条论治湿病；第25～27条论治暍病。

痉病与西医学之破伤风（《诸病源候论》称"金疮痉"）相似，湿病与风湿性关节炎（风湿热的主要表现之一）等关节疼痛疾病相似，暍病即中暑。

【原文】太阳病，发热无汗，反恶寒者（按：《针灸甲乙经》卷七第四无"反"字。后第七条即曰"恶寒"），名曰刚痉。（1）

太阳病，发热汗出，而不恶寒（按：《脉经》卷八第二细注曰"一云恶寒"；《诸病源候论》卷七论述本证，无"不"字），名曰柔痉。（2）

【提要】以上两条论刚痉与柔痉两种证候。

【简释】此处所述"太阳病"之证候与《伤寒论》相类。既称痉，必然有项背强急、口噤不开等筋脉拘急表现。而刚、柔二痉的主要区别是，一为表实无汗，一为表虚汗出。

【原文】太阳病，发热，脉沉而细者，名曰痉，为难治。（3）

【提要】本条论痉病正气虚衰的预后。

【简释】太阳病发热，为病在表，脉应浮，若为痉病，脉应弦紧有力。而脉沉而细（必兼弦象），是气血不足，无力抗邪之象，所以难治。陆渊雷："太阳病，发热，脉沉而细者，乃麻附细辛汤、麻附甘草汤所主，未为难治。今曰痉，曰难治者，以其有头项强急，口噤背反张之证，非两感伤寒也。夫曰太阳，则病尚初起，病初起即项背劲强，脉沉而细者，乃恶性脑脊髓膜炎，致命极速，故曰难治。其常性之类，脉则不沉细，乃洪大而弦。"（《金匮要略今释》）

【按】陆渊雷所谓"恶性脑脊髓膜炎"，即流行性脑脊髓膜炎（简称"流脑"），为脑膜炎球菌引起的化脓性炎症。致病菌自鼻咽部侵入血液循环，形成菌血症，最后侵袭脑膜及脊髓膜，形成化脓性脑脊髓膜炎。主要临床表现：发热、头痛、喷射性呕吐、皮肤瘀点或瘀斑、脑膜刺激征阳性。

【原文】太阳病，发汗太多，因致痉。（4）

夫风病[1]，下之则痉，复发汗，必拘急[2]。（5）

疮家[3]虽身疼痛，不可发汗，汗出则痉。（6）

【注释】

[1] 风病：泛指感受外邪。

[2] 拘急：指四肢筋脉拘挛强急。

[3] 疮家：有两解。一说指素患疮疡而流脓津亏之人；一说"疮"与"创"同，指金刃创伤的病人。

【提要】以上三条论误治而成的痉病。

【简释】上述三条的原发病、误治经过及病情轻重虽各不同，然皆因汗下耗伤津液，筋脉失养，致痉病之理则一。第4条本为太阳病，可发汗，误在发汗太过，津液受伤；第5条为风病误下，复发其汗，重伤津液；第6条疮家津血本亏，如见身体疼痛之表证，不可单纯发汗而犯"夺血者无汗"（《灵枢·营卫生会》）之戒，若贸然专于发汗，重伤津液，亦能致痉。

【原文】病者身热足寒，颈项强急，恶寒，时头热，面赤，目赤，独头动摇，卒口噤，背反张者，痉病也。若发其汗者（按：《金匮玉函经》卷二无"若发其汗者"以下六句），寒湿相得，其表益虚，即恶寒甚。发其汗已，其脉如蛇。（7）

【提要】本条论痉病的主症特点。

【简释】身热恶寒，类似太阳表证而非外邪致病。颈项强急、卒口噤、背反张，是太阳、阳明经筋病，为邪热伤津化燥动风所致。阳明邪热炎上，则时头热、面赤、目赤；邪热伤津，化燥动风，则独头动摇；阳盛于上，阴独居于下，则足寒。"卒口噤"明示痉病具有发作性的特点，即阵阵发生牙关紧闭、角弓反张等。

【原文】暴腹胀大者，为欲解。脉如故，反伏弦者，痉。（8）

【提要】本条辨痉病欲解与否的脉症。

【简释】对于"暴腹胀大者，为欲解"，古今注家多有疑问。如《金匮要略直解》认为"于理不顺"，《医宗金鉴》认为"衍文也，当删之"。笔者认为，由于痉病具有发作性的特点，故其发作时背反张、腹肌绷急如板状；缓解时腹肌由绷急强直变得松软如常，故曰"为欲解"。对比而言，缓解之时，腹部似乎突然胀大，故曰"暴腹胀大"。其关键是一个"暴"字，突发之意。"脉如故"是指痉病发作，仍见痉病本脉，即下条所说"按之紧如弦"；若更见沉伏而弦，则是邪气深入，痉病加重之脉象。

【原文】夫痉脉，按之紧如（按："如"与"而"古多通用，《脉经》卷八第二、《针灸甲乙经》卷七第四并作"而"字）弦，直上下行。（9）

【提要】本条论痉病的主脉。

【简释】"按之紧如弦，直上下行"，谓自寸至尺，皆见紧急弦劲之脉。痉病筋脉强急，所以见此脉象。

【原文】痉病有灸疮，难治。（10）

【提要】本条论痉病有灸疮的预后。

【简释】对"痉病有灸疮"有两种不同见解：一种认为是先有灸疮而后患痉病；另一种认为是先有痉病而后有灸疮，属于痉病误用火攻而致疮疡。二者都可致阴血、津液一伤再伤，故曰难治。明代医家楼全善在《医学纲目》中认为，本条"即破伤风之意"。

【原文】太阳病，其证备，身体强几几[1]，然[2]脉反沉迟（按：《金匮玉函经》卷二、《脉经》卷八第二并无"反"字），此为痉，栝楼桂枝汤主之。（11）

栝楼桂枝汤方：栝楼根二两，桂枝三两（去皮），芍药三两，甘草二两（按：徐彬、沈明宗注本有"炙"字），生姜三两（切），大枣十二枚（擘）。上六味，以水九升，煮取三升，分温三服，微取汗。汗不出，食顷[3]，啜热粥发之。

【注释】

[1] 身体强（jiàng降）几几（shū殊）：身体僵硬强直的样子。陆渊雷曰："几几，强直貌。"此与《伤寒论》所述"项背强几几"之病因、病位及病情轻重不同。

[2] 然：表示转折关系之连词。可译为却、但是、可是等。

[3] 食顷：指吃一顿饭的工夫。

【提要】本条论柔痉的证治。

【简释】太阳病，其证备，指痉病初起，类似太阳病证候。身体强几几，是痉病见症。太阳病中风证，汗出而恶风者，脉当浮缓，却反沉迟（迟与缓脉相类），因营阴不足，不能滋养筋脉，故在脉沉迟中必见弦紧之象。所以用栝楼根滋液养筋，合桂枝汤解肌祛邪，以舒缓筋脉。

【按】根据名医经验，小儿外感温热致痉之初，宜用银翘散加天花粉；病久阴阳俱损者，宜用栝楼桂枝汤加味治之。

【原文】太阳病，无汗而小便反少，气上冲胸，口噤不得语，欲作刚痉，葛根汤主之。(12)

葛根汤方：葛根四两，麻黄三两（去节），桂枝二两（去皮），芍药二两，甘草二两（炙），生姜三两（切），大枣十二枚（擘）。上七味，㕮咀，以水一斗，先煮麻黄、葛根，减二升，去沫，内诸药，煮取三升，去滓，温服一升，覆取微似汗，不须啜粥，余如桂枝汤法将息及禁忌。

【提要】本条论欲作刚痉的证治。

【简释】"太阳病，无汗"，指痉病初起，类似太阳病表实证之证候。"而小便反少，气上冲胸"，是痉病早期津伤于内，气机逆乱的证候。"口噤不得语，欲作刚痉"，实则已是痉病之端倪。故用葛根汤开泄腠理、滋养津液、舒缓筋脉。

【按】方中为何先煮麻黄、葛根？章楠曰："先煎麻、葛者，杀其轻浮升散之性，使与诸药融和，以入肌肉营卫而疏通之，则邪自可外解矣。"

【原文】痉为病，胸满，口噤，卧不着席[1]，脚挛急，必齘齿[2]，可与大承气汤。(13)

大承气汤方：大黄四两（酒洗），厚朴半斤（炙去皮），枳实五枚（炙），芒硝三合。上四味，以水一斗，先煮二物，取五升，去滓，内大黄，煮取二升，去滓，内芒硝，更上微火一二沸，分温再服，得下止服（按：《注解伤寒论》"止服"作"余勿服"）。

【注释】

[1] 卧不着（zhuó 浊）席：指病人背反张之甚。《广韵·十八药》："着，附也。"

[2] 龂（xiè 械）齿：即牙关紧闭，切齿有声。《说文解字·齿部》："龂，齿相切也。"

【提要】 本条论里热成痉的证治。

【简释】 里热壅盛，气机不畅，故胸部胀满；热盛劫伤津液，不能濡养筋脉，故角弓反张、四肢挛急；口噤、龂齿为阳明经症状。总之，本证因邪气内闭，阳明热盛，灼伤阴液，筋脉失养而致痉，即《灵枢·热病》所谓"热而痉则死"之候。可与大承气汤泻热存阴以解其痉，亦可辨证以《温病条辨》的增液承气汤主治。

【原文】 太阳病，关节疼痛而烦，脉沉细一作缓者，此名湿痹[1]《玉函》云中湿。湿痹之候，小便不利，大便反快[2]，但[3]当利其小便。(14)

【注释】

[1] 湿痹：即湿邪痹阻。喻昌曰："湿痹者，湿邪痹其身中之阳气也。利其小便，则阳气通行无碍，而关节之痹并解矣。"

[2] 大便反快：意指大便反正常。注家多以濡泻解"快"字，须知仲景称大便濡泻为"下利"。《玉篇》谓："快，可也。"反，相对小便不利而言。

[3] 但：副词。表示范围，相当于只、仅仅。

【提要】 本条论湿痹的证候及治则。

【简释】 湿为六淫之一，如同风寒之邪，先伤太阳而见表证。但风寒易伤肌腠，而湿邪易犯关节，使关节疼痛而烦扰不安。湿性黏滞，故脉沉而细或脉缓。名曰"湿痹"者，乃湿邪痹阻而阳气不通之义。如见小便不利、大便反快，此为外湿引动内湿。湿阻于内，阳气不通，故小便不利，大便或为濡泻，或反而正常。总之，本条病机为外湿与内湿相合，但内湿偏重，法当先治内湿，故曰"但当利其小便"，可用五苓散。小便得利，则里湿去，阳气通。若外湿不除，而后再用微发汗法。

【原文】 湿家之为病，一身尽疼一云疼烦。发热，身色如熏黄也。(15)

【提要】 本条论湿郁发黄的证候。

【简释】 湿邪侵犯体表，气机不畅，故一身尽疼。发热身黄，为湿郁化热，湿热瘀于血分，蕴蒸肌表所致。诊治详见《黄疸病脉证并治》篇。

【按】 西医学所述"急性病毒性肝炎"，在黄疸前期，有个别病人临床表现为多发性关节酸痛或肿胀，常使人怀疑为风湿病，一旦黄疸出现，关节症状即告消失。由此可见，仲景此条将湿病与黄疸病联系起来，是有临床依据的。

【原文】湿家，其人但头汗出，背强，欲得被覆[1]向火。若下之早则哕[2]，或胸满，小便不利—云利。舌上如胎[3]者，以丹田[4]有热，胸上有寒，渴欲得（按：《脉经》《千金翼方》"欲"下并无"得"字）饮而不能饮，则口燥烦（按：《伤寒总病论》卷三"烦"作"故"）也。（16）

【注释】

[1] 被覆：被覆为同义复词，指披盖衣物。被，通"披"。《说文解字·西部》："覆，盖也。"

[2] 哕：指呃逆。详见后《呕吐哕下利病脉证治》篇。

[3] 舌上如胎：胎，通"苔"。如胎，指舌上苔湿润白滑。

[4] 丹田：泛指下焦，与"胸上"对举。

【提要】本条论湿病误下后的变证。

【简释】湿家，谓久患湿病之人。湿浊蕴结于内，阳气不达于外而上越，故其人但头汗出；湿困经脉，故背强；湿阻阳痹，故其人畏寒，欲得被覆向火。治宜通阳利湿。如果误用攻下，必致变证丛生，在中则呃逆，在上则胸满，在下则小便不利。舌上见白滑之苔，为湿阻之象。所谓"丹田有热，胸上有寒"，是湿病误下后出现的一种寒热错杂，下热上寒的变化。"渴欲得饮而不能饮"是湿遏热伏的主症特点，以热伏则口燥渴欲饮，湿遏则不能饮也。

【原文】湿家下之，额上汗出，微喘[1]，小便利—云不利者，死；若下利不止者，亦死。（17）

【注释】

[1] 微喘：指虚喘。仲景条文中含"微"字者，往往蕴含"虚"之意。

【提要】本条论湿家误下后的坏证。

【简释】湿家本已湿盛阳微，误下重伤阳气，故发生坏证。虚阳上越则额上汗出（必如珠如油）、微喘（病危奄奄一息，气不接续之候），元气下脱则二便失禁。如此上越下脱，乃阴阳离决，至危至重之候，故曰"死"。

【按】临床遇此危重病人，切不可等闲视之，应争分夺秒，中西医结合，全力抢救，挽回万一。独参汤、参附汤、四逆汤等回阳救逆之方，此时可发挥效力。

【原文】风湿相搏[1]，一身尽疼痛，法当汗出而解，值[2]天阴雨不止，医云此可发汗，汗之病不愈者，何也？盖发其汗，汗大出者，但风气去，湿气在，是故不愈也。若治风湿者，发其汗，但微微似欲出汗者，风湿俱去也。（18）

【注释】

[1] 相搏：李彣曰："搏者，凝结不解之义。"

[2] 值：正当。《广韵·七志》："值，当也。"

【提要】 本条论风湿在表应微发其汗的机制。

【简释】 风为阳邪，其性轻扬，容易从表祛散；湿为阴邪，其性黏滞，难以骤除。若汗出太多，则风气虽去而湿邪仍在，故病不愈。治风湿之法，应使阳气内蒸，肌肉关节之间皆为阳气所充溢，持续微微地汗出，则营卫畅通，而风湿之邪尽去。章楠说："治风湿者，必通其阳气，调其营卫，和其经络，使阴阳表里之气周流，则内湿随三焦气化，由小便而去，表湿随营卫流行，化微汗而解，阴湿之邪既解，风邪未有不去者。"（《伤寒论本旨》）

【原文】 湿家病身疼发热，面黄而喘，头痛鼻塞而烦，其脉大，自能饮食，腹中和无病，病在头中寒湿，故鼻塞，内药鼻中则愈。《脉经》云：病人喘。而无"湿家病"以下至"而喘"十一字。(19)

【提要】 本条论头部伤于寒湿的证治。

【简释】 "病在头中寒湿"是言病因，"头痛鼻塞而烦"是其主症，"身疼发热，面黄而喘"及"脉大"为或然症。饮食如常，知其里和无病。纳药鼻中，目的在于宣肺利窍，除头中寒湿。

【按】 原文未出示方药，后世医家对于此类证候，多采用辛香开窍之味作嗅剂治疗。

【原文】 湿家身烦疼，可与麻黄加术汤，发其汗为宜，慎不可以火攻[1]之。(20)

麻黄加术汤方：麻黄三两(去节)，桂枝二两(去皮)，甘草一两(炙)，杏仁七十个(去皮尖)，白术[2]四两。上五味，以水九升，先煮麻黄，减二升，去上沫，内诸药，煮取二升半，去滓，温服八合，覆取微似汗。

【注释】

[1] 火攻：指温针、艾灸、火熏之类。陆渊雷曰："火攻乃汉末俗医常用之法，故仲景屡以为之戒。"

[2] 白术：方有执说："古方及本经止言术，未见分苍白二种也……然则经文'术'上其曰'白'者，乃后之好事者之所加欤！"

【提要】 本条论寒湿在表的证治及治禁。

【简释】 湿家，指素有湿病之人，其主症为身烦疼，即肢体疼痛而烦扰不安。用麻黄加术汤，可知为湿家又新感风寒之邪，出现发热、恶寒、无汗等表证。表证当从汗解，而湿邪又不宜过汗，故用麻黄加术汤。《神农本草经》曰"术……治风寒湿痹"。本方以麻黄汤加白术之苦温,既可以行表里之湿,又能制约麻黄汤发汗之性,则全方虽发汗而不致多汗,覆被取微微发汗而解。如用火攻发汗,必致大汗淋漓,风去湿存,病必不除,且火热内攻,必致生变也。

【原文】病者一身尽疼,发热,日晡所剧者[1],名风湿。此病伤于汗出当风,或久伤取冷所致也。可与麻黄杏仁薏苡甘草汤。(21)

麻黄杏仁薏苡甘草汤方:麻黄(去节)半两(汤泡),甘草一两(炙),薏苡仁半两,杏仁十个(去皮尖,炒)。上锉麻豆大,每服四钱匕,水盏半,煮八分,去滓,温服。有微汗,避风。(按:《金匮玉函要略辑义》认为,本方剂量小且煎法与诸方异,疑是后人所定,而《外台秘要》脚气门所载却是原方,为"薏苡半升,麻黄四两(去节),甘草二两(炙),杏仁二两。上四味,㕮咀,以水五升,煮取二升,分温再服,汗出即愈"。)

【注释】

[1] 日晡(bū逋)所剧者:即在一日的申时病情加重者。晡所,即晡时,为昼夜十二时辰序的申时(《慧琳音义》卷十三:"晡时,申时也。"),即午后三时至五时。古汉语表示约数,常在数词的后面加上"所""许"等词。如第二十二篇第9条曰:"妇人年五十所。"

【提要】本条论风湿在表化热的证治及成因。

【简释】一身尽疼、发热,为外感风湿,郁于肌表,正邪交争之象。日晡所剧,即在一日的申时病情加重,为湿郁化热的征象。本病成因有二,或因劳作时汗出受风,或因久卧湿地而感邪。由于病邪在表,故可微发其汗以散邪;邪已化热,故不可只用辛温,应兼用辛凉,取辛甘轻清之麻黄杏仁薏苡甘草汤(简称麻杏苡甘汤)治之。本方之薏苡仁,《神农本草经》谓其"味甘,微寒,无毒,治……风湿痹",治湿除痹是其专长。方后云"有微汗,避风",如此服药后护理法,应当遵守。

【按】第21条所述之"风湿",与西医学之"急性风湿热"相类似。约半数的急性风湿热病人于发病前1~3周先有上呼吸道感染史。起病时周身乏力、纳差、烦躁,典型表现有发热、关节炎(红、肿、热、痛)、皮下结节、环形红斑及小舞蹈症等。实验室检查:抗链球菌溶血素"O">500单位;红细胞沉降率(简称血沉)>24毫米/小时。急性风湿热多属热痹,宜用祛风清热化湿法,酌情选用麻杏苡甘汤或《疟病脉证并治》篇的白虎加桂枝汤治之。风湿热最好以中西医结合治疗,彻底治愈。否则,风湿活动反复发作,易演变成风湿性心脏病(简称风心病)之痼疾。慢性风湿热表现为湿盛阳微者,则应辨证以后文之甘草附子汤为主方治疗。

笔者曾经以麻杏苡甘汤为主方,随证变通方药,历经数月治愈一例"急性风湿热"病人（中学生）。五六年后与其父亲因事通话，问及该病人病情，得知其愈后未复发。

【原文】 风湿，脉浮身重，汗出恶风者，防己黄芪汤主之。(22)

防己黄芪汤方：防己一两，甘草半两（炒）（按：《外台秘要》卷第十九"炒"作"炙"字），白术七钱半，黄芪一两一分（去芦）。上锉麻豆大，每抄五钱匕，生姜四片，大枣一枚，水盏半，煎八分，去滓，温服，良久再服。喘者加麻黄半两，胃中不和者加芍药三分，气上冲者加桂枝三分，下有陈寒者加细辛三分（按：《备急千金要方》无"喘者……三分"三十六字）。服后当如虫行皮中，从腰下如冰，后坐被上，又以一被绕腰以下，温令微汗，瘥。（按：本方之用量与煎法，《金匮玉函要略辑义》认为亦是后人改定，而《备急千金要方》却是原方，为："防己四两，甘草一两，白术三两，黄芪五两，生姜三两，大枣十二枚。上六味，哎咀，以水六升，煮取三升，分三服。服了坐被中，欲解如虫行皮中，卧取汗"。）

【提要】 本条论风湿表气虚的证治。

【简释】 脉浮，是病邪在表之象；身重，是湿痹肢体之特征；汗出恶风，是表虚卫气不固所致。风湿在表以关节疼痛为主症，本条不言者，省文也。证候虽属于风湿，但因表气虚，故不用麻黄加术汤、麻杏苡甘汤之类发汗，而用防己黄芪汤益气除湿。方中黄芪、炙甘草补中益气固表，防己、白术善治表里之湿，姜、枣调和营卫。"服后当如虫行皮中"，此即卫阳振奋，风湿欲解之征。本条脉症与桂枝汤证颇类似，但病因病机不同，应注意鉴别。

【原文】 伤寒八九日，风湿相搏，身体疼烦（按：明刊本、吉野本及《脉经》卷八第二并作"疼痛"），不能自转侧[1]，不呕不渴，脉浮虚而涩者，桂枝附子汤主之；若（按：《伤寒论》第174条"若"后有"其人"二字）大便坚（按：《伤寒论》第174条及《脉经》《外台秘要》"坚"并作"硬"字），小便自利者，去桂加白术汤主之。(23)

桂枝附子汤方：桂枝四两（去皮），生姜三两（切），附子三枚（炮去皮，破八片），甘草二两（炙），大枣十二枚（擘）。上五味，以水六升，煮取二升，去滓，分温三服。

白术附子汤方：白术二两，附子一枚半（炮，去皮），甘草一两（炙），生姜一两半（切），大枣六枚（擘）。上五味，以水三升，煮取一升，去滓，分温三服。一服觉身痹[2]，半日许再服，三服都尽，其人如冒状[2]，勿怪，即是术、附并走皮中，逐水气，未得除故耳。

【注释】

[1] 不能自转侧：谓因"身体疼烦"而行卧不能如常。转侧，为辗转反侧之省语。

[2] 身痹，如冒状：即肢体麻木、头目眩晕，此皆附子用至最佳剂量的中毒反应。陈修园曰：

"凡方中有如虫行状、如醉状、如冒状者，皆药势将行使然也。"

【提要】本条论风湿阳虚轻证的证治。

【简释】伤寒八九日，风湿相搏，身体疼烦，说明病因外感，病邪在表；不能自转侧，谓因身疼而行卧不能自如；不呕不渴，是病邪尚未影响及里；脉浮虚而涩者，以风在表则脉浮，阳气不足则脉虚，湿邪痹着则脉涩。脉症合参，为阳虚而风湿相搏于肌表。故治用桂枝附子汤温经助阳、祛风除湿。尤在泾："以桂枝汤去芍药之酸收，加附子之辛温以振阳气而敌阴邪。""若"字承上文而言，意在说明服药之后风去湿减，气化已行。所谓"大便坚，小便自利"，盖指平素大便干结，小便正常。续进原方剂量减半，去桂枝之通阳解表，加白术以健脾润肠，属于善后调理方法。

【按】善学仲景者，既要从正面去学，又要从反面、侧面去学，方能融会贯通，应变无穷。现代名老中医及临床学者，师仲景心法，从原文"大便坚……加白术"受到启发，重用生白术（40～90g）治虚性便秘有良效，笔者亦有临床验证及发挥应用（以济川煎中加大量生白术）。

但需要明确，白术并非通治一切便秘，而主要适用于虚性便秘，如习惯性便秘（久病多虚）、老年便秘、术后便秘等。并应结合辨证加用佐使药为佳，如阴血虚加生地黄，阳气虚加姜、附等。此外，在研究中还发现，服白术40g不但能通大便，而且使小便增多，这为白术利小便而祛水湿提供了依据。

【原文】风湿相搏，骨节疼烦，掣痛，不得屈伸，近之则痛剧，汗出短气，小便不利，恶风不欲去衣，或身微肿者，甘草附子汤主之。（24）

甘草附子汤方：甘草二两（炙），白术二两，附子二枚（炮，去皮），桂枝四两（去皮）。上四味，以水六升，煮取三升，去滓，温服一升，日三服。初服得微汗则解，能食。汗出复烦者，服五合。恐一升多者，服六七合为妙。

【提要】本条论风湿阳虚重证的证治。

【简释】本条原文及方药与《伤寒论》第175条同。骨节疼烦，掣痛，不得屈伸，近之则痛剧，为表湿已由肌肉侵入关节，较前条"身体疼烦"为重；汗出短气，恶风不欲去衣，是内外之阳皆虚；小便不利指小便量少，为阳虚不能化气行水；水气外溢则身微肿。对风湿病来说，"身微肿"非病之轻，而是病之重。本方桂、术、附并用，兼走表里，助阳化湿，又少佐甘草调和诸药。甘草切忌多用，多用则恋湿增肿。

【按】甘草附子汤证候特点，与西医学所述"急性风湿热"之病程日久，累及于心，所致"心力衰竭"之阳虚水泛证候很类似。所谓"身微肿者"，可能是心阳虚衰，水气泛于体表者也。该方辛甘化阳以温阳化气，心、脾、肾兼治以化气行水而收功。

【原文】太阳中暍[1]，发热恶寒，身重而疼痛，其脉弦细芤迟。小便已，洒洒然毛耸[2]，手足逆冷，小有劳[3]，身即热，口开[4]，前板齿燥[5]。若发其汗，则恶寒甚；加温针，则发热甚；数下之，则淋甚。(25)

【注释】

[1] 中暍（zhòng yē 众噎）：即感受暑热之气。《说文解字·日部》："暍，伤暑也。"

[2] 洒洒（xiǎn 显）然毛耸：寒冷时汗毛耸立。据《汉语大字典》，"洒"有六个读音，当其表示寒冷时，读作"xiǎn"。洒洒然，寒貌。《灵枢·经脉》："洒洒振寒。"

[3] 小有劳：意指稍微劳动。

[4] 口开：因暑热伤气，气虚而张口作喘之状。《素问·生气通天论篇》说："因于暑……则喘喝。"

[5] 前板齿燥：因暑热伤阴而门齿干燥。

【提要】本条论暑热内伤气阴又外感寒湿的脉症，以及误治后的变证。

【简释】"中暍"即伤暑。曰"太阳中暍"，以暑为天气，自外而入也。暑邪最易伤人气阴，故见"小有劳，身即热，口开，前板齿燥"，以及心烦、口渴、尿赤等内伤气阴之虚热证，并可见"弦细芤迟"之虚弱脉。所谓"小便已，洒洒然毛耸"者，以太阳内合膀胱、外应皮毛，在小便之时，阳气随之下行，体表阳气暂时虚馁使然。"手足逆冷"则由暑热伤气，气弱不能达于四末所致。而"发热恶寒，身重而疼痛"者，是在阴凉处避暑又感受寒湿之证候，后世称为"阴暑"。寒束于表，卫阳被郁，故发热、恶寒、疼痛；湿性濡滞，气机不利，故身重。总之，全文所述是暑热内伤气阴，为了避暑又外感寒湿之证候。对如此表里同病、虚实错杂之证候，治应兼顾。若贸然发汗而伤其表阳，则恶寒加甚；若误用温针而更助暑邪，则发热加甚；若妄予攻下而更伤阴液，则小便淋涩。凡此诸证，皆属误治之变。

【按】本条无治疗方法，可辨证采用李东垣清暑益气汤（黄芪、人参、麦冬、五味子、当归、炙甘草、黄柏、苍术、白术、炒神曲、橘皮、青皮、升麻、泽泻、葛根）。此方以升阳除湿为主，对于元气本虚，而又因暑湿耗伤阳气者，有一定疗效。如暑热耗伤气阴，无湿邪夹杂，则宜采用王孟英清暑益气汤（西洋参、麦门冬、石斛、甘草、粳米、黄连、知母、淡竹叶、荷梗、西瓜翠衣），此方偏于凉润，重在养阴生津。上述二方，临证时应酌情选用。

暑夏炎热之季，因躲在阴凉处避暑或空调开得很低而感受风寒，或过食生冷而内伤脾胃，势必见"发热恶寒，身重而疼痛"等表证，或内伤脾胃病候。治之法，外感为主者以麻杏甘石汤或麻杏苡甘汤加味，内伤为甚者以后世新加香薷饮或藿香正气散为宜。不可盲从"暑忌麻黄"之说，以寒束于表，热郁于内，麻黄为宣解表邪之良药。但因外寒而内热，故以麻杏甘石汤为方。若表邪已解，内热不除，气阴内伤，则以下文之白虎加人参汤为主方也。

【原文】太阳中热者，暍是也。汗出恶寒，身热而渴，白虎加人参汤主之。（26）

白虎加人参汤方：知母六两，石膏一斤（碎），甘草二两，粳米六合，人参三两。上五味，以水一斗，煮米熟汤成，去滓，温服一升，日三服。

【提要】本条论中暍的主症、主方。

【简释】本条所谓"太阳中热"，即感受暑热之邪。暑为阳邪，所以伤人之初即见汗出、身热而渴，以及心烦、气喘、尿短赤、舌苔或白或黄而燥、脉数虚等，皆暑热耗气伤阴之脉症。恶寒非表不解，而是暑热内蒸，汗出过多，肌腠空疏所致。《素问·生气通天论篇》所谓"因于暑，汗，烦则喘喝"，后世叶天士所谓"夏暑发自阳明，古人以白虎汤为主方"，皆指此方证而言。用白虎汤以清暑热，加人参以益气阴。

【按】本条与上条有所不同：上条所述中暍，为暑邪内伤气阴又外感寒湿之证，或因天时暑湿过盛及身体素虚而病，处方既要内清暑热、外散寒湿以除邪，又要补益气阴以扶正；本条所述中热，为盛夏劳作，暑伤气阴之候，故以清暑热、益气阴的白虎加人参汤主之。

白虎加人参汤是古今伤寒、温病家治疗气分热盛的主方，临床用途广泛。善用者，不仅热病，而内伤杂病皆可用之，关键是辨证准确，用之得当。治热病详见《伤寒论》相关原文，治杂病后文第十三篇治"消渴病"用之。笔者以白虎加人参汤原方（生石膏30g，知母15g，甘草10g，大米或山药30g，生晒参或西洋参5～10g）治疗糖尿病胃热证候（舌红苔黄，脉滑），确有清热降糖功效。但同时应注意调控饮食、加强活动、保持生活有序等。

【原文】太阳中暍，身热疼重而脉微弱，此以夏月伤冷水，水行皮中所致也，一物瓜蒂汤主之。（27）

一物瓜蒂汤方：瓜蒂二十个。上锉，以水一升，煮取五合，去滓，顿服。

【提要】本条论暑月伤湿的证治。

【简释】夏月暑热，腠理开泄，易于汗出，若汗出时入水中或以冷水灌洗周身，使热不能散，汗不能出，水行皮中，阳气被郁，因而身热；水湿阻于肌肤则身体疼重；暑热伤气，气虚则脉微弱。治宜祛湿散水。

【按】方中瓜蒂苦寒，功能催吐，《神农本草经》云："瓜蒂主大水，身面四肢浮肿。"本方借吐而发汗，以散皮中水湿。如此治法古今罕用。似此证候，可用香薷饮治之。

小　结

本篇论述痉湿暍病脉证治。所述痉病，为外感风寒或金疮邪毒，津液内伤，筋脉失养所致。以项背强急、口噤不开，甚至角弓反张，脉弦为主要脉症。证属太阳，不离于表，治以解表为主，但在发表散邪之中，必须顾及津液。葛根汤治表实无汗之刚痉；栝楼桂枝汤治表虚有汗之柔痉。二方一为发汗，一为解肌，但都有滋养津液、舒缓筋脉的作用。痉病如失于解表，必致入里化热伤阴，治当酌用大承气汤泻热存阴以解其痉。至于内伤痉病的证治，本篇虽未论及，但误治成痉三条，指出了阴血亏损、津液耗伤是发生痉病的主要因素，也启发后人，养血润燥、生津增液是治疗内伤痉病的原则。

湿病，有外湿和内湿之别，本篇主要论述外湿，且多兼夹风寒之邪，以关节疼痛或发热身重为主症。治法须从汗解，但湿性黏滞，不易骤除，故发汗之法，应以微发其汗为宜。表实无汗者，用麻黄加术汤、麻杏苡甘汤；表虚汗出者，用防己黄芪汤；阳虚而风湿稽留肢节者，则应辨证选用桂枝附子汤、白术附子汤、甘草附子汤，三者皆助阳化湿之方法。诸方药服后，都应取微汗以祛风湿。本篇对以内湿为主之证，提出以利小便为治疗原则，目的在于通阳化气以利湿。湿病忌过汗伤阳、误下伤阴，以防发生不良后果。

暍病即伤暑，亦称中暑。本篇所述三条，一为暑热内伤气阴与外感寒湿并见证候；一为典型中热伤暑证候；一为"暑月伤冷水，水行皮中"证候。在所出方治中，白虎加人参汤是治疗热伤气阴的主方，而一物瓜蒂汤的疗效尚待临床验证。

百合狐蜜阴阳毒病脉证治第三

本篇论述百合、狐蜜、阴阳毒三种病的辨证论治。三者虽各有特征，但或与伤寒有关，或"状如伤寒"，所以合为一篇讨论。

百合病是热病之后，余热未尽，或情志不遂，郁而化火伤阴所致。其病机为心肺阴虚内热。临床表现以精神恍惚、口苦、小便赤、脉微数为特征。

狐蜜病是由湿热虫毒所致。临床表现以目赤、咽喉及前后二阴腐蚀溃烂为特征。咽喉部溃烂为蜜；前后二阴溃烂为狐；久病损及于目，则"目赤如鸠眼"。需要探讨的是，此病是"狐惑"，还是"狐蜜"，历代文献记载不一，考证不同。但唐宗海说："'惑'是'蜜'字之误，'蜜'字篆文似'惑'，传写滋误。虫生暗中，故以'狐蜜'为名。"今考《说文解字》有"蟁"无"蜜"字。狐、蜜皆为虫兽类：狐昼伏夜出，比喻二阴蚀烂，羞以见人；蜜是食稻叶之小虫，比喻上蚀。仲景原文明确指出"蚀于喉为蜜，蚀于阴为狐"（10）。根据以文理解说医理的原则，唐氏分析确有道理，似可确认为"狐蜜"，而非为"狐惑"。故从之而作"狐蜜"。

阴阳毒病与感染疫毒有关，以发斑、咽喉痛为主症，属急性热病范畴。

本篇共15条原文，其中第1~9条论百合病证治，第10~13条论狐蜜病证治，第14、15条论阴阳毒病证治。

百合病与西医学所述神经症相类似，狐蜜病与白塞综合征相类似，阴阳毒病则很难与西医学某种病相类比。

【原文】论曰：百合病[1]者，百脉一宗[2]，悉致其病也。意欲食复不能食，常默默[3]，欲卧不能卧，欲行不能行，饮食或有美时，或有不用闻食臭时[4]，如寒无寒，如热无热，口苦，小便赤，诸药（按：《太平圣惠方》卷十三"诸药"上有"其病"二字）不能治，得药则剧吐利，如有神灵者（按：《备急千金要方》"者"作"所为也"三字），身形如和[5]，其脉微数。

每溺[6]时头痛者，六十日乃愈；若溺时头不痛，淅然[7]者，四十日愈；若溺快然[8]，但头眩者，二十日愈。

其证[9]或[10]未病[11]而预见[12]，或病四五日而出，或病二十日，或一月微见（按：《备急千金要方》"微见"作"后见"）者，各随证治之。（1）

【注释】

[1] 百合病：魏荔彤说："百合病用百合，盖古有百合病之名，即因百合一味而瘳此疾，因得

名也。"

［2］宗：本源。

［3］默默：失意的样子，意为无可奈何之状。

［4］饮食或有美时，或有不用闻食臭（xiù 秀）时：饮食，有引以为美（好吃）的时候，也有不能闻其味的时候。或有，即"有"同义复用。《经传释词》卷三："高诱曰：或，有也。古'有'字通作'或'。"

［5］身形如和：即身体外形正常，意指百合病之病位在里而不在表。故张璐曰："病不在皮肉筋骨，则身形如和。"

［6］溺（niào 尿）：同"尿"，指排小便。

［7］淅（xī 西）然：寒貌。淅，同"洒"，一作"洒淅"。《素问·刺疟篇》曰"洒淅寒甚"；《素问·调经论篇》曰"洒淅起于毫毛"。王注："洒淅，寒貌也。"

［8］快然：畅快通利貌。

［9］其证：指上述百合病证。

［10］或：本段四个"或"字都是不定代词"有的"。

［11］病：指热病。下文两个"病"字同此。

［12］见（xiàn 现）："现"的古字，表现、显露。下文"或一月微见"之"见"同此。

【提要】 本条论百合病的病因、病机、预后和治则，为百合病的总纲。

【简释】 关于百合病的病因，吴谦指出："伤寒大病之后，余热未解，百脉未和，或平素多思不断，情志不遂，或偶触惊疑，卒临景遇，因而形神俱病，故有如是之现证也。"（《医宗金鉴》）由上述可知，本病的病因有两方面：一是热病伤阴，余热未清；二是事不遂愿，气郁化火伤阴。

百合病的病机主要是心肺阴虚内热。心主血脉，肺主治节而朝百脉，心肺正常，气血调和，则百脉皆得其所养。若心肺阴虚为病，则百脉俱受其累，证候百出，故称"百脉一宗，悉致其病"。

本条所述百合病的证候可归纳如下：①消化异常：意欲食复不能食，饮食或有美时，或有不用闻食臭时，得药则剧吐利；②感觉异常：如寒无寒，如热无热；③神志异常：常默默，欲卧不能卧，欲行不能行，如有神灵者。以上证候的共同特点是恍惚去来，变化不定，而常见不变的证候是口苦、小便赤、脉微数。

肺有通调水道，下输膀胱的功用，而膀胱又外应皮毛，其脉上行至头，入络脑，故小便时，或头痛，或寒貌，或头眩。在临诊时，可据此预测疾病痊愈的时间，但其所载日数并非定数，不可拘泥。程林曰："头者，诸阳之首，溺则阳气下施……溺出头之痛与不痛，可以观邪之浅与深矣。故百合病溺出头痛者，言邪舍深而阳气衰也……是以六十日愈；若溺出头不痛，淅淅然者……尚未入脏腑之内，但阳气微耳，是以四十日愈；若溺出快然，但头眩者，言邪犹浅……是以二十日愈。"

（《金匮要略直解》）

百合病的治则以养阴清热为主，并针对具体病因随证治之，不可妄用汗、吐、下等法，以免更伤阴液。

【按】薛生白《湿热病篇》第28、34条所述证候颇类似百合病。这佐证了百合病的病因与热病有关。引述如下。

"第28条：湿热证，曾开泄下夺，恶候皆平，独神思不清，倦语不思食，溺数，唇齿干，胃气不输，肺气不布，元神大亏，宜人参、麦冬、石斛、木瓜、生甘草、生谷芽、鲜莲子等味。"

"第34条：湿热证，七八日，口不渴，声不出，与饮食亦不却，默默不语，神识昏迷，进辛开凉泄，芳香逐秽，俱不效，此邪入厥阴，主客浑受，宜仿吴又可三甲散，醉地鳖虫（按：《得配本草》"去足，或炒，或酒醉死用"）、醋炒鳖甲、土炒穿山甲、生僵蚕、柴胡、桃仁泥等味。"

许益斋释第34条："此条即伤寒门百合病之类。赵以德、张路玉、陶厚堂以为心病，徐忠可以为肺病，本论又出厥阴治法，良以百脉一宗，悉致其病。元神不布，邪气淹留，乃祖仲景法，用异类灵动之物，鳖甲入厥阴，用柴胡引之，俾阴中之邪尽达于表；䗪虫入血，用桃仁引之，俾血分之邪尽泄于下；山甲入络，用僵蚕引之，俾络中之邪亦从风化而散。缘病久气钝血滞，非拘于恒法所能愈也。"

【原文】百合病，发汗后者，百合知母汤主之。（2）

百合知母汤方：百合七枚（擘），知母三两（切）。上先以水洗百合，渍一宿，当白沫出，去其水，更以泉水二升，煎取一升，去滓；别以泉水二升煎知母，取一升，去滓；后合和，煎取一升五合，分温再服。

【提要】论百合病误汗后的治疗。

【简释】百合病本不应发汗，若误用汗法，则损伤津液，导致虚热加重。故用百合知母汤养肺阴、清肺热。泉水甘凉清润，功擅"下热气，利小便"（《嘉祐本草》），故用之煎药。本篇以下诸方都用泉水煎药，意义与此相同。

【原文】百合病，下之后者，滑石（按：《备急千金要方》《外台秘要》"滑石"上并有"百合"二字）代赭汤主之。（3）

滑石代赭汤方：百合七枚（擘），滑石三两（碎，绵裹），代赭石如弹丸大一枚（碎，绵裹）。上先以水洗百合，渍一宿，当白沫出，去其水，更以泉水二升，煎取一升，去滓；别以泉水二升煎滑石、代赭，取一升，去滓；后合和，重煎取一升五合，分温服。

【提要】本条论百合病误下后的治疗。

【简释】百合病本不应用下法，若误用下法，则损伤阴液，且伤胃气，导致胃气上逆之证。故用滑石代赭汤，以百合润肺而养阴，滑石清热而利小便，赭石重镇而降逆气。

【原文】百合病，吐之后者，百合鸡子汤主之。(4)

百合鸡子汤方：百合七枚 (擘)，鸡子黄一枚。上先以水洗百合，渍一宿，当白沫出，去其水，更以泉水二升，煮取一升，去滓，内鸡子黄，搅匀，煎五分[1]，温服。

【注释】

[1] 煎五分：分，在此应理解为"成数"；五分，即五成。意为鸡子黄煎五成熟即可，不可煎熟。

【提要】本条论百合病误吐后的治疗。

【简释】百合病本不应用吐法，若误用吐法，则肺胃之阴受损更甚。故用百合鸡子汤，以百合清肺养阴，鸡子黄滋阴润胃。

【原文】百合病，不经吐、下、发汗，病形 (按：《备急千金要方》卷十第三、《太平圣惠方》卷十三"病形"并作"其病") 如初者，百合地黄汤主之。(5)

百合地黄汤方：百合七枚 (擘)，生地黄汁一升。上以水洗百合，渍一宿，当白沫出，去其水，更以泉水二升，煎取一升，去滓，内地黄汁，煎取一升五合，分温再服。中病，勿更服。大便当如漆。

【提要】本条论百合病的治疗主方。

【简释】上三条是百合病误用汗、吐、下后的治法，本条指出了百合病的治疗主方。所谓病形如初，即指具有第1条所述证候，这些证候皆为心肺阴虚内热所致。治用百合地黄汤，方中百合养肺阴而清热，生地黄益心营而凉血，更以清凉之山泉水煎药，为清淡凉润第一方。服之阴足热退，百脉因之调和，病自可愈。服药后大便呈漆黑色，为地黄汁本色，不必惊恐。

【按】名医程门雪先生对配合使用甘麦大枣汤和百合地黄汤两方，有深切体会，曾著文论述之，节引如下："甘麦大枣汤不独活妇人，亦主男子，若作妇人专方，则失之狭隘矣。叶天士生平最赏识此方，在甘缓、和阳、熄风诸法中用之最多，散见于肝风、虚劳、失血诸门、头眩、心悸、胸闷等证治中。所谓脏躁者，脏，心脏也，心静则神藏，若为七情所伤，则脏躁而不静，故精神躁扰不宁，致成所谓'如有神灵'之象。甘麦大枣汤诚为养心气、润脏躁、缓肝急、宁烦扰之佳方（此指《难经》'损其肝者缓其中'及《内经》'肝苦急，急食甘以缓之'之义。故对情志伤肝而肝阳、肝气亢旺者，可以此方缓肝和阳）。百合地黄汤与甘麦大枣汤合用，以治情志偏胜之病，更有殊功。《内经》所云：'肝藏魂，心藏神，肺藏魄。'凡表现为神志不安，魂魄不宁之状者，皆可用之。"

【原文】百合病一月不解，变成渴者，百合洗方主之。(6)

百合洗方：上以百合一升，以水一斗，渍之一宿，以洗身。洗已，食煮饼[1]，勿以盐豉[2]也。

【注释】

[1] 煮饼：饼，古代面食的通称。《伤寒总病论》谓煮饼即"切面条"；《备急千金要方》卷十第三谓"白汤饼"。

[2] 勿以盐豉：盐豉，食"煮饼"用之调味。此为"恐咸味耗水而增渴也"。

【提要】本条论百合病变成渴的外治法。

【简释】百合病日久不愈，症见口渴者，表明肺阴虚损较甚。可以考虑采用内外兼治法以加强疗效，即在内服百合地黄汤的同时，再用百合渍水洗身。因肺主皮毛，其气相通，用百合渍水洗皮肤，亦可通其内，以收滋阴润燥之效。煮饼系小麦粉制成，能益气养津，为本病病人所适宜的食物。

【按】本条证治采取的"百合洗方"之药浴疗法，不可忽视之。变通用之，可弥补内服之局限或不便。引录古代医话一则："唐书载许允宗初仕陈，为新蔡王外兵参军。时柳太后感风不能言，脉沉而口噤。允宗曰：口不下药，宜以汤气蒸之，令药入腠理，周时可瘥。遂造黄芪防风汤，煮数十斛置床下，气如烟雾，熏蒸之而得语。遂超拜义兴太守。"（《古今医案按》卷一《中风》）

俞震按：书称允宗医术若神，曾曰医者意也，在人思虑，即此条思虑巧矣。然仅可治真中风（按：真中风指面瘫口㖞，即西医学所谓"特发性面神经麻痹"），《内经》所谓"其有邪者，渍形以为汗"也。邪从汗解故得语。若概试诸不能言者决无效。

笔者领悟，本案用黄芪防风汤熏蒸治疗感风面瘫，与百合洗方治疗百合病，病不同而法则一。用药浴疗法以治病，不可忽视。本法疗效好，无副作用，方法简便，易于使用。根据文献记载，我国早在三千多年前，已在宫廷和民间使用药浴疗法。殷商时期，一些豪门贵族就习惯运用药浴防治疾病。洗澡能促进血液循环，使毛孔开放、呼吸加快，浴水中加入的中药经皮肤开放的毛孔吸收，一些挥发性药物分子通过呼吸道吸入，故可作为一种治病和保健的方法。药浴疗法的作用是多方面的，适应范围也较广泛，对某些体表与内脏病变都有一定的疗效。所用药物与辨证内服药相类。

【原文】百合病，渴不瘥者，栝楼牡蛎散主之。（7）

栝楼牡蛎散方：栝楼根、牡蛎（熬）等份。上为细末，饮服方寸匕，日三服。

【提要】本条论百合病渴不瘥的治疗。

【简释】百合病口渴，用百合洗方仍不解，此因病重药轻，药不胜病，应并用栝楼牡蛎散内治方。方中栝楼根（天花粉）甘寒，清解肺胃之热，生津止渴；牡蛎咸寒，生津潜降，引热下行。二药合用，使津生热降，渴证自解。

【原文】百合病变发热者，百合滑石散主之。（8）

百合滑石散方：百合一两（炙）（按：《备急千金要方》作"干之"），滑石三两。上为散，饮服方寸匕，日三服。当微利者，止服，热则除。

【提要】本条论百合病变发热的治疗。

【简释】百合病本为如寒无寒，如热无热，不应发热。今变发热者，为日久化热所致。故仍用百合滋养肺阴，再予滑石清里热而利小便，使热从小便排出。

【原文】百合病见于阴者，以阳法救之；见于阳者，以阴法救之。见阳攻阴，复发其汗，此为逆；见阴攻阳，乃复下之，此亦为逆。（9）

【提要】本条论百合病的治疗原则。

【简释】百合病的病机为阴虚内热，已如上述。治当补其阴之不足以治阳之偏胜，即所谓"见于阳者，以阴法救之"。本篇治百合病诸方，即为此而设。但阴虚日久，损及阳气，或本为阳虚之体，故见怯寒、神疲等阳虚见症，在治疗上又当酌用温柔养阳之法，即所谓"见于阴者，以阳法救之"。养阴或养阳，总为护正之法，以切合百合病邪少虚多之病机。若辨证不准，以虚为实，汗下逆施，则犯虚虚之戒。

【按】以上九条讲了百合病的证治。第1条为总纲，第5条是正治方法，第2、3、4条是误用汗、下、吐之后的救治法，第6、7、8条是百合病日久变证的治法，第9条指出百合病的治则。虽仅九条，百合病的理、法、方、药可谓完备。

【原文】狐惑之为病，状如伤寒[1]，默默欲眠，目不得闭，卧起不安，蚀于喉为惑，蚀于阴为狐，不欲饮食，恶闻食臭，其面目乍[2]赤、乍黑、乍白。蚀于上部则声喝[3]一作嗄，甘草泻心汤主之。（10）

甘草泻心汤方：甘草（按：《伤寒论》第158条本方"甘草"用"炙"）四两，黄芩、人参、干姜各三两，黄连一两，大枣十二枚，半夏半升。上七味，水一斗，煮取六升，去滓再煎（按：《伤寒论》"再煎"下有"取三升"三字），温服一升，日三服。

【注释】

[1] 状如伤寒：临床表现类似伤寒的恶寒发热，但并非外感邪气，而是湿热蕴结于内，营卫失和于外的症状。这与《伤寒论》第113条"形作伤寒"同义。但不同的是，彼是温病"形作伤寒"，此是狐蜜病"状如伤寒"。

[2] 乍：代词。与"或"字类似，当"有的"讲。下文两个"乍"字同此。

[3] 声喝（yè 叶）：喝，指说话声音喧塞，原注本作"嗄"（shà 厦）。嗄为嗓音嘶哑。

【提要】 本条论狐蜜病的证治。

【简释】 狐蜜病因湿热虫毒所引起，主要表现为局部症状，即喉部及前阴、后阴（肛门）腐蚀溃烂。蚀于喉为蜜，蚀于前阴或后阴为狐，故统称为狐蜜病。蚀于喉部，可致声音喧塞或嘶哑。其全身证候有"状如伤寒"的恶寒发热表现；湿热内扰，可表现心神不安、神志恍惚、沉默欲睡，但又不能闭目安睡；湿热影响脾胃，故不思饮食、恶闻食臭；湿热上扰，面部可表现"乍赤、乍黑、乍白"。治用甘草泻心汤。《金匮》本条本方甘草是生用，临床可生、炙并用，以生用解毒，炙用建中；取芩、连之苦寒，姜、夏之辛温，以调理中焦；配参、枣以补中益气。全方健运中焦、清化湿热，体现了上（熏）下（注）交病治其中的思想。

【按】 近几十年来，关于本病的治疗常有报道，或个例，或几十例，或上百例，仅笔者所见者就有几十篇。综合分析有关报道，对主要内容归纳如下。

1. 狐蜜病的提出 从临床表现而言，张仲景所称狐蜜病与白塞综合征是相类似的疾病。广大学者对这种认识几乎没有争议。张仲景是第一位提出本病证治的医学家，他的发现早于西方医家（土耳其皮肤病学家）1700 多年。

2. 狐蜜病的治疗 目前多以甘草泻心汤为主方，虽然不同研究所显示的临床治愈率、有效率结果间存在差异，但本方的疗效是肯定无疑的。截至目前，本病的发病原因尚不明确，存在病毒学说、过敏反应学说、胶原纤维病学说等，但仍无定论。对于本病的治疗，至今也无特效疗法。张仲景治以甘草泻心汤重用甘草，配以黄芩、黄连等药。据现代药理研究，甘草的主要成分甘草素，是甘草酸的钾盐及钙盐。甘草酸经水解产生葡糖醛酸及甘草次酸，其中葡糖醛酸有解毒作用，甘草次酸与肾上腺皮质激素化学结构相仿，故甘草有类似脱氧皮质酮的作用，可被视作一种激素和一种免疫抑制解毒剂。黄芩和黄连具有抗过敏和抗炎作用。从现代药理学和临床治疗学看，本方用以治疗本病是恰当的。特别是王子和老先生强调，本方重用甘草的经验是符合科学的。但许多临床研究表明，本病与其他病一样，并非一方一法所能通治，辨证论治才是完善之策。在临床中，由于本病所处发展阶段的不同及病人体质、年龄等各个方面的差异，其病机便有实证（湿热蕴结、气营兼病）、虚实夹杂证、虚证（肝肾阴虚、脾肾阳虚）等不同，以及具体病变脏腑部位之别。因此，治疗应依证立法，依法遣方，随证选药，灵活变通。

对久治不愈者，可以中医药治疗为主，适当配合短期的激素、免疫抑制剂及抗生素；见效后，逐步停用西药，以中药巩固疗效。如此中西医结合治疗，对难治病例可提高疗效。

此外，本病治疗不彻底则易复发，故待症状消失后，需要再巩固治疗一段时间，以防复发。亦有病人治疗初期乏效，但坚持服药，可渐渐收效乃至痊愈。由此可见，治疗此种多脏器、多部位损害的慢性全身性顽疾，需辨证准确，方法得当，守方守法，则功效始著。

【原文】 蚀于下部则咽干，苦参汤洗之。(11)

苦参汤方：苦参一升（按：《金匮悬解》作"苦参一斤"），以水一斗，煎取七升，去滓，熏洗，日三。

【提要】 本条论狐惑病蚀于下部前阴的外治法。

【简释】 足厥阴肝脉，循阴器，抵少腹，上通于咽喉。前阴腐蚀溃烂后，其热循经自下而冲上，故咽干。用苦参汤熏洗前阴患处，除湿热以治其本，则咽干自愈。

【按】 临床上狐惑病及其"蚀于下部"者不常见，但妇人杂病之下部各种"阴道炎"较常见。中医学认为，狐惑病多由湿热下注及感染邪毒所致。《女科经纶》说："妇人阴痒多属虫蚀所为，始因湿热不已。"笔者曾以苦参40g、蛇床子15g，水煎熏洗外阴，治疗妇人阴痒，多能起到止痒疗效。

【原文】 蚀于肛（按：《伤寒总病论》卷三"肛"下有"门"字）者，雄黄熏之。(12)

雄黄熏方：雄黄（按："雄黄"下无分两，《太平圣惠方》卷十三《治伤寒狐惑诸方》作"半两"，应据补）。上一味为末，筒瓦[1]二枚合之，烧，向肛熏之。

【注释】

[1] 筒瓦：瓦，用陶土烧成的覆盖房顶的东西，呈弧形。两个瓦对在一起，则形成筒状。

【提要】 本条论狐惑病蚀于肛门的外治法。

【简释】 肛门蚀烂，可用雄黄熏患处。雄黄有较强的杀虫解毒燥湿作用。

【原文】 病者脉数，无热，微烦，默默但欲卧，汗出，初得之三四日，目赤如鸠眼[1]；七八日，目四眦黑[2]。若能食者，脓已成也，赤小豆当归散主之。(13)

赤小豆当归散方：赤小豆三升（浸，令芽出，曝干），当归（按：俞桥本、宽政本、新刻本用量并作"十两"；《备急千金要方》卷十、《外台秘要》卷第二、《本草纲目》卷二十四"赤小豆"条引并作"三两"）。上二味，杵为散，浆水[3]服方寸匕，日三服。

【注释】

[1] 目赤如鸠（jiū 究）眼：鸠，指斑鸠，形似鸽。斑鸠双目，赤在黑睛瞳子。故狐惑病目赤非白睛充血，而是黑睛变红。如此特点与西医学白塞综合征之眼部病变"虹膜睫状体炎"相类似。

[2] 目四眦（zì 自）黑：《汉书·杜钦传》："眦，谓眶也。"

[3] 浆水：《本草纲目》称浆水为酸浆，引嘉谟云："炊粟米熟，投冷水中，浸五六日，味酸，生白花，色类浆，故名。"

【提要】 本条论狐惑病日久，累及于目的证治。

【简释】 脉数、微烦、默默但欲卧、汗出等，是里热征象；无热是说肌表热象不明显，表示病不在表；目赤如鸠眼，是因血中之热随肝经上注于目的征象；两眼眦呈灰黑色，表明瘀血内积。若脓已成，病势则集中于局部，脾胃受其影响反轻，所以病人能食。以赤小豆当归散治疗。方中赤小豆渗湿清热，解毒排脓；当归和血，祛瘀生新；浆水清凉解毒。

【按】 赤小豆当归散在后"第十六篇"亦治湿热蕴于大肠迫血下行的肠风下血。此异病同治之法也。

据报道：以单味赤小豆外敷与内服并用治疗外伤性血肿及疔疮86例，其中疔疮18例、外伤68例。将赤小豆碾研细末，加鸡蛋白调成糊状，涂满患处，再用棉垫固定，每日1~2次；赤小豆300g，水煎服，每日1剂。结果显示，86例中除3例疔疮因并发感染加用抗生素外，其余83例均在3~4日内收功。[李传兴．湖北中医杂志，1990（2）：49]

《本草纲目》谓赤小豆"治一切痈疽疮疥及赤肿，不拘善恶"。《药性论》记载赤小豆有治热毒、散恶血、消肿排脓之功。

【原文】 阳毒之为病，面赤斑斑如锦文，咽喉痛，唾脓血。五日可治，七日不可治，升麻鳖甲汤主之。（14）

阴毒之为病，面目青，身痛如被杖，咽喉痛。五日可治，七日不可治，升麻鳖甲汤去雄黄、蜀椒主之。（15）

升麻鳖甲汤方：升麻二两，当归一两，蜀椒（炒去汗）一两，甘草二两，鳖甲手指大一片（炙），雄黄半两（研）。上六味，以水四升，煮取一升，顿服之，老小再服[1]，取汗。

【注释】

[1] 老小再服：指老人、小儿服药剂量减半，"一升"分两次服。

【提要】 以上两条论阴阳毒的证治及预后。

【简释】 阳毒与阴毒的病因病机，皆疫毒之气侵袭营血。由于病人的体质不同，故证候表现有所不同。据原文所述，证候明显者，谓之"阳毒"；证候隐晦者，谓之"阴毒"。皆以升麻鳖甲汤主之。尤在泾："毒者，邪气蕴结不解之谓。阳毒非必极热，阴毒非必极寒，邪在阳者为阳毒，邪在阴者为阴毒也。而此所谓阴阳者，亦非脏腑气血之谓。但以面赤斑斑如锦纹，咽喉痛，唾脓血，其邪着而在表者谓之阳；面目青，身痛如被杖，咽喉痛，不唾脓血，其邪隐而在表之里者谓之阴耳。故皆得用辛温升散之品，以发其蕴蓄不解之邪；而亦并用甘润咸寒之味，以安其邪气经（按："经"可能是"缠"字之误）扰之阴。五日邪气尚浅，发之犹易，故可治；七日邪气已深，发之则难，故不可治。其蜀椒、雄黄二物，阳毒用之者，以阳从阳，欲其速散也；阴毒去之者，恐阴邪不可劫，而阴气反受损也。"（《金匮要略心典》）

【按】 对于阴阳毒究竟是什么病，目前尚无定论，历代注家多认为是疫毒发斑。《肘后备急方》《备急千金要方》《外台秘要》都将其归纳在伤寒门中。《脉经》《诸病源候论》所记载的阴阳毒病证候更为详细。从以上两条内容来看，阴毒与阳毒虽有阴阳之分，但二者皆以热毒为因。

小　结

本篇论述百合狐蜮阴阳毒病脉证并治。百合病系心肺阴虚内热的疾患，多见于热病，或为情志郁结化火伤阴所致。口苦、小便赤、脉微数及精神恍惚不定等表现是辨证治疗的依据。治疗以养阴清热为主，以百合地黄汤为主方。百合病误用汗、吐、下或病久所致变证，则"各随证治之"。百合病因多思善虑，事不遂愿而引起者，治疗时必须结合心理疏导。

狐蜮病是由湿热浸淫引起的疾患，以咽喉、前后二阴腐蚀溃烂为特征。治疗以清利湿热为主，内服以甘草泻心汤为主方，外用苦参汤熏洗外阴、雄黄熏肛门。久病累及于目者，内服赤小豆当归散。

阴阳毒是由感受疫毒引起的疾患。阳毒、阴毒均有咽喉痛，而阳毒以面赤斑斑如锦纹、吐脓血为特点，阴毒以面目青、身痛如被杖为特点。二者均以解毒清热、活血散瘀为治疗原则，以升麻鳖甲汤为主方。此外，还应参考后世对瘟疫、温毒发斑的治法。

疟病脉证并治第四

本篇专论疟病的辨证论治。其理论渊源是《素问·疟论篇》和《刺疟篇》。本篇记载的疟病的治疗原则和具体治疗方法，被后世广泛采用。

疟病俗称"发疟子""打摆子""瘴气"等，其发病具有周期性和间歇性的特点。这种发病特点在《素问·疟论篇》中有明确论述，即"日作""间日而作""间二日或至数日发"等"蓄（休止）作有时"的特点。临床以间日而作的"间日疟"为常见。

《素问·刺疟篇》指出疟病的表现是"先寒后热……热止汗出"。《素问·疟论篇》将其寒热之甚形象地表述为："疟者之寒，汤火不能温也；及其热，冰水不能寒也。"凡病均有典型、不典型之分，疟病也是如此。疟病与西医学之疟疾颇为相似。疟疾的典型发作可分为三个阶段：①恶寒期：寒战、脸色苍白、肢体厥冷、皮肤呈鸡皮样等，持续10分钟～1小时。②发热期：寒战之后继以高热、体温可达39～41°C，常伴有面赤、口渴、头痛、全身肌肉关节酸痛、乏力明显，或恶心、呕吐，脉弦数，持续4～8小时。③出汗期：高热之后，突然全身大汗、体温骤降、随即顿感轻松舒适，但有疲劳感，常安然入睡，此期持续2～3小时。总之，其典型证候是寒热交作之后大汗出。本篇所述"但热不寒"之瘅疟、"身无寒但热"之温疟及"多寒"之牝疟等，都属于不典型发作的表现。若多次发作之后，病人出现脾大或肝脾肿大，此即第2条所谓"结为癥瘕，名曰疟母"。仲景此篇采取了详于特殊、略于一般的写作手法。

本篇共有5条原文：第1条论述了疟病的脉象、病机及治则；第3～5条论述瘅疟、温疟、牝疟之证治；第2条为疟病日久不愈形成疟母的治疗。后有附方3首。

【原文】师曰：疟脉自弦，弦数者多热，弦迟者多寒。弦小紧[1]者下之瘥，弦迟[2]者可温之，弦紧[2]者可发汗、针灸也，浮大者可吐之，弦数者风发也[3]，以饮食消息[4]止之（按：《外台秘要》卷第五疟病一十五门最后两句作"弦数者风疾也，以饮食消息之"）。（1）

【注释】

[1] 小紧：指脉形细小，兼见紧急有力的脉象。"小"和"大"是相对而言，浮大为阳，主病在表、在上；小紧为阴，主病在里、在下。

[2] 弦迟，弦紧："迟""紧"是相对而言，迟主里寒，紧主表寒。

[3] 弦数者风发也：弦数者多热，热极生风之意。

[4] 消息：犹调理也。

【提要】本条论疟病的脉象、病机及治则。

【简释】条文首先指出疟病的主脉，随即根据不同的脉象，论述治疗的原则。疟病多见弦脉，故曰"疟脉自弦"。尤在泾："疟者少阳之邪，弦者少阳之脉，有是邪，则有是脉也。"基于病人体质及病情的不同，疟病之证有偏热和偏寒之别，故曰"弦数者多热，弦迟者多寒"。脉弦小而紧者，其病在里，可用下法；脉弦而迟者，证偏于里寒，可用温法；脉弦紧者，证属表寒，可用汗法或针灸疗法；脉浮大者，病在上，可用吐法；脉弦数者多由于热，热极必耗损胃中津液，此时可选用适合病情的甘寒饮食来调养，以辅助药物治疗。

【按】张璐说："余治久疟坏证，每令续进稠饮，继与稀糜，使胃气输运，可行药力，然后施治，如此挽回者，未遑枚举。"（《张氏医通》卷三《疟》）由此可知原文提出"饮食"疗法的重要意义。

据王氏等报道，运用针灸治疗疟疾的治愈率在70%～90%之间。常以大椎、陶道作为主穴，内关、间使、合谷、后溪作为配穴，亦有用内关、间使、章门、列缺、复溜、太溪等作为配穴者。关于针刺时间，均认为疟疾发作前1～2小时为最佳施针时间。[王之敏. 中医杂志，1956（9）：472]

【原文】病疟以月一日发，当以十五日愈[1]，设不瘥，当月尽解[2]；如其（按：《外台秘要》卷第五"其"作"期"字，似是）不瘥，当云何？师曰：此结为癥瘕[3]，名曰疟母[4]，急治之[5]，宜鳖甲煎丸。（2）

鳖甲煎丸方：鳖甲十二分[6]（炙），乌扇[7]三分（烧），黄芩三分，柴胡六分，鼠妇三分（熬），干姜三分，大黄三分，芍药五分，桂枝三分，葶苈一分（熬），石韦三分（去毛），厚朴三分，牡丹五分（去心），瞿麦二分，紫葳[8]三分，半夏一分，人参一分，䗪虫五分（熬），阿胶三分（炙），蜂窠四分（炙），赤硝十二分，蜣蜋六分（熬），桃仁二分。上二十三味，为末，取煅灶下灰[9]一斗，清酒一斛五斗，浸灰，候酒尽一半（按：《备急千金要方》"浸灰，候酒尽一半"作"以酒渍灰，去灰取酒"），着鳖甲于中，煮令泛烂如胶漆[10]，绞取汁，内诸药，煎为丸，如梧子大，空心服七丸，日三服。《千金方》用鳖甲十二片，又有海藻三片，大戟一分、䗪虫五分、无鼠妇、赤消二味以鳖甲煎和诸药为丸。

【注释】

[1] 病疟以月一日发，当以十五日愈：以，介词，引进时间、处所等，相当于"于""在"。下同。吴瑭曰："盖人身之气血与天地相应，故疟邪之着于人身也，其盈缩进退，亦必与天地相应。如月一日发者，发于黑昼月廓空时，气之虚也，当俟十五日愈。五者，生数之终；十者，成数之极；生成之盈数相会，五日一元，十五日三元一周；一气来复，白昼月廓满之时，天气实而人气复，邪气退而病当愈。"（《温病条辨·下焦篇·湿温》）

[2] 设不瘥，当月尽解：吴瑭曰："设不瘥，必俟天气再转，当于月尽解。"月尽，即月终。

[3] 癥瘕：(zhēng jiǎ 争假)，指疟病日久不愈，顽痰夹瘀，结于胁下、腹中之硬块。《诸病源候论》卷十九云："癥瘕者，皆由寒温不调，饮食不化，与脏气相持结所生，其病不动者，直名为癥；若病虽有结瘕而可推移者，名为癥瘕，瘕者，假也，谓虚假可动也。"

[4] 疟母：久疟形成的脾脏肿大，或肝亦大。

[5] 急治之：吴瑭曰："日久根深，牢不可破，故宜急治也。"

[6] 鳖甲十二分：秦汉制重量单位是黍、铢、两、斤。尚无以"分"计量。丹波元简曰："此方鳖甲，《备急千金要方》注作三两，而煅灶下灰与清酒俱有定量，则他药以分称者，盖后人所妄改。其三分者，宜作十八铢；六分，宜作一两十二铢；五分，宜作一两六铢；一分，宜作六铢；二分，宜作十二铢；四分，宜作一两，始合古义。"

[7] 乌扇：即射干。《神农本草经》："射干，疗老血在心脾间。一名乌扇。"李时珍："射干可以治疟母。"

[8] 紫葳：邹澍曰："凌霄花也。"

[9] 煅灶下灰：煅灶，煅铁灶。《神农本草经》："煅灶灰，主癥瘕坚积，去邪恶气。"邹澍《本经疏证》卷十引陶隐居云："煅铁灶中灰亦兼得铁气，疗暴癥大有功。"又曰："铁灶畜火，古人用木炭，木炭之灰，今人谓之炉灰。"

[10] 胶漆：指药物熬至黏稠的状态。

【提要】 本条论疟母形成的原因与治疗方法。

【简释】 疟病邪甚者，每日发作一次，经过一定时日，正胜邪却，可暂时缓解；但疟邪未除，日久不愈，反复发作，正气渐衰，疟邪假血依痰，结成积块，居于胁下，即为疟母。疟母不消，则影响气血运行，故宜急治，可用鳖甲煎丸。方中重用鳖甲，取其软坚散结的作用；配大黄、桃仁、䗪虫、蜣螂等药，活血破瘀；以人参、阿胶、桂枝、芍药等药调和营卫，补助正气。本丸具有攻补兼施、扶正祛邪的作用，为治疗疟母的主方。吴瑭："此辛苦通降，咸走络法。鳖甲煎丸者，君鳖甲而以煎成丸也，与他丸法迥异，故曰煎丸。方以鳖甲为君者，以鳖甲守神入里，专入肝经血分，能消癥瘕，领带四虫，深入脏络，飞者升，走者降，飞者兼走络中气分，走者纯走络中血分。助以桃仁、丹皮、紫葳之破满行血，副以葶苈、石韦、瞿麦之行气渗湿，臣以小柴胡、桂枝二汤，总去三阳经未结之邪；大承气急驱入腑已结之渣滓；佐以人参、干姜、阿胶，护养鼓荡气血之正，俾邪无容留之地，而深入脏络之病根拔矣。按小柴胡汤中有甘草，大承气汤中有枳实，仲景之所以去甘草，畏其太缓，凡走络药不须守法；去枳实，畏其太急而直走肠胃，亦非络药所宜也。"(《温病条辨·下焦篇·湿温》)

【按】 此条所述"疟母"与西医学之疟疾久病不愈所致"脾脏肿大"（癥瘕）相类。

有的学者把本条中"急治之"之"急"训作"先"解，认为以疟病发展至疟母形成，疟母不消，则疟病之寒热就不可能痊愈，因此，急治之当释为先治之 [吴凤全. 山西中医. 1990（6）：43-44]。此说确有道理，否则，不治疟母而治寒热，则徒劳而无功。

【原文】师曰：阴气孤绝，阳气独发，则热而少气烦冤，手足热而欲呕，名曰瘅疟[1]。若但热不寒者（按：《素问·疟论篇》"阴气孤绝……若但热不寒者"作"其但热而不寒者，阴气先绝，阳气独发，则少气烦冤，手足热而欲呕，名曰瘅疟"），邪气内藏于心[2]，外舍分肉之间，令人消（按：《金匮要略广注》作"销"）铄脱肉[3]。（3）

【注释】

[1] 瘅（dàn 旦）疟：即热疟。《素问·奇病论篇》王注："瘅，谓热也。"

[2] 心：泛指"内"，相对于"外"而言。

[3] 消铄（shuò 朔）脱肉：邪热炽于内外，犹熔化金属。消，一作"销"，二者同义叠韵。《说文解字·金部》云"铄，销金也""销，铄金也"。

【提要】本条论瘅疟的病机和症状。

【简释】阴气孤绝，阳气独发，是言阴津先亏竭，阳气独亢盛。阳胜则热，故发病后表现为但热而不寒；热盛伤气，故少气而烦闷难耐；四肢为诸阳之末，阳盛则手足热；热伤胃阴，胃气上逆，故欲作呕吐。"邪气内藏于心，外舍分肉之间"二句，是说明内外热盛，耗伤阴液，犹如以火熔化金属。

【按】条文所述瘅疟病势凶险，这与西医学所述疟疾之恶性疟（持续性高热神昏等）颇类似，应互参。

【原文】温疟者，其脉如平，身无寒但热，骨节疼烦，时呕，白虎加桂枝汤主之。（4）

白虎加桂枝汤方：知母六两，甘草二两（炙），石膏一斤，粳米二合（按：《伤寒论》第176条白虎汤方作"六合"），桂枝（去皮）三两。上锉，每五钱，水一盏半，煎至八分，去滓，温服，汗出愈（按："上锉……汗出愈"于《备急千金要方》卷十温疟篇作"上四味，叹咀，以水一斗二升，煮米烂，去滓，加桂心三两，煎取三升，分三服，覆令汗"；《外台秘要》卷第五引文略同。《备急千金要方》《外台秘要》所载煎服法才符合汉代用法）。

【提要】本条论温疟的证治。

【简释】温疟为疟病的一种，具有疟发有时的特点。缓解时脉象如常人，发作时以发热为主，伴有骨节疼烦、恶心或呕吐，脉必弦数（首条曰："弦数者多热"）。治用白虎汤清热，加桂枝者，假其辛味达邪于外。

【按】上条"瘅疟"与本条"温疟"鉴别：温疟热多寒少，瘅疟但热不寒，皆为热盛的表现，可看作一类，但瘅疟病重，为持续性高热之"恶性疟"；温疟较轻，仍具有不典型的发作有时的特点（先寒后热，汗出热退），均为疟病的特殊类型。温疟与瘅疟皆以白虎汤为主方清邪热，温疟加桂枝以透邪，瘅疟加人参以护正。

【原文】疟多寒者[1]，名曰牝疟（按：《金匮要略论注》《金匮要略心典》"牝疟"并作"牡疟"）[2]，蜀漆散主之。(5)

蜀漆散方：蜀漆[3]（洗去腥），云母[4]（烧二日夜），龙骨等份。上三味，杵为散，未发前[5]（按：《备急千金要方》作"先未发一炊顷"；《外台秘要》作"先未发前一炊"），以浆水服半钱（按：张注本、徐注本及《金匮玉函经二注》"钱"下并有"匕"字）。温疟加蜀漆半分[6]，临发时服一钱匕。

【注释】

[1] 疟多寒者：喻昌曰："疟多寒者，寒多于热，如三七、二八之分，非纯寒无热也。"

[2] 牝（pìn 聘）疟：李彣曰："凡人身以热为阳，寒为阴；物以阳为牡，阴为牝。此因寒多阴胜，故名牝疟。"

[3] 蜀漆：李彣曰："蜀漆乃常山之苗，功能治疟，不用根而用苗者，取其性多升发，能透阳气于上之义也。"

[4] 云母：甘，温。云母与阳起石均为硅酸盐类矿物，基原相同，据《神农本草经》《名医别录》及历代本草记载，两药功效亦有相似之处。《长沙药解》："云母，利水泻湿，消痰除疟。《金匮》蜀漆散用之治牝疟多寒，以其泻湿而行痰也。"

[5] 未发前：在疟发之前约2小时服药。关于截疟在"未发前"用药，《素问·疟论篇》早有论述："凡治疟，先发如食顷，乃可以治，过之则失时也。"陆渊雷曰："此方用以截疟……惟截疟须于疟发三次以后行之，截之若早，常有后遗病。又须于疟发前一小时乃至二小时服药，服早仅不效而已，服迟则疟发更增躁扰，此皆经验之事实。"

[6] 温疟加蜀漆半分：此非治温疟的方剂。张璐说："方后有云'湿疟，加蜀漆半分'。而坊本误作温疟，大谬！"由此可见，"温疟"应为"湿疟"。

【提要】本条论牝疟的证治。

【简释】牝疟病人素体阳虚，起病后阳气不能外达肌表，所以出现寒多热少的症状。治用蜀漆散。方中蜀漆为常山的嫩枝叶，功用与常山相同，而治疟效力强；云母泄湿行痰；阳虚之体，恐蜀漆发越太过，故配以龙骨潜阳安神。

【按】据文献记载，疟病的治疗，应注重专方专药，本条所述蜀漆散，即专方之一。我国药学家屠呦呦研制的治疟良药青蒿素在2015年荣获诺贝尔生理学或医学奖，就是受到了《肘后备急方》所记载的"青蒿一握，以水二升渍，绞取汁，尽服之"的启发。

此外，还应注重治疟药的服药时间，本条方后注明确指出蜀漆散是"未发前"服药，这是很有实践意义的。此种服法，《素问·疟论篇》中早有论述，历代医家均有经验。如赵献可在《医贯》中说："凡疟……正发之际，慎勿施治，治亦无效。必待阴阳并极而退，过此邪留所客之地，然后治之，且当未发二三时前，迎而夺之可也。"现代研究结果表明，用常山治疗疟疾于发作前 2～4 小时分两次服的治愈率为 80%，其他时间服药的效果则大为降低 [上海中医药杂志,1958（7）：14]。

附《外台秘要》方

牡蛎汤：治牝疟。

牡蛎四两（熬），麻黄四两（去节），甘草二两，蜀漆三两（按：《外台秘要》"三两"下有"若无，用常山代之"七字）。上四味（按：《备急千金要方》"味"下有"先洗蜀漆三过去腥"八字；《外台秘要》有"切，以水洗蜀漆三遍去腥"十字），以水八升，先煮蜀漆、麻黄，去上沫，得六升，内诸药，煮取二升，温服一升。若吐，则勿更服。

【简释】尤在泾："此系宋·孙奇等所附，盖亦蜀漆散之意，而外攻之力较猛矣。赵氏云：牡蛎软坚消结，麻黄非独散寒，且可发越阳气，使通于外，结散阳通，其病自愈。"（《金匮要略心典》）

柴胡去半夏加栝楼根汤（按：此方即《伤寒论》第 96 条小柴胡汤方后加减法之一，"若渴，去半夏，加人参合前成四两半，栝楼根四两"，唯人参、生姜用量不同）：治疟病发渴者，亦治劳疟。

柴胡八两，人参、黄芩、甘草各三两，栝楼根四两，生姜二两，大枣十二枚。上七味，以水一斗二升，煮取六升，去滓，再煎，取三升，温服一升，日二（按：《备急千金要方》《外台秘要》并作"日三"）服。

【简释】徐彬："《伤寒论》寒热往来为少阳，邪在半表里故也。疟邪亦在半表里，故入而与阴争则寒，出而与阳争则热，此少阳之象也。是谓少阳而兼他经之证则有之，谓他经而全不涉少阳则不成其为疟矣。所以小柴胡亦为治疟主方。渴易半夏加栝楼根，亦治少阳成法也。攻补兼施，故亦主劳疟。"（《金匮要略论注》）

柴胡桂姜汤（按：《伤寒论》第 147 条作"柴胡桂枝干姜汤"，方药、剂量及煎服法相同，唯牡蛎二两）：治疟寒多微有热，或但寒不热。

柴胡半斤，桂枝三两（去皮），干姜二两，栝楼根四两，黄芩三两，牡蛎三两（熬），甘草二两（炙）。上七味，以水一斗二升，煮取六升，去滓，再煎取三升，温服一升，日三服。初服微烦，复服，汗出便愈。

【简释】尤在泾："赵氏（明代赵以德）曰：此与牝疟相类而实非，牝疟邪客心下，此风寒湿痹于肌表。肌表既痹，阳气不得于外，遂郁伏于荣血之中。阳气化热，血滞成瘀，着于其处，遇卫气行阳二十五度及之，则病作。其邪之入营者，既无外出之势，而营之素痹者，亦不出而与阳争，故少热或无热也。是用柴胡为君，发其郁伏之阳；黄芩为佐，清其半里之热；桂枝、干姜所以通肌表之痹；栝楼根、牡蛎除留热，消瘀血；甘草和诸药，调阴阳也。得汗则痹邪散，血热行，而病愈矣。"（《金匮要略心典》）

小　结

本篇论述了疟病的脉证并治。首条论疟病脉象、病机及治则。而后论其证治，指出：温疟用白虎加桂枝汤；牝疟用蜀漆散；瘅疟未出方，后世认为可用白虎加人参汤；疟病日久不愈，正虚邪结，形成疟母者，用鳖甲煎丸治疗。

本篇只有 5 条，要全面了解疟病证治，应结合《内经》及西医学有关论述学习。疟病与其他病一样，必须辨证论治。但仅仅辨证论治还不够，尚须探索专方专药，如蜀漆、常山、青蒿（我国用青蒿研制的青蒿琥酯、蒿甲醚抗疟疗效较好）、柴胡等。

中风历节病脉证并治第五

本篇论述中风、历节两种病的脉证与治疗。古代医家对风病是从广义的角度认识的，即因外感风邪而发病的称为风病，而凡属病起急骤，又见症多端，与自然界中"风性善行而数变"等特征相似的，亦认为属于风病。本篇所述中风，多先见卒倒，然后表现半身不遂、口眼㖞斜、舌强语謇等中经络症状，严重的则突然昏仆、不省人事，清醒后遗留偏枯、舌强等中脏腑表现。需要明确，本篇是以体虚外风入中立论，理论源于《内经》。《灵枢·刺节真邪》篇说："虚邪客于身半……发为偏枯。"这种"内虚邪中"之说与金元时期以"内风"立论有所不同。

历节病以"诸肢节疼痛"为主症。由于其关节疼痛剧烈时犹如虎咬，故又名"白虎历节"。以外感风、寒、湿邪为致病之外因，正气亏虚为发病之内因。

本篇共 10 条原文，其中第 1、2 条论中风脉症及病机，第 3 条论瘾疹，随后有 4 首方子，均切合实用；第 4~10 条论历节病证治。最后有 6 首附方。

本篇所述中风病与西医学所述脑梗死、脑出血及特发性面神经麻痹、荨麻疹颇类似。历节病与类风湿关节炎相类似。

【原文】夫风之为病，当（按：赵刊本作"常"字）半身不遂[1]，或但臂不遂[2]者，此为痹[3]，脉微而数，中风使然。（1）

【注释】

[1] 当半身不遂：当，副词，必定；遂，顺从、如意。

[2] 或但臂不遂：或，代词，译作"有的"；但，范围副词，只、仅仅。

[3] 痹：乃指病机，即经脉闭塞不通之义。此条非指"风寒湿三气杂至，合而为痹"之"痹证"。

【提要】本条论中风病的主症及病机。

【简释】中风病的主症特点是突然发生左侧或右侧半身不能随意活动，病变较轻者，仅仅出现一臂不能随意活动。"此为痹"一句概括了中风病的病机，即由于正气亏虚，经脉瘀闭，气血不通，肢体失养而为病。"脉微而数"既是言脉象，又是以脉概理，吴谦说："微者，正气虚也；数者，邪气胜也。"若见到上述脉证则为中风病，故末句总结说"中风使然"。

【按】1993 年，笔者曾在《国医论坛》第 3 期发表过一篇争鸣论文，题为"《金匮要略》'但臂不遂'属中风辨"。该文谈了三点：一是古今注家对"但臂不遂"的几种认识；二是临床实践对"但臂不遂"的验证；三是西医学对"但臂不遂"的解释。结论："但臂不遂"属于中风轻证不典型的临床表现，而不属于痹证（痹证的病因为"风寒湿三气杂至，合而为痹"，主症为肢节疼痛）。但时至今日，部分书籍对本条的"释义"仍承袭"但臂不遂"是痹证的解释。

十几年来，笔者在学术探讨、教学活动及临床实践中，越来越坚定了"但臂不遂"属中风之信念。但如何让持不同见解的同仁相信我的观点呢？带着这个问题，请教了笔者当年跟随学习《医古文》的恩师刘振永教授。文为基础医为楼，文理不通则医理难明。刘教授对本条原文中文言虚词的"注释"及对原文的"语译"，从文理上质朴地诠释了原文的真正含义，清晰地阐明了"但臂不遂"是中风的一种临床表现。可以清楚地看出，原文句首的"风之为病"和句末的"中风使然"，标明的是病因；"半身不遂"和"但臂不遂"，指明的是轻重不同的两种症状。而这两种症状，在"当……者"这一固定的句式之中，由于"或"字的运用，都具有了非此即彼的选择性，即无论是"半身不遂"还是"但臂不遂"，都是气血瘀闭，经脉不通的结果。"此为痹"的"此"是复指"半身不遂"和"但臂不遂"两种症状，绝不能理解为单指"但臂不遂"。

通过分析可以肯定地说：本条所述"但臂不遂"是中风轻证的证候，而不是风、寒、湿三气杂至之"痹证"的表现。

【原文】寸口脉浮而紧，紧则为寒，浮则为虚；寒虚相搏（按：吉野本、享和本"相搏"并作"相抟"），邪在皮肤[1]；浮者血虚，络脉空虚，贼邪不泄[2]，或左或右；邪气反缓，正气即急[3]，正气引邪，㖞僻不遂[4]。

邪在于络，肌肤不仁[5]；邪在于经，即重不胜[6]；邪入于腑，即不识人；邪入于脏，舌即难言，口吐涎。（2）

【注释】

[1] 邪在皮肤：是说受邪病位浅表。即第一篇所谓"为外皮肤所中也"之候。

[2] 贼邪不泄：贼邪，谓贼风、邪气；不泄，谓邪气留于皮肤，不能外泄。

[3] 邪气反缓，正气即急：意为受邪的一侧经脉肌肉松弛，无病的一侧经脉肌肉相对紧张。

[4] 㖞僻（wāi pì 歪辟）不遂：㖞僻，即口角偏斜。此谓口㖞不能随意运动。

[5] 肌肤不仁：搔抓肌肤而无感觉。

[6] 即重不胜：谓肢体重着少力，不易举动，较不遂为轻。

【提要】本条论中风口㖞的发病机制和"类中风"邪入经络、脏腑的不同症状。

【简释】本条首段论述中风口㖞的脉象、病位、病因、病机。其脉象为"寸口脉浮而紧"，下文"紧则为寒，浮则为虚"属以脉求因。"寒虚相搏，邪在皮肤"说明正邪相搏，病位在肌表。"浮者血虚，络脉空虚"为中风之内因；"贼邪不泄，或左或右"，是指邪气随其空虚之处而留着，为其外因。受邪之处，气血不能畅行，故筋脉不用而弛缓；无受邪之处，气血尚能畅行，故反见拘急，缓者（患侧）被急者（健侧）牵引，故表现为"㖞僻不遂"。若口向左歪，则右侧面部受邪，反之亦然。

本条次段论述中风之病邪在络、在经、入腑、入脏的不同症状。中风的主要病机为经脉痹阻，在第1条中已经论述。若病变较轻，只是络脉受病，则营气不能运行于肌表，以致肌肤不仁；若病变较重，主要经脉阻滞，气血不能运行，则致肢体重滞少力、不易举动；若病邪深入脏腑，则表现为"邪入于腑，即不识人；邪入于脏，舌即难言，口吐涎"等。一般而言，邪入于脏比邪入于腑病情要重，而本条所述邪入于腑者神识昏迷，邪入于脏者舌强语謇而难言，却不昏迷，此何故？殊不知条文所述邪入于腑之神昏等证候为中风急性期的表现，邪入于脏为中风后遗症的表现，即中风昏迷经过救治而神识清醒后，故表现为"舌即难言，口吐涎"及半身不遂等症状。原文中"腑"与"脏"，应视为互辞，即邪入脏腑之义。

【按】本条首段论述的为后世所谓之"真中风"，俗称"面瘫"，亦即西医学之"特发性面神经麻痹"，亦称"面神经炎"，为周围神经病变。其症状以口㖞为主，同时伴有患侧额纹消失，不能抬眉，眼闭不全、流泪，鼻唇沟变浅，齿颊内食物存留，等等。但绝无肢体障碍及舌强等病变。次段论述的为后世所谓之"类中风"，是西医学之脑卒中。"邪在于络，肌肤不仁"，后世认为是中风先兆的常见症状；"邪在于经，即重不胜"，或为中风先兆，或为脑梗死之轻症；邪入脏腑则为脑出血的临床表现。

在仲景时期，尚无真中风与类中风之分，总以正气内虚，外邪入中立论。而该条原文内容，是以临床实践为依据，具体论述了真中风（特发性面神经麻痹）与类中风（脑卒中）的不同证候特点，故笔者做了如上解读。

【原文】侯氏黑散：治大风四肢烦重，心中恶寒不足者。《外台》治风癫。

菊花四十分，白术十分，细辛三分，茯苓三分，牡蛎三分，桔梗八分，防风十分，人参三分，矾石三分（按：此下疑脱"烧"字），黄芩五分，当归三分，干姜三分，芎䓖三分，桂枝三分。上十四味，杵为散，酒服方寸匕，日一服（按：《外台秘要》作"日三服"），初服二十日，温酒调服，禁一切鱼肉大蒜。常宜冷食，六十日止，即药积在腹中不下也，热食即下矣，冷食自能助药力。

【简释】尤在泾："此方亦孙奇等所附，而去风除热、补虚下痰之法具备，以为

中风之病，莫不由是数者所致云尔，学者得其意，毋泥其迹可也。"（《金匮要略心典》）

【按】对于本方及第3条后所述风引汤、防己地黄汤、头风摩散是否为仲景方，注家考证说法不一。笔者认为，是不是仲景方无关紧要，关键是临床有效。

【原文】寸口脉迟而缓，迟则为寒，缓则为虚，营缓则为亡血[1]，卫缓则为中风。邪气中经[2]，则身痒而瘾疹[3]；心气不足，邪气入中，则胸满而短气。（3）

【注释】

[1] 亡血：在此作营血虚理解。

[2] 邪气中经：指外感邪气侵入体表经脉，为真中风。此与上条"邪在于经，即重不胜"之类中风不同。

[3] 瘾（yǐn 隐）疹：为略高于皮肤之风团，伴剧痒。古人又称之为"风疹块"或"瘾癗"。《广韵·十九隐》："瘾胗，皮小起也。"

【提要】本条论瘾疹的病机及症状。

【简释】条文以脉概理，说明营血不足，邪气中经是"身痒而瘾疹"的病机。瘾疹即风疹一类疾患，症状特点为皮肤突然出疹而作痒。若邪气由体表"入中"于里，则病情严重，往往伴发胸闷而感觉呼吸不畅。"心气"泛指正气。"心气不足，邪气入中"是指正气不足，邪气影响心肺，故胸满而短气。由于"瘾疹"来去无定的发病特点类似中风，故在此论及。

【按】瘾疹，类似西医学之"荨麻疹"，是常见的过敏性疾病。症见：皮肤出现大小不一的风团，小如麻疹，大如豆瓣，成块、成片如地图，略高出皮肤。其病常突然发作，起伏不定，因与风病性质相似，故附述于此。

【原文】风引汤：除热瘫痫[1]。

大黄、干姜、龙骨各四两，桂枝三两，甘草、牡蛎各二两，寒水石、滑石、赤石脂、白石脂、紫石英、石膏各六两。上十二味，杵，粗筛，以韦囊[2]盛之，取三指撮[3]，井花水三升，煮三沸，温服一升。治大人风引，少小惊痫瘛疭，日数十发，医所不疗，除热方。巢氏云：脚气宜风引汤。

【注释】

[1] 除热瘫痫：丹波元简："刘氏《幼幼新书》作'除热去瘫痫'。楼氏《纲目》作'除热癫痫'。其改瘫作癫，于理为得矣。"（《金匮玉函要略辑义》）

[2] 韦囊：皮袋。《广韵·八微》："韦，柔皮也。"

[3] 三指撮：撮，量词。即以三指取之之量。《说文解字·手部》："撮，四圭也。"圭者，古代容量单位。圭之数，为量甚小，今谓一圭为一升的十万分之一。

【简释】尤在泾："此下热清热之剂，孙奇以为中风多从热起，故特附于此欤？中有姜、桂、石脂、龙、牡者，盖以涩驭泄，以热监寒也。然亦猛剂，用者审之。"（《金匮要略心典》）

【原文】防己地黄汤：治病如狂状，妄行，独语不休，无寒热，其脉浮。

防己一分，桂枝三分，防风三分，甘草一分。上四味，以酒一杯，浸之一宿，绞取汁；生地黄二斤，㕮咀，蒸之如斗米饭久，以铜器盛其汁；更绞地黄汁，和，分再服。

【简释】尤在泾："狂走谵语，身热脉大者，属阳明也。此无寒热，其脉浮者，乃血虚生热，邪并于阳而然。桂枝、防风、防己、甘草，酒浸取汁，用是轻清，归之于阳，以散其邪；用生地黄之甘寒，熟蒸使归于阴，以养血除热。盖药生则散表，熟则补衰，此煎煮法，亦表里法也 （赵氏）。"（《金匮要略心典》）

【按】《备急千金要方》卷十四第四云"治语狂错，眼目霍霍，或言见鬼，精神昏乱，防己地黄汤方。防己二两，生地黄五斤（别切，勿合药渍，疾小轻用二斤），甘草二两，桂心、防风各三两，上五味，㕮咀，以水一升渍之一宿，绞汁，着一面，取其滓，着竹箦上，以地黄着药滓上，于三斗米下蒸之，以铜器承取汁，饭熟，以向前药汁合绞取之，分再服。"

防己地黄汤之方药配伍与煎法很奇特，特别重用生地黄。据临床报道，以防己地黄汤重用地黄法，再适当加味，治疗以阴虚郁热为主的癫、狂、郁证等神志失常病证，可取得良效。

【原文】头风[1]摩散[2]方：大附子一枚（炮），盐等份。上二味为散，沐了[3]，以方寸匕，摩疾上（按：《张氏医通》卷十四作"痛处"），令药力行。

【注释】

[1] 头风：指头痛日久不愈、时发时止，甚至一触即发的病症。由风寒侵入头部经络，或因痰涎风火，郁遏经络，气血壅滞所致。症见头部剧烈掣痛，痛连眉梢、眼睛，甚则目昏不能睁开，头不能抬举，头皮麻木，等等。

[2] 摩散：摩，即用手揉摩的疗法。摩散，即将药散于病处，并用手摩之。本方并载于《备急千金要方》卷十三《头面风》与《外台秘要》卷第十五《头风及头痛方》。

[3] 沐了：指头部洗浴后再用药。

【简释】 陈修园："兹用外摩之法，法捷而无他弊，且躯壳之病，《内经》多用外法，如马膏桑钩及熨法皆是，今人不讲久矣。"（《金匮要略浅注》卷二）张璐："偏头风……遇寒即痛者，属寒伏于脑，用金匮头风摩散。一法，用川乌末，醋调涂痛处。"并说："头风诸药不效，用大附子一只切片，同绿豆一升煮熟，去附子，但服绿豆及汁即愈。"（《张氏医通》卷五《头痛》）

【按】 外摩法的独特疗效应引为重视。头风摩散对寒伏头风较为适宜，用法及佐药可灵活变通。

【原文】 寸口脉沉而弱，沉即主骨，弱即主筋，沉即为肾，弱即为肝。汗出入水中，如水伤心，历节黄汗出，故曰历节。（4）

【提要】 本条论肝肾不足水湿内侵所致历节病。

【简释】 寸口脉沉而弱，为肝肾不足的征象。汗出入水中，寒湿内侵，伤及血脉，故曰"如水伤心"；寒湿浸淫筋骨，流入关节，阻碍气血运行，所伤之关节皆痛，痛甚则使人汗出，故名为历节。

【按】 历节与黄汗有别，历节而出黄汗，无案可凭。"黄"似"疼痛"之误。《诸病源候论》卷二《历节风候》云："历节风之状，短气，白汗出，历节疼痛不可忍。"《圣济总录》卷十《历节风》云："历节风者，由血气衰弱……不得流通关节，诸筋无以滋养，真邪相搏，所历之节悉皆疼痛，故谓历节风也。痛甚则使人短气、汗出。"根据以上记载，则历节主症，乃骨节痛、汗出。由此看来，所述"历节黄汗出"之"黄"应为"疼痛"明矣。

【原文】 跌阳脉[1]浮而滑，滑则谷气实，浮则汗自出。（5）

【注释】

[1] 跌阳脉：为足背上骨间动脉，行经足阳明经的冲阳穴。

【提要】 论阳明热盛，感受外邪所致历节病。

【简释】 根据前后条文分析，本条是借跌阳脉的变化，阐述历节病的又一成因，即内热偏盛之人，如感受外邪而病历节，外邪易从热化，出现热证。本条文气未完，疑有脱简。

【原文】 少阴脉[1]浮而弱，弱则血不足，浮则为风，风血相搏，即疼痛如掣[2]。（6）

【注释】

[1] 少阴脉：为足内踝与跟腱中间之动脉，在足少阴肾经的太溪穴处。

[2] 疼痛如掣（chè 彻）：即牵引性疼痛。

【提要】 本条论血气虚弱，外邪袭入所致历节病。

【简释】 少阴脉弱主血气不足，脉浮主风，血气不足而风邪乘虚侵袭，正邪相搏于肢节，故关节掣痛。本证虽未出示方药，但法当以养血为主，所谓"治风先治血，血行风自灭"，即针对这种病证而言。

【原文】 盛人[1]脉涩小[2]，短气，自汗出，历节痛，不可屈伸，此皆饮酒汗出当风所致。（7）

【注释】

[1] 盛人：指湿盛之体形胖者，而非体质盛壮者。

[2] 脉涩小："涩脉，细而迟，往来难"（《脉经》）；小脉，即细脉。

【提要】 本条论湿盛阳虚，汗出当风所致历节病。

【简释】 体形肥胖之人，并见脉涩小、短气、自汗出等症，为湿盛阳虚的表现。因湿为阴邪，湿盛于内，阳气必衰，脉必搏动少力，故涩小；阳气不足，则短气；阳虚不能固外，则自汗出。因饮酒后汗出，腠理开，风入与湿结合，流注于关节，阻碍气血运行，所以关节疼痛而不可屈伸。本条未指明治疗方法，若脉症合参，法当温经助阳、祛风除湿，方如第二篇治湿病的"三个附子汤"，皆可随证选用。

【按】 综合以上第4~7条不难看出，历节病是由于正气内虚并感受外邪而成。内因有肝肾先虚者，有血气不足者，有阳气虚衰者，但总归为正气内虚而无力抗邪。外因为伤于水湿，或感受风、寒、湿之邪，或风湿招致外邪，正邪相搏于肢节，故致历节病。治疗总以扶正祛邪为大法。此外，素有内热或湿热亦可能是历节病内因之一。

【原文】 诸肢节疼痛，身体尪羸[1]（按：《脉经》卷八第五作"魁羸"），脚肿如脱[2]，头眩短气，温温欲吐[3]，桂枝芍药知母汤主之。（8）

桂枝芍药知母汤方：桂枝四两，芍药三两，甘草二两，麻黄二两，生姜五两，白术五两，知母四两，防风四两，附子二枚（炮）。上九味，以水七升，煮取二升，温服七合，日三服。

【注释】

[1] 尪羸（wāng léi 汪雷）：指肢节畸形而瘦弱。尪，胫、背、胸骨骼弯曲之症；羸，为极度瘦弱。《慧琳音义》卷二十二引《苍颉篇》云："尪，短小偻（lǚ 吕。脊背弯曲）也。"卷二又引《说文解字》云："羸，瘦也，弱也。"

[2] 脚肿如脱：古人把下肢小腿部称为"脚"，脚肿，指下肢关节肿大。下肢肿大的关节与消瘦的身体似乎要脱离一样，故曰"脚肿如脱"。

[3] 温温（yùn 蕴）欲吐：温，通"蕴"；温温，积结。《慧琳音义》卷二引《輶轩使者绝代语释别国方言》云："蕴，积也。"盖胸脘积结，故思一吐为快。

【提要】本条论历节病日久正虚邪痹的证治。

【简释】"诸肢节疼痛"为历节病的主症，其特点为游走性、多发性、对称性小关节痛，且伴晨间关节僵硬、活动后减轻。病程日久，正虚邪痹，则表现"身体尪羸，脚肿如脱"，即肢节畸形、肿大、屈伸不利、跛行、身体瘦弱，等等。此外，阳气不足则短气，清阳不升则头眩，湿浊中阻则欲吐。治用桂枝芍药知母汤，以桂枝、麻黄、防风通阳祛风于表，芍药、知母清热和阴于里，生姜、甘草和胃调中，桂枝、麻黄配白术能除表里之湿，合附子温经以复阳。全方共奏助正达邪之功，对痹证日久者较为适宜。沈明宗说："此久痹而出方也。"（《金匮要略编注》）

【按】对本条方证之病机，历代注家有不同见解。笔者认为，据条文所述，必病程较久，正虚邪痹是其基本病机。所谓正虚，为气血阴阳俱不足；所谓邪痹，为风、寒、湿、热诸邪郁痹。杂合之病，则需杂合之方施治，故制桂枝芍药知母汤主之。需要明确，方中知母，并非只是清热。《神农本草经》谓其"主消渴热中，除邪气，肢体浮肿，下水，补不足，益气"，可见知母具有一药多效的功用。本方剂量，可随具体病情适当增减，以切合病情为宜。

【方歌】

桂枝芍药知母汤，术附麻黄姜草防，

身羸脚肿肢节痛，正虚邪痹此方良。

【原文】味酸则伤筋，筋伤则缓，名曰泄。咸则伤骨，骨伤则痿，名曰枯。枯泄相搏，名曰断泄。营气不通，卫不独行，营卫俱微，三焦无所御[1]，四属断绝[2]，身体羸瘦，独足肿大，黄汗出，胫冷。假令发热，便为历节也。（9）

【注释】

[1] 御：有"用"之义。如《楚辞·涉江》王注："御，用也。"

[2] 四属断绝：四属，指皮、肉、脂、髓。孙世扬曰："林亿注《平脉法》云'四属者，谓皮、肉、脂、髓'。此承上文荣卫三焦而言，若解作四肢，则于病理不合。"断绝，乃联绵词，二字之义相同。此谓皮、肉、脂、髓不相连属。

【提要】本条论过食酸咸，伤及精血、筋骨，而致筋缓骨痿。

【简释】吴谦："此详申上条，互发其义，以明其治也。历节之病，属肝肾虚。

肝肾不足于内，筋骨不荣于外，客邪始得乘之而为是病也。究其所以致虚之由，不止一端也。如饮食之味过伤，日久亦为是病也。味过于酸则伤肝，肝伤则筋伤，筋伤则缓不收持，名曰泄也。味过于咸则伤肾，伤肾则骨伤，骨伤则枯不能立，名曰枯也。枯泄相搏，名曰断绝。断绝者，即荣气不通，卫不独行，荣卫俱虚，三焦失所，四维断绝，身体羸瘦也。若独足肿胫冷，寒胜凝于下也；黄汗自出，湿胜发于中也。假令发热则属风，便为历节也。"(《医宗金鉴》卷十九)

【按】《医宗金鉴》注本，此条之上为第 4 条，下接第 10 条。

【原文】病历节，不可屈伸，疼痛，乌头[1]汤主之。(10)

乌头汤方：治脚气[2]疼痛，不可屈伸（按：丹波元简说："治以下九字后人所添"）。麻黄、芍药、黄芪各三两，甘草三两（炙），川乌五枚（㕮咀[3]，以蜜二升，煎取一升，即出乌头）。上五味，㕮咀四味，以水三升，煮取一升，去滓，内蜜煎中，更煎之，服七合。不知，尽服之。

【注释】

[1] 乌头：周岩曰："仲圣治历节不可屈伸疼痛及逆冷，手足不仁，身疼痛，灸刺诸药不能治，皆用乌头不用附子。乌头与附子同为少阴药，而补益以附子为优，发散以乌头为胜。"

[2] 脚气：古名缓风。《杂病广要》云："晋宋以前名为缓风，古来无脚气名。"张景岳说："脚气之说，古所无也，自晋苏敬始有此名。然其肿痛麻顽，即经之所谓痹也；其纵缓不收，即经之所谓痿也；其甚而上冲，即经之所谓厥逆也。……夫脚气本水湿下壅之病。"并认为"脚气之因有二：一则自外而感；一则自内而致也"(《景岳全书》卷三十二)。由此可知，脚气病因复杂，病症多端，但病始必先起于脚（下肢）为其特点。"久而不瘥，遍及四肢腹背头项也。微时不觉，痼滞乃知。"(《张氏医通》)

[3] 㕮咀：其上脱一"不"字。后第十篇大乌头煎即明曰"不㕮咀"。否则，乌头大毒，"㕮咀"可致中毒。

【提要】本条论历节病寒湿偏盛的证治。

【简释】寒湿侵及关节，气血凝滞，故关节不可屈伸、疼痛，且痛处不移、关节作冷。治以乌头汤。本方中乌头善祛寒湿止痛，为君药；麻黄散寒通阳宣痹，芍药、甘草和血缓急止痛，并为臣药；黄芪益气固表以防止乌头、麻黄辛散太过，蜜解乌头之毒，并为佐药。全方相合，使寒湿之邪随微微汗出而解，邪去而正气不伤。尤在泾："此治寒湿历节之正法也。寒湿之邪，非麻黄、乌头不能去，而病在历节，又非皮毛之邪可一汗而散者。故以黄芪之补，白芍之收，甘草之缓，牵制二物，俾得深入而去留邪。如卫瓘监钟邓入蜀（按：典出《三国志·魏志》及《晋书》。其中涉及三个历史人物，即卫瓘、钟会、邓艾），使其成功而不及于乱，乃制方之要妙也。"(《金匮要略心典》)

【按】《素问·痹论篇》曰："风寒湿三气杂至，合而为痹也。其风气胜者为行痹，寒气胜者为痛痹，湿气胜者为着痹也。"原文强调"病历节，不可屈伸疼痛"，故可称之为"痛痹"。

【方歌】

> 乌头蜜煎乌头汤，麻芪芍草各三两，
> 历节疼痛难屈伸，寒湿侵入宜此方。

【原文】矾石汤：治脚气冲心。

矾石二两。上一味，以浆水一斗五升，煎三五沸，浸脚良。

【简释】尤在泾："脚气之病，湿伤于下，而气冲于上。矾石味酸涩性燥，能却水收湿解毒，毒解湿收，上冲自止。"（《金匮要略心典》）

【按】矾石又名白矾、明矾等，煅后称为枯矾。本品外用解毒杀虫，燥湿止痒。仲景时期无脚气病名（详见前第10条"注释"），则矾石汤自非仲景所制，乃后人所附。

附方

《古今录验》续命汤：治中风痱（fèi 费。"痱"与"废"同义），身体不能自收持，口不能言，冒昧不知痛处，或拘急不得转侧。姚云：与大续命同，兼治妇人产后出血者，及老人小儿。

麻黄、桂枝、当归、人参、石膏、干姜、甘草各三两，芎䓖一两五钱，杏仁四十枚。上九味，以水一斗，煮取四升，温服一升，当小汗。薄覆脊，凭几（jī。小或矮的桌子）坐，汗出则愈；不汗，更服。无所禁，勿当风。并治但伏（凭倚东西坐着）不得卧，咳逆上气，面目浮肿。

【简释】尤在泾："痱者，废也。精神不持，筋骨不用，非特邪气之扰，亦真气之衰也。麻黄、桂枝所以散邪，人参、当归所以养正，石膏合杏仁助散邪之力，甘草合干姜为复气之需，乃攻补兼行之法也。"（《金匮要略心典》）

【按】《灵枢·热病》说："痱之为病也，身无痛者，四肢不收，智乱不甚，其言微知（《备急千金要方》作'言微可知'），可治，甚而不能言，不可治也。"痱又称风痱，风痱与中风偏枯于同中有异：①就发病而言，皆发病猝然，但病因不同。②就临床表现而言，皆肢体废用，但中风为半身不遂，而风痱多四肢不用。古人早有认识，如《医学纲目》指出："痱，废也。痱即偏枯之邪气深者，痱与偏枯是二疾，以其半身无气荣运，名曰偏枯；以其手足废而不收，或名痱。或偏废，或全废，皆曰痱也。"③结合西医学来分析，中风与脑卒中相类，属中枢神经病变；风痱与多发性神经炎相类，属周围神经病变。

《古今录验》续命汤收载于《外台秘要》第十四卷风痱门。据考证，此方系仲景方，为《金匮》所阙遗，故宋代孙奇、林亿等校订时补于篇末。《备急千金要方》在此方基础上去石膏、干姜，加防己、黄芪、芍药、附子、防风、生姜等药，名曰"小续命汤"。读者明确了两方的区别，临床可师其方，灵活加减使用。续命汤治风痱有较好疗效，江氏与其业师陈鼎三先生用《古今录验》续命汤治疗"风痱"多例，大多奏效迅速［江尔逊．中医药学报．1984（4）：38］。此外，临床有不少报道以续命汤或小续命汤治疗"真中风"与"类中风"而取效。这为使用"风药"治疗中风病开拓了思路。

《千金》三黄汤：治中风手足拘急，百节疼痛，烦热心乱，恶寒，经日不欲饮食。

麻黄五分，独活四分，细辛二分，黄芪二分，黄芩三分。上五味，以水六升，煮取二升，分温三服，一服小汗，二服大汗。心热加大黄二分，腹满加枳实一枚，气逆加人参三分，悸加牡蛎三分，渴加栝楼根三分，先有寒加附子一枚。

《近效》术附汤：治风虚，头重眩，苦极，不知食味，暖肌补中，益精气。

白术二两，附子一枚半（炮，去皮），甘草一两（炙）。上三味，锉，每五钱匕，姜五片，枣一枚，水盏半，煎七成，去滓，温服。

【简释】徐彬："此风入荣卫肢节之间，扰乱既久，因而邪袭肾脏，手足拘急，阳不运也；百节疼痛，阴不通也；烦热心乱，热收于心也；恶寒经日不欲饮食，肾家受邪，不能交心关胃也。故以麻黄通阳开痹，而合黄芪以走肌肉，合黄芩以清邪热，独活、细辛，专攻肾邪为主，而心热、腹满、气逆、悸、渴及先有寒各立加法，为邪入内者治法之准绳也。"

又曰："肾气空虚，风邪乘之，漫无出路，风挟肾中浊阴之气，厥逆上攻，致头中眩苦至极，兼以胃气亦虚，不知食味，此非轻扬风剂可愈，故用附子暖其水脏，白术、甘草暖其土脏。水土一暖，犹之冬月井中，水土既暖，阳和之气可以立复，而浊阴之气不驱自下矣。"（《金匮要略论注》）

【按】以上两方，《千金》三黄汤见于《备急千金要方》第八卷偏风门，名仲景三黄汤；《近效》术附汤见于《外台秘要》第十五卷风眩门，原注云：此本仲景《伤寒论》方。

崔氏八味丸：治脚气上入，少腹不仁。

干地黄八两，山茱萸、薯蓣各四两，泽泻、茯苓、牡丹皮各三两，桂枝、附子（炮）各一两。上八味，末之，炼蜜和丸，梧子大。酒下十五丸，日再服。

【简释】尤在泾："肾之脉起于足而入于腹，肾气不治，湿寒之气随经上入，聚于少腹，为之不仁，是非驱湿散寒之剂所可治者，须以肾气丸补肾中之气，以为生阳化湿之用也。"（《金匮要略心典》）

【按】该方即张仲景肾气丸，而崔氏《旧唐书·经籍志》有《崔氏纂要方》十卷录用之。脚气上入，少腹不仁，仅为本方适应证之一，当与虚劳、消渴、水气、妇人杂病各篇结合研究。

《千金》越婢加术汤：治肉极，热则身体津脱，腠理开，汗大泄，厉风气，下焦脚弱。

麻黄六两，石膏半斤，生姜三两，甘草二两，白术四两，大枣十五枚。上六味，以水六升，先煮麻黄，去上沫，内诸药，煮取三升，分温三服。恶风加附子一枚，炮。（按：该方与后《水气病脉证并治》篇越婢加术汤之用药、剂量完全相同，且与越婢汤之煎服法、加味法相同。可知《备急千金要方》中该方录自仲景书。）

【简释】徐彬："此治风极变热之方也。谓风胜则热胜，以致内极热而汗多，将必津脱，津脱而表愈虚，则腠理不能复固，汗泄不已，将必大泄。风入荣为厉，《内经》曰：厉者有荣气热附。今风入荣为热，即是厉风气矣。盖风胜气浮，下焦本虚，至厥阳独行而浊阴不降，无以养阴而阴愈虚，则下焦脚弱，故以麻黄通痹气，石膏清气分之热，姜枣以和营卫，甘草、白术以理脾家之正气。汗多而用麻黄，赖白术之扶正，石膏之养阴以制之，故曰越婢加术汤……汗大泄而加恶风，即须防其亡阳，故加附。"（《金匮要略论注》）

小　结

本篇论述中风历节病脉证并治。条文对中风的主症及病邪在络、在经、入腑、入脏的不同表现做了明确提示，很切合临床。所载侯氏黑散、风引汤、防己地黄汤、头风摩散四方亦为切合实用的方剂。

对于历节病，本篇指出该病是正气内虚又外感风、寒、湿邪所致。第 8 条与第 10 条既论述了历节病的证候特点，又指出了其治疗主方。桂枝芍药知母汤主治历节病日久，正虚邪痹者，乌头汤主治历节病寒湿偏盛者，临床中常用此二方辨证治疗风湿性关节炎、类风湿关节炎及坐骨神经痛等，疗效显著，唯乌头、附子用之要慎重，防止中毒。此外，对于《古今录验》续命汤等 5 首附方，应重视其应用与研究。

血痹虚劳病脉证并治第六

本篇论述血痹、虚劳两种疾病的证治，重点是虚劳。由于两病皆因虚而致病，故合为一篇。

关于血痹的成因，《素问·五脏生成篇》说："卧出而风吹之，血凝于肤者为痹。"《灵枢·九针论》说："邪入阴则为血痹。"《诸病源候论·风病诸候·血痹候》说："血痹者，由体虚邪入于阴经故也。血为阴，邪入于血而痹，故为血痹也。"总之，血痹是因营卫虚弱，腠理不固，外受风邪，痹于肌肤血络所致。血痹与风、寒、湿三气杂至所引起的痹证不同，二者鉴别的要点是：血痹以周身或局部肌肤麻痹，甚则伴有酸痛为特点；痹证则以肢节疼痛为特点。

虚劳病为多种原因引起的慢性衰弱性疾患的总称。其病变过程是"积虚成损，积损成劳"。徐灵胎："古人所谓'虚劳'，皆是纯虚无阳之证，与近日之阴虚火旺，吐血咳嗽者正相反，误治必毙。近日吐血咳嗽之病，乃是血证，有似虚劳，其实非虚劳也。"（《兰台轨范》卷二《虚劳》）由此可知，本篇所述虚劳，主要是讨论五脏气血阴阳虚损的病证。由于虚劳病至中后期，往往是五脏俱虚，而以脾肾虚损为主，且偏于阳气虚，所以在治疗上着重补脾益肾、甘温扶阳，这在临床上有广泛的指导意义。

本篇共18条原文：第1、2条论述血痹证治；第3~7、9~12条论述虚劳病脉症及病机；第8、13~18条论述虚劳病七个具体方证。此外，篇中有天雄散一方，篇末有两首附方。

西医学诊断的多种疾病，凡临证表现为虚弱证候者，均可参考本篇辨证论治。

【原文】问曰：血痹病从何得之？师曰：夫尊荣人[1]，骨弱[2]肌肤盛[3]，重因（按：赵刊本"因"作"困"）疲劳汗出，卧不时动摇[4]（按：《诸病源候论》卷一《血痹候》"摇"下有"肤腠开"三字，当据补），加被微风，遂得之。但以（按：《诸病源候论》作"诊其"二字，为是）脉自微涩[5]，在寸口、关上小紧（按："但以……小紧"诸本句读不一，还有两种：一作"但以脉自微，涩在寸口，关上小紧"；一作"但以脉自微涩在寸口，关上小紧"），宜针引阳气，令脉和紧去则愈。（1）

【注释】

[1] 尊荣人：指好逸恶劳，养尊处优的富贵之人。

[2] 骨弱：肾主骨，为先天之本。此指体质不强健。

[3] 肌肤盛：即肌肤丰盈，体态肥胖。

[4] 卧不时动摇：夜卧辗转反侧。曹颖甫谓"入房汗出，全身动摇"，似直揭其隐。

[5] 微涩：《平脉法》云："寸口脉微而涩，微者卫气不行，涩者荣气不逮。"

【提要】本条论血痹病的成因及轻证的治疗。

【简释】凡养尊处优，好逸恶劳之人，肌肤虽丰盛，实则筋骨柔弱、腠理不固，因而抵抗病邪的能力薄弱，稍微活动即体疲汗出，虽微风亦足以引起疾病。脉微主阳弱，涩主血滞，紧是外受风寒之象。总之，血痹为营卫虚弱，腠理不固，外邪中于肌肤血络。故用针刺法导引阳气，气行则血行，营卫通畅，则外邪随之而解，血痹愈矣。

【原文】血痹阴阳俱微[1]，寸口、关上微，尺中小紧，外证身体不仁[2]，如风痹状[3]，黄芪桂枝五物汤主之。（2）

黄芪桂枝五物汤方：黄芪三两，芍药三两，桂枝三两，生姜六两，大枣十二枚。上五味，以水六升，煮取二升，温服七合，日三服。一方有人参。

【注释】

[1] 阴阳俱微：指营卫不足。《广韵·八微》："微，少也。"引申为"不足"之意。

[2] 身体不仁：《素问·逆调论篇》："荣气虚则不仁。"不仁者，肌肤知觉迟钝，甚则不觉痛痒。

[3] 如风痹状：《灵枢·寿夭刚柔》："病在阳者命曰风，病在阴者命曰痹，阴阳俱病命曰风痹。"《诸病源候论·风病诸候·风痹候》："痹者，风寒湿三气杂至，合而成痹。其状肌肉顽浓或疼痛，由人体虚，腠理开，故受风邪也。"风痹是顽麻疼痛兼有之证，血痹则顽麻而无疼痛。如为血痹重证，亦有酸痛感，但不严重，故曰"如风痹状"。

【提要】本条论血痹病重证的证治。

【简释】血痹阴阳俱微，指营卫不足而皮肤络脉空虚。寸口、关上微为阳气不足之脉，尺中小紧为感受外邪之象。气虚血痹，肌肤失荣，故外证身体不仁，甚则如风痹状，治用黄芪桂枝五物汤。该方即桂枝汤去甘草，倍生姜，加黄芪组成。方中黄芪补助卫气；桂枝、芍药调和营气；生姜、大枣内调脾胃，外调营卫。五物相合，总为扶正祛邪之意。处方大法即《灵枢·邪气脏腑病形》所谓"阴阳形气俱不足，勿取以针，而调以甘药也"。

【按】《医宗金鉴·杂病心法要诀》对本方有深刻理解及发挥应用，指出："黄芪五物汤治因虚召风，中人经络而病半身不遂……此方屡试屡效者，其功力专于补外，所以不用人参补内，甘草补中也。"著名的补阳还五汤即师此方之法。

【原文】夫男子平人[1]，脉大[2]为劳[3]，极虚亦为劳。（3）

【注释】

[1] 平人：此乃《难经·二十一难》所谓"脉病形不病"者，与《素问·平人气象论篇》所述健康无病之"平人"不同。

[2] 脉大：《灵枢·寿夭刚柔》谓"形充而脉坚大者顺也"，是说强健之人，正气充沛，脉大而有神。《素问·脉要精微论篇》曰"大则病进"，《伤寒论》第186条曰"伤寒三日，阳明脉大"，皆谓因邪实之"大"脉，必大而有力。而此条说"脉大为劳"，必大而少力。

[3] 劳：指虚劳病，下同。首篇第13条所谓"五劳、七伤、六极"所致也。

【提要】 本条论虚劳病的两大纲脉。

【简释】 肾为先天之本、主藏精，精的耗损是构成虚劳的主因之一，故本篇条文多标明"男子"。"平人"意味着从形体看来好像无病，实则脏腑气血已经亏损，这从脉象上可以反映出来。例如，"脉大为劳"之大脉，为轻取脉大，重按少力，这种外似有余，内实不足之脉，易给人以假象，阴虚阳浮者多见此脉；"极虚亦为劳"之极虚脉，为轻取、重按皆极其虚弱无力，乃精气内损的典型脉象。脉大与极虚虽形态不同，却都是虚劳脉象，应认真辨别。

【按】 诸家对大脉与极虚脉之病因病机的理解有所不同，师其大意可也。大脉与极虚脉有哪些具体表现呢？此下诸条之脉都可用"大"与"极虚"归类。例如：第4条之脉"浮"，第6条之"浮大"，第8条之"芤迟"，第12条之"弦而大"，皆大脉之类也；第7条之"浮弱而涩"，第9条之"虚弱细微"，第11条之"沉小迟"，皆极虚脉之类也。由于虚劳病之病机复杂，故临床常见复合之脉。

【原文】 男子面色薄[1]者，主渴及亡血，卒喘悸，脉浮者，里虚也。(4)

【注释】

[1] 面色薄：指面白无华。首篇云："色白者，亡血也。"可互参。

【提要】 本条论四诊合参以诊断虚劳病。

【简释】 面白无华，为虚劳血虚之色；气喘心悸，动则加重或突然发作，为虚劳之症；脉浮无力，为虚劳之脉。四诊合参，皆里虚所致也。里虚成因，或因消渴，或因亡血，应从病史求之。

【原文】 男子脉虚沉弦[1]，无寒热，短气里急[2]，小便不利，面色白，时（按：《脉经》卷八第六"时"下叠"时"字）目瞑[3]，兼衄，少腹满，此为劳使之然。(5)

【注释】

[1] 脉虚沉弦：谓脉象虚软而沉取带弦。

[2] 里急：见后第13条"注释"。

[3] 面色白，时目瞑（míng 明。闭眼）：虚劳之人精气不足之面目望诊。《灵枢·决气》："气脱者目不明……血脱者色白，夭然不泽。"

【提要】本条论阴阳两虚的虚劳脉症。

【简释】脉虚沉弦，阴阳俱不足之脉。劳而伤阳，阳气不足，在面则色白，在肺则呼吸短气，在腹则里急，在肾与膀胱则小便不利、少腹满；劳而伤阴，阴精不能滋养肝目则时时目瞑。兼衄者，阴虚阳浮或阳虚不固皆可致络破衄血。凡此脉症，都属于虚劳的范畴，故曰"此为劳使之然"。

【原文】劳之为病（按：《脉经》卷八第六、《诸病源候论》卷三《虚劳候》"劳之"上并有"男子"二字），其脉浮大，手足烦[1]，春夏剧，秋冬瘥[2]，阴寒[3]精自出，酸削[4]不能行。（6）

【注释】

[1] 手足烦：指手足心烦热。

[2] 春夏剧，秋冬瘥（chài）：春夏秋冬，既可理解为一年之四时，又可比喻为一日之四时。一日者，日出为春，日中为夏，日迭（日过午偏西）为秋，日暮为冬。

[3] 阴寒：与以下第8条相参，疑是"阴头寒"之省文。李彣曰："阴寒者，命门火衰也。"

[4] 酸削：即腰腿酸软。《吕氏春秋·观表》高注："削，弱也。"

【提要】本条承上条再论阴阳两虚的虚劳脉症。

【简释】本条的"脉浮大"与前面第3条的"脉大为劳"病机相同，是真阴不足，虚阳外浮的脉象。虚阳外浮，则脉亦随之浮大；阴虚不能敛阳，故手足烦热。为什么这种病的病情减轻或加剧每与时令有关？因为春夏木升火炎，不利于阴，故病情加剧；秋冬金水相生，阴得时令之助，可以敛藏虚阳，故病势减轻。但这仅是相对而言，不可拘泥。阴与阳本是相互为用的，阳虚而阴不内守，故"阴寒精自出"。肾藏精主骨，肾虚则精虚骨弱，故病人腰腿酸软、行动无力。

【原文】男子脉浮弱而涩，为无子，精气清冷—作冷。（7）

【提要】本条论肾虚无子的脉症。

【简释】真阳不足，则脉浮弱少力；精亏血少，则脉艰涩迟滞；阴阳并虚，精气清冷，不能授胎，故无子。此多为先天不足之体质。曹颖甫曰："此证惟羊肉当归汤足为疗治，冬令服二三剂……屡试而效……用生羊肉三斤，当归四两，生附子一枚，生姜四两。"（《金匮发微》）

【按】以上几条，每每脉症并举，以求辨证的准确性。《金匮》言脉，往往两脉或三脉并举，以形容脉象的形态。例如，第1条的脉微涩，是指涩而少力；第5条的脉虚沉弦，是指沉取脉弦而少力；第7条的脉浮弱而涩，是指浮取软弱而沉取涩滞；第6条的脉浮大，是指浮取波幅虽大但按之少力。

【原文】夫失精家[1]，少腹弦急，阴头寒，目眩—作目眶痛，发落，脉极虚芤迟，为清谷、亡血、失精（按：《脉经》卷八第六由"失精家"至"失精"为一条，下"脉得诸芤动微紧"另为一条）。脉得诸芤动微紧[2]，男子失精[3]，女子梦交[4]，桂枝加（按：《金匮方论衍义》《金匮要略心典》等无"加"字）龙骨牡蛎汤主之。（8）

桂枝加龙骨牡蛎汤方：《小品》云：虚弱浮热汗出者，除桂，加白薇、附子各三分，故曰二加龙骨汤。桂枝、芍药、生姜各三两，甘草二两，大枣十二枚，龙骨、牡蛎各三两。上七味，以水七升，煮取三升，分温三服。

【注释】

[1] 失精家：经常梦遗或滑精之人。

[2] 脉得诸芤动微紧：脉象应该表现在芤、动、微、紧几个方面。得，必须、应该。诸，介词，相当于"于""在"。

[3] 男子失精：据下文"女子梦交"，知此"失精"当系梦中失精，后世称为"梦遗"。

[4] 女子梦交：杨志一曰："梦交者即女子之遗精病也，惟女子虽有梦与人交之病，却不肯告之于医生，是以知者甚少耳。"（《妇科经验良方》）

【提要】本条论失精家所致阴阳失调的证治。

【简释】失精家，由于精液耗损太过，阴损及阳，故小腹弦急、外阴部寒冷；精亏血少，阴血不能养目荣发，故目眩、发落。脉极虚谓脉极虚弱无力，芤谓浮大中空无根，迟谓脉象迟缓无神，三者皆是虚脉，不仅见于失精家，亦见于下利清谷或亡血的病人，可用后文天雄散治疗。

脉得诸芤动微紧，症见男子梦遗或女子梦中性交，此为阴阳失调，心肾不交，精关不固的表现，以桂枝加龙骨牡蛎汤主之。桂枝汤能外调营卫，内调阴阳；加龙骨、牡蛎者，取其既能潜阳入阴以镇心神，又能收敛固涩以保肾精之意。

【按】依据"异病同治"的法则，现代儿科名医江育仁以桂枝加龙骨牡蛎汤为主治疗小儿迁延性肺炎或慢性肺炎，以及软骨病（佝偻病）、遗尿、汗证、长期低热证等，皆疗效满意。

【方歌】

> 桂枝龙骨牡蛎汤，功能补虚调阴阳，
> 男子失精女梦交，诸病失调选此方。

【原文】天雄散方：天雄三两（炮），白术八两，桂枝六两，龙骨三两。上四味，杵为散，酒服半钱匕，日三服，不知，稍增之。

【提要】本条补述阳虚失精之祖方。

【简释】尤在泾："此疑亦后人所附，为补阳摄阴之用也。"（《金匮要略心典》）

【按】本方缺主治证候，方中天雄为附子或草乌之形长而细者，目前药房已不专备。天雄与附子功用类同，故可以附子代之。临床按照本方用量比例制成蜜丸，治疗男性不育症有一定疗效。

【原文】男子平人，脉虚弱细微者，喜盗汗也。（9）

【提要】本条论凭脉以诊盗汗。

【简释】盗汗多因阴虚。若脉见虚弱细微，为气血阴阳皆虚之象，阳虚不能卫外，营阴不能内守，故其人盗汗。治之可用上条的桂枝加龙骨牡蛎汤，或二加龙骨汤。若为阴虚火旺之盗汗，则应选用后世的当归六黄汤。

【原文】人年五六十[1]，其病脉大者，痹侠背行[2]，苦肠鸣（按：与"痹侠背行"及"马刀侠瘿"似不相类，若移至下节"腹满"下，则文从义顺也），马刀、侠瘿[3]者，皆为劳得之。（10）

【注释】

[1] 人年五六十：《素问·阴阳应象大论篇》曰："年五十，体重，耳目不聪明矣；年六十阴痿，气大衰，九窍不利，下虚上实，涕泣俱出矣。"

[2] 痹侠背行：侠，与"夹"同。即夹背左右两侧麻木感。

[3] 马刀、侠瘿：生于腋下，形如马刀的名为"马刀"；生于颈旁如贯珠的名为"侠瘿"。古人所谓"马刀、侠瘿"是指颈、腋下淋巴结结核，还是癌瘤所致的颈部、腋窝淋巴结肿大，有待研究。

【提要】本条举虚劳病的几种证候。

【简释】人的年龄到了五六十，精气趋向虚衰。其病脉大者，即前第3条所谓"脉大为劳"之义。条文所述"痹侠背行"与"马刀、侠瘿"等，为不同证候，从"皆"字可以理解。

【原文】脉沉小迟，名脱气[1]，其人疾行则喘喝[2]，手足逆寒，腹满，甚则溏泄，食不消化也。（11）

【注释】

[1] 脱气：徐彬说："沉小迟三脉相并，是阳气全亏，故名脱气。"

[2] 喘喝（hè贺）：喝，谓大声喊叫。喘喝有二义：一指气喘而有声，即后世所谓哮喘；二指用尽气力而喘，即张口而喘，短气不足以息之候。后者与上"脱气"文义相贯。

【提要】本条论阳气虚衰的脉症。

【简释】脱气，即阳气虚衰证。脉沉小迟，为阳气大虚之脉；其人疾行喘喝，为阳气大虚之症；阳虚则寒，寒盛于外，四末不温，故手足逆冷；寒盛于中，故腹满，甚则溏泄，食不消化也。

【按】喘证与肺、肾病变密切相关，以肺主出气，而肾主纳气，若肺气不降则喘，肾气不纳亦喘，结合病史，诊断不难。若病不在肺肾，"其人疾行则喘喝"者，何也？心阳虚衰（如西医学所谓"心力衰竭"）亦可致喘，动则尤甚，并见心悸等症。心阳虚衰不能鼓动脉道，则脉沉迟细小而无力。

【原文】脉弦而大，弦则为减，大则为芤，减则为寒，芤则为虚，虚寒相搏，此名为革。妇人则半产、漏下，男子则亡血、失精。（12）

【提要】本条论精血亏虚，阴损及阳的脉象。

【简释】本条弦、大两脉并举以释革脉。弦脉状如弓弦，按之不移，而革脉浮取似弦，按之力减，故曰"弦则为减"；大脉波幅洪大，按之有力，而革脉虽大，但外大中空，类似芤脉，故曰"大则为芤"；弦减大芤，如按鼓皮，则为革脉之象。革脉主女子半产（详见《妇人妊娠病脉证并治》篇）、漏下，男子亡血、失精。精血亡失，阴损及阳，阳虚则寒，故条文曰"虚寒相搏"。曹颖甫说："此条见妇人杂病篇，治妇人半产漏下则有旋覆花汤，而男子亡血失精独无方治，而补阳摄阴之法，要以天雄散为最胜。"（《金匮发微》）

【按】验之临床，芤脉见于急性失血，革脉见于虚劳久病。大失血之后常见寒象，以气随血脱也。

【原文】虚劳里急[1]，悸，衄，腹中痛（按：此三字在"里急"之下，才语义相贯），梦失精，四肢酸疼，手足烦热（按：《备急千金要方》卷十九第八有建中两方，皆云"手足逆冷"），咽干口燥，小建中汤主之。（13）

小建中汤方：桂枝三两（去皮），甘草二两（炙），大枣十二枚，芍药六两，生姜三两，胶饴[2]一升。上六味（按：《备急千金要方》卷十七第二作"上五味，㕮咀"。是，因胶饴不在其内），以水七升，煮取三升，去滓，内胶饴，更上微火消解，温服一升，日三服。呕家不可用建中汤，以甜故也。《千金》疗男女因积冷气滞，或大病后不复常，苦四肢沉重，骨肉酸疼，呼吸少气，行动喘乏，胸满气急，腰背强痛，心中虚悸，咽干唇燥，面体少色，或饮食无味，胁肋腹胀，头重不举，多卧少起，甚者积年，轻者百日，渐致瘦弱，五脏气竭，则难可复常，六脉俱不足，虚寒乏气，少腹拘急，羸瘠百病，名曰黄芪建中汤，又有人参二两。（按："《千金》……人参二两"所述内容似附于下条黄芪建中汤方后为妥。）

【注释】

[1] 里急：腹中拘急空虚感，似胀非胀，似痛非痛。《素问·通评虚实论篇》王注："急，如弦张之急。"《诸病源候论》卷三《虚劳里急候》："劳伤内损，故腹里拘急也。"

[2] 胶饴（yí 移）：即饴糖。《名医别录》："饴糖，味甘，微温，主补虚乏。"陶弘景注云："方家用饴糖，乃云胶饴。"饴糖为米、大麦、小麦、粟或玉蜀黍等粮食经发酵糖化制成的糖类食品，有软、硬之分，软者为黄褐色浓稠液体，黏性很大。邹澍曰："如蜜而稀，色如胶，所谓胶饴者是也。"

【提要】 论虚劳病脾虚营弱的证治。

【简释】 本条所述以里急、腹中痛为主症特点。脾虚不能营养脉络，则脘腹拘急，有空虚感，甚则腹中痛，饥不得食尤易发作。脾虚营弱，心失所养，则心悸；脾不统血可致鼻衄等血证；脾虚及肾，肾关不固，则梦失精；脾虚不能营养肢体，则四肢酸疼、手足烦热；脾虚阴津不能上承，则咽干口燥也。小建中汤为治病求本之方，以桂枝汤为主，辛与甘合，调补脾胃；倍用芍药滋养脾营，缓急止痛；加入甘润之胶饴以建中。全方变解表之方为建中之剂，以补益后天之本为大法。尤在泾："此和阴阳调营卫之法也。夫人生之道，曰阴曰阳，阴阳和平，百疾不生。若阳病不能与阴和，则阴以其寒独行，为里急，为腹中痛，而实非阴之盛也；阴病不能与阳和，则阳以其热独行，为手足烦热，为咽干口燥，而实非阳之炽也。昧者以寒攻热，以热攻寒，寒热内贼，其病益甚。惟以甘酸辛药和合成剂，调之使和，则阳就于阴而寒以温，阴就于阳而热以和，医之所以贵识其大要也。岂徒云寒可治热、热可治寒而已哉？或问：和阴阳，调营卫是矣，而必以建中者何也？曰：中者，脾胃也，营卫生成于水谷，而水谷转输于脾胃，故中气立则营卫流行而不失其和。又，中者，四运（按：指心、肝、肺、肾四脏）之轴而阴阳之机也，故中气立则阴阳相循，如环无端，而不极于偏。是方甘与辛合而生阳，酸得甘助而生阴，阴阳相生，中气自立。是故求阴阳之和者，必求于中气，求中气之立者，必以建中也。"（《金匮要略心典》）

【按】 仲景书中，论小建中汤处有五：此条为其一；《黄疸病脉证并治》篇治"男子黄，小便不利"，为其二；《妇人杂病脉证并治》篇治"妇人腹中痛"，为其三；《伤寒论》第102条治"伤寒，阳脉涩，阴脉弦，法当腹中急痛"，为其四；第105条治"伤寒二三日，心中悸而烦者"，为其五也。五条合参，可知小建中汤以治"腹中痛"为主，而凡由脾虚营弱所致证候，皆可以小建中汤化裁治之。

需要强调的是，脾虚证补之以甘很有临床指导意义。中医学所述脾的生理功能与病理变化，实际上包括小肠。大量的临床观察皆证实，小建中汤、黄芪建中汤等以甘味为主的方子，是治消化性溃疡的良方。

【方歌】

脾虚营弱小建中，虚劳里急腹中痛，

脾气虚衰诸般病，再加黄芪中气充。

【原文】 虚劳里急，诸不足[1]，黄芪建中汤[2]主之。于小建中汤内加黄芪一两半，余依上法。气短胸满者加生姜（按：《备急千金要方》卷十九第八作"呕者倍生姜"）；腹满者去枣，加茯苓一两半；及疗肺虚损不足，补气加半夏[3]三两。（14）

【注释】

[1] 诸不足：指多种虚劳证候，即《灵枢·邪气脏腑病形》所谓"阴阳形气俱不足"者。亦赅上条所述证候。

[2] 黄芪建中汤：汪绮石曰："余尝说建中之义，谓人之一身，心上，肾下，肺右，肝左，惟脾胃独居于中。黄芪之质，中黄表白，白入肺，黄入脾，甘能补中，重能实表。夫劳倦虚劳之症，气血既亏，中外失守，上气不下，左不维右，右不维左，得黄芪益气甘温之品，主宰中州，中央旌帜一建，而五方失位之师，各就其列，此建中之所由名也。"（《理虚元鉴》）

[3] 补气加半夏：《增广和剂局方药性总论》载《药性论》云半夏"能消痰涎，开胃健脾……气虚有痰气，加而用之"。半夏之功，非治脾气虚之本，乃治脾虚生痰之标，此半夏补气之义也。

【提要】 承上条论虚劳病脾气虚衰的证治。

【简释】 虚劳里急，乃因劳伤内损而腹中拘急，甚则腹痛；诸不足，是指阴阳形气俱不足，即上条小建中汤证发展成脾气虚衰者，故于小建中汤内加甘温之黄芪，以健脾补虚、扶助阳气。尤在泾："里急者，里虚脉急，腹中当引痛也。诸不足者，阴阳诸脉并俱不足，而眩、悸、喘、喝、失精、亡血等证，相因而至也。急者缓之必以甘，不足者补之必以温，而充虚塞空，则黄芪尤有专长也。"（《金匮要略心典》）

【按】《本经疏证》谓黄芪："直入中土而行三焦，故能内补中气，则《本经》所谓补虚；《别录》所谓补丈夫虚损、五劳羸瘦，益气也。"《本草求真》谓黄芪："入肺补气，入表实卫，为补气诸药之最，是以有耆之称。……与人参比较，则参气味甘平，阳兼有阴；芪则秉性纯阳，而阴气绝少。"由上述可知，黄芪入脾、肺经，为纯阳之品，善补阳气。对于脾气虚弱，精微乏源，阳无以生，阴无以长，阴阳并虚之"诸不足"者，健中益气，乃尽善尽美之法也。

【原文】 虚劳腰痛，少腹拘急，小便不利者，八味肾气丸主之。（15）

肾气丸方：干地黄八两，薯蓣、山茱萸各四两，泽泻、丹皮、茯苓各三两，桂枝、附子（炮）各一两。上八味，末之[1]，炼蜜和丸，梧子大，酒下十五丸，加至二十五丸，日再服。

【注释】

[1] 末之：使之成末，即把药物研成粉末的意思。末，使动用法，名词作动词。

【提要】 本条论虚劳病肾阴阳两虚的证治。

【简释】 腰者，肾之府，肾虚多表现为腰部酸痛，劳累后加重。肾与膀胱相表里，"膀胱者，州都之官，津液藏焉，气化则能出矣"（《素问·灵兰秘典论篇》）。膀胱的气化，依赖三焦的通调，特别是肾的气化作用，肾虚而气化失常，故少腹拘急、小便不利。方用八味肾气丸，补阴之虚，助阳之弱，渗利水湿，乃补肾之祖方良剂也。

【按】笔者多年来浏览文献，发现古今医家对肾气丸的功效见解不同，有的认为本方"是温补肾阳的代表方"，有的认为本方"是平补肾阴肾阳之方"，有的认为本方"以滋肾阴为主"，有的认为本方是为肾虚"而小水不利者而设"。笔者求索肾气丸制方本义，认为仲景创制肾气丸不但着重于补正，而且兼以祛邪，是一个补肾阴、助肾阳、利水邪的方子。临证中也得到验证。

唐、宋以后，金、元、明、清诸家，在临床中广泛应用肾气丸的同时，匠心化裁，创制了许多补肾的著名方剂，发展了肾气丸的临床应用。

历代医家对《金匮》肾气丸的衍化发展、加减应用大略有五：一是用肾气丸加味，如严用和之加味肾气丸、十补丸等；二是以肾气丸去桂、附之温燥，如钱乙之六味地黄丸；三是以肾气丸去丹皮、泽泻之清利，再酌情加补益药，如朱丹溪之大补阴丸，以及张景岳的左归丸、右归丸、左归饮、右归饮；四是以六味地黄丸为主方再加味，如高鼓峰创制的七味都气丸（六味加五味子）等方；五是对肾气丸、六味地黄丸治疗范围的扩大应用，如薛己、赵献可等。以上的变通应用，都是以肾气丸的补肾大法为宗旨，针对具体病情，或以补肾阴为主，或肾阴、肾阳并补，或以补肾为主并酌情调补其他四脏。

【方歌】

> 肾虚祖方肾气丸，一八二四三三三，
> 桂枝附子各一两，滋阴助阳利小便。

【原文】虚劳诸不足，风气百疾，薯蓣丸主之。(16)

薯蓣丸方：薯蓣三十分，当归、桂枝、曲、干地黄、豆黄卷各十分，甘草二十八分，人参七分，芎䓖、芍药、白术、麦门冬、杏仁各六分，柴胡、桔梗、茯苓各五分，阿胶七分，干姜三分，白蔹二分，防风六分，大枣百枚为膏。上二十一味，末之，炼蜜和丸，如弹子大，空腹酒服一丸，一百丸为剂。

【提要】本条论虚劳病正气不足感受外邪的证治。

【简释】所谓"虚劳诸不足"，概指多种虚损证候，例如：望之面白、神疲、体瘦，闻之喘息、声微，问之心悸、乏力、眩晕、纳呆，切脉虚弱细微或浮大无力，等等。"风气百疾"泛指感受外邪的证候，如恶寒、发热、咳嗽、肢体酸痛等外邪束表的表现，或邪气内犯脏腑的疾患。对此正气不足，邪气留恋，形成正邪相持之势，"正不可独补其虚，亦不可着意去风气"（《金匮要略心典》）。山药味甘气平，

"补虚劳羸瘦，充五脏"（《名医别录》），以"补中"（《神农本草经》）为主，重用之，寓祛邪于补正之中，使邪气去而正气不伤；白术、人参、茯苓、干姜、豆黄卷、大枣、甘草、神曲益气调中；当归、川芎、芍药、干地黄、麦门冬、阿胶养血滋阴；柴胡、桂枝、防风既能外祛风邪，又能内调气血；杏仁、桔梗、白蔹理气开郁。诸药合用以奏扶正祛邪之功。

【按】本条揭示了中医治病的两大原则：一是治疗"虚劳诸不足"而脾胃虚弱者，应以调补脾胃为主，以培植后天之本，使气血生化有源；二是凡正虚邪恋之病情，皆应以扶正祛邪为大法。后世许多补益之方，如四君子汤、四物汤、八珍汤、十全大补汤、人参养荣汤，以及扶正祛邪之方，皆从此方化裁或师此方之法也。

本方之君药薯蓣，即山药。山药既是药物，又是老幼日常喜食的甘平之物。以山药研末，加少许白糖煮成粥，治婴幼儿腹泻有良效。笔者曾治一名约 10 个月大的婴儿，从出生后三四个月始腹泻，阴雨天尤甚，每日七八次。效法上述山药粥治疗，10 天后大便恢复正常。

【原文】虚劳虚烦[1]不得眠[2]，酸枣汤主之。(17)
酸枣汤方：酸枣仁二升（按：明刊本、俞桥本、清初本、吉野本并作"一升"），甘草一两，知母二两，茯苓二两，芎劳二两。深师（按：指《深师方》。深师是南北朝宋齐间人）有生姜二两。上五味，以水八升，煮酸枣仁，得六升，内诸药，煮取三升，分温三服。

【注释】

[1] 虚烦：因虚致烦，心中烦乱，翻来复去，躁扰不安。

[2] 不得眠：后世称之为"失眠"或"不寐"。

【提要】本条论虚劳病心肝血虚失眠的证治。

【简释】肝血不足，血不养心，神魂不安，故不得眠；夜不得眠则心中烦扰，或心悸、眩晕、口干等。方取酸枣仁之甘酸，甘益脾，酸补肝；川芎味辛以调肝气；茯苓、甘草味甘以健脾宁心；知母苦寒以清虚热。全方补肝养血安神。

【按】失眠为常见症状，临床辨证，一要分辨虚实，二要分辨标本。因病痛而致失眠者，治其本病，自然安眠；因失眠而致诸症者，治其失眠，诸症自愈。

【方歌】

酸枣仁汤治失眠，川芎知甘茯苓煎，

酸枣补肝仁益脾，虚劳恢复入睡酣。

【原文】五劳虚极[1]羸瘦，腹满不能饮食，食伤，忧伤，饮伤，房室伤，

饥伤，劳伤，经络营卫气伤[2]，内有干血[3]，肌肤甲错，两目黯黑[4]。缓中补虚，大黄䗪虫丸主之。(18)

大黄䗪虫丸方：大黄十分（蒸），黄芩二两，甘草三两，桃仁一升，杏仁一升，芍药四两，干地黄十两，干漆一两，虻虫一升，水蛭百枚，蛴螬一升，䗪虫半升。上十二味，末之，炼蜜和丸小豆大，酒饮服五丸，日三服。

【注释】

[1] 虚极：精、气、神极度虚衰之象。

[2] 食伤……经络营卫气伤：魏荔彤曰："仲景追溯致伤五脏之由，曰食、曰忧、曰饮、曰房室、曰饥、曰劳、曰经络荣卫。此乃不慎其起居，不制其嗜欲，不调其喜怒，不省其思虑，不节其饮食，不息其劳役，不戒其房帷，驯至劳而伤，伤而虚，虚而仍劳仍伤，遂病矣。"

[3] 干血：指瘀血之日久者，多是因虚致瘀，与《伤寒论》之"蓄血"证不同。

[4] 两目黯（àn 暗）黑：指两目白睛青暗，为瘀血特征之一。《慧琳音义》卷四十八："黯，深黑也。"

【提要】本条论虚劳病内有干血的证治。

【简释】虚极羸瘦，是五劳七伤所致极度虚衰之状。劳伤之人，正气不能推动血液正常运行，从而产生瘀血，瘀血日久者谓"干血"。瘀血内停，血瘀碍气，脾失健运，故腹满不能饮食；瘀血不去，新血不生，体表失其营养，故肌肤甲错；目睛失其荣养，因虚致瘀，故两目暗黑。治宜大黄䗪虫丸。方中用大黄、䗪虫、桃仁、虻虫、水蛭、蛴螬、干漆活血化瘀，芍药、地黄养血补虚，杏仁理气，黄芩清热，甘草和中，诸药炼蜜为丸，总为峻药缓攻、补益阴血之方。尤在泾："此方润以濡其干，虫以动其瘀，通以去其闭，而仍以地黄、芍药、甘草和养其虚，攻血而不专主于血，一如薯蓣丸之去风而不着意于风也。"（《金匮要略心典》）

【按】条文所谓"缓中补虚"的治法比较令人费解，历代注家对其有不同认识。喻昌说："仲景施活人手眼，以润剂润其血之干，以蠕动唼血之物行死血，名之曰缓中补虚，岂非以行血去瘀，为安中补虚上着耶？"（《医门法律》）笔者认为，依据大黄䗪虫丸的方药组成、剂量、剂型及服法可知，本方实为峻药缓攻、补益阴血之剂，即以攻瘀通络为主，以甘润补虚为辅，目的在于渐消瘀血、恢复正气。通过攻补兼施，使中焦脾胃的功能恢复，自然腹满消除，饮食能进，气血生化有源，则内外久瘀证候会逐渐缓解。

本条大黄䗪虫丸证与上条薯蓣丸证皆为正虚邪实、虚实夹杂的证候，均用丸剂缓图。不同点：此为阴血亏虚而瘀血日久；彼为气血诸不足而兼感外邪。故此补虚与通瘀并用，彼补虚与祛风兼施。凡久病痼疾，彼此两方之法应兼学活用，以切合病情为要。

【方歌】

> 干血大黄䗪虫丸，三军协力齐作战，
> 峻药缓攻补阴血，桃杏芩芍地黄甘，
> 干漆蛴螬虻水蛭，顽疾怪病此方堪。

附方

《千金翼》炙甘草汤—云复脉汤：治虚劳不足，汗出而闷，脉结悸，行动如常，不出百日，危急者十一日死。

甘草四两（炙），桂枝、生姜各三两，麦门冬半升，麻仁半升，人参、阿胶各二两，大枣三十枚，生地黄一斤。上九味，以（按：《伤寒论》第177条"以"后有"清"字）酒七升，水八升，先煮八味，取三升，去滓，内胶消尽，温服一升，日三服（按：《伤寒论》第177条"日三服"后有"一名复脉汤"五字）。

【简释】 本条所谓"治虚劳不足"，是首先明确炙甘草汤主治之病的病机为虚证，而病位在心；"汗出而闷，脉结悸"为心病发作之脉症；"行动如常"，是说上述脉症时发时止，时急时缓，缓解期如常人；"不出百日，危急者十一日死"，是对此类病人预后之判断。如上所述，孙思邈扩大了炙甘草汤的应用范围，对因虚所致心律失常，以炙甘草汤治之。本方以炙甘草命名，取其味至甘以补中，《名医别录》谓甘草功能"通经脉，利血气"；方中重用生地黄及麦冬、阿胶、麻仁益阴养血；人参、大枣补气滋血；桂枝振奋心阳，配生姜更能温通血脉；药用清酒煎煮，可增强疏通血脉的作用。总之，本方以阴润性之"静药"为主，温通性之"动药"为助，共同起到滋阴补血、通阳复脉之功效，使心血充盈，脉道畅行，则"脉结代，心动悸"自然消失，故一云复脉汤。

【按】 《千金翼》炙甘草汤，实为仲景方，首载于《伤寒论》第182条，曰："伤寒，脉结代，心动悸，炙甘草汤主之。"喻昌说："此仲景治伤寒脉代结，心动悸，邪少虚多之圣方也。"徐彬说："此虚劳中润燥复脉之神方也。"孙思邈用该方"治虚劳"，为善师仲景心法，变通用之，扩大用之，真良医也。

《肘后》獭肝散：治冷劳，又主瘵疰一门相染。

獭肝一具。炙干末之，水服方寸匕，日三服。

【按】 獭肝所治"冷劳"指寒性虚劳证。"又主瘵疰一门相染"，此为传染性疾患，即今之所谓肺结核之类。獭肝性温，温阳化阴，杀瘵虫，故能主之。《名医别录》谓獭肝"止久嗽"。《医学心悟·虚劳》"杀尸虫"的月华丸即用獭肝。

小　结

本篇论述血痹虚劳病脉证并治。篇中论治血痹病只有两条，根据病情轻重，分为针引阳气与服用黄芪桂枝五物汤通阳宣痹两种治法，在临床中可针药并用以提高疗效。

　　本篇论治虚劳病是以五脏阴阳气血虚损的病机为立论根据，在治法上注重补益脾肾，甘温扶阳。肾为先天之本，是真阴真阳之所寄；脾胃为后天之本，是气血生化之源泉。虚劳病至中后期，往往以脾肾虚衰证候为主，故补脾、补肾是虚劳病的根本治法。虚劳病由于受到体质等因素影响，可表现为阴虚、阳虚、阴阳两虚。但病至后期或病情严重时，阴阳两虚的证候比较多见，且阳虚证候较阴虚而言更为突出。故本篇所载治疗虚劳的9首方子中有5首（桂枝加龙骨牡蛎汤、小建中汤、黄芪建中汤、八味肾气丸、天雄散）为调补阴阳、甘温扶阳之剂。其他，如薯蓣丸之扶正祛邪、酸枣仁汤之养肝宁心、大黄䗪虫丸之化瘀补虚、炙甘草汤之养心止悸等，皆以扶助正气，健益中气为根本治则。

　　本篇创制的方剂多为后世治疗虚劳病之祖方。如补脾之建中汤、补肾之肾气丸、扶正祛邪之薯蓣丸、化瘀补虚之大黄䗪虫丸、养心止悸之炙甘草汤等，皆为治疗虚劳病的大经大法。

肺痿肺痈咳嗽上气病脉证治第七

本篇论述肺痿、肺痈、咳嗽上气三种病的辨证论治。三者的病因、病机、病程有所不同，但皆属于肺部病变，且临床表现有相似之处，所以合为一篇讨论。

肺痿为慢性虚弱性疾患，是肺叶痿弱的病变，有虚热与虚寒两种证候。

肺痈由感受邪毒所致，是肺生痈脓的病变，其病程可分为表证期、酿脓期、溃脓期三个阶段。

咳嗽上气即咳喘病，为最常见的肺系疾病。《周礼·天官·疾医》郑注："上气，逆喘也。"贾疏："向上喘息，谓之逆喘。"故"上气"为肺气上逆，呼吸困难，即喘息也。若喘息伴哮鸣音者，称为"哮喘"。咳、喘、哮病位在肺，若肺病不已，正气渐虚，痰饮伏留，久而久之，肺病及心，可致心肺同病，渐成痼疾，甚者发生危候。本篇所述方药均为慢性咳喘急性发作，急则治肺、治标者，缓解之后，则当培补脾肾以治本。需要说明，外邪犯肺，急性咳喘上气的证治，应从《伤寒论》求之。

本篇共15条原文：第1、5、10条论肺痿证治；第1、2、11、12、15条论肺痈证治；第3、4、6~9、13、14条论咳嗽上气证治。

肺痿与西医学之支气管扩张等病有相似之处；肺痈与肺脓肿非常类似；咳嗽上气的发病过程与西医学之急性气管炎→慢性气管炎→肺气肿→肺源性心脏病（简称肺心病）→心力衰竭等病症的发展颇为相似。中西医汇通，治疗方法可以互参。

【原文】问曰：热在上焦者，因咳为肺痿。肺痿之病，从[1]何得之？师曰：或[2]从汗出，或从呕吐，或从消渴，小便利数，或从便难，又（按：《脉经》卷八第十五、《备急千金要方》卷十七第六并作"数"）被快药下利，重亡津液，故得之。

曰：寸口脉数，其人咳，口中反有浊唾涎沫者何？师曰：为肺痿之病。若口中辟辟燥[3]，咳即胸中隐隐痛，脉反滑数，此为肺痈，咳唾脓血。

脉数虚（按：《备急千金要方》无"数"字）者为肺痿，数实者为肺痈。（1）

【注释】

[1] 从：《汉书·外戚传上》颜注："从，因也，由也。"

[2] 或：不定代词，有的。下三个"或"字同。

[3] 口中辟辟燥：口中燥，干咳状。

【提要】本条论肺痿的成因及肺痿与肺痈的主症、鉴别诊断。

【简释】全文可作三段读：首段叙述肺痿的成因；第二段指出肺痿、肺痈的主症；第三段从脉象上对肺痿、肺痈进行鉴别。尤在泾："此设为问答以辨肺痿、肺痈之异。热在上焦二句，见五脏风寒积聚篇，盖师有是语，而因之以为问也。汗出、呕吐、消渴、二便下多，皆足以亡津液而生燥热，肺虚且热，则为痿矣。口中反有浊唾涎沫者，肺中津液，为热所迫而上行也。或云肺既痿而不用，则饮食游溢之精气，不能分布诸经，而但上溢于口，亦通。口中辟辟燥者，魏氏以为肺痈之痰涎脓血俱蕴结于肺脏之内，故口中反干燥，而但辟辟作空响燥咳而已。然按下肺痈条亦云，其人咳，咽燥不渴，多唾浊沫，则肺痿、肺痈二证多同，惟胸中痛，脉滑数，唾脓血，则肺痈所独也。比而论之，痿者萎也，如草木之萎而不荣，为津烁而肺焦也；痈者壅也，如土之壅而不通，为热聚而肺溃也。故其脉有虚、实不同，而其数则一也。"（《金匮要略心典》）

【按】对"咳唾脓血"一症古来有两种见解：一种认为属肺痈所独有；另一种认为咳唾脓血不仅见于肺痈，亦可见于肺痿，如《脉经》即把"咳唾脓血"四字归属下段，《备急千金要方》同。笔者赞成第二种意见。联系西医学可知，肺痿与支气管扩张有类似之处，支气管扩张的主要症状是慢性咳嗽、咳脓痰和反复咯血等。由此可见，肺痿亦可见"咳唾脓血"，唯与肺痈病因、病程不同，虚实有别。

【原文】问曰：病咳逆，脉之[1]何以知此为肺痈？当[2]有脓血，吐之则死。其脉何类？师曰：寸口脉微而数，微则为风，数则为热；微则汗出，数则恶寒。风中于卫，呼气不入；热过[3]于营，吸而不出。风伤皮毛，热伤血脉。风舍[4]于肺，其人则咳，口干喘满，咽燥不渴，多唾浊沫，时时振寒。热之所过[5]，血为之凝滞，蓄结痈脓，吐如米粥。始萌[6]可救，脓成则死[7]。（2）

【注释】

[1] 脉之：为他诊脉。脉，名词用作动词，泛指诊察。后文"其脉何类？"中的"脉"才是专指脉象。

[2] 当：连词。表示假设、假如、如果。

[3] 过：作"至"字解，《汉书·陆贾传》颜注："过，至也。"

[4] 舍：作"留"字解。

[5] 热之所过："名·之·所·动"式名词性词组。意指热邪到达的部位。

[6] 始萌：指病的初始阶段。

[7] 脓成则死：肺痈失治，日久成脓，则病情危重，难以救治。徐大椿："肺痈之疾，脓成亦有

愈者，全在用药变化，汉时治法或未全耳。"(《兰台轨范》)

【提要】本条论肺痈的病因病机及其不同阶段的证候。

【简释】肺痈为风热邪毒所致，其成因可以分为三个阶段：先是"风伤皮毛"，为表证期；进一步"风舍于肺"，为酿脓期；最后"热伤血脉"，结成痈脓，为溃脓期。在卫，邪浅病轻，易于治疗，预后良好；脓成则邪深病重，治疗比较困难，预后较差。在"风伤皮毛"阶段，症见恶寒、发热、有汗、咽喉干燥发痒、咳嗽等风热侵犯卫分之表证。在卫不解，内舍于肺，则风热内壅，肺气不利，气不布津，痰涎内结，故症见振寒、壮热、咳嗽加剧、咳黏液痰或脓痰、口干、喘满或胸痛，并伴有神疲、乏力、纳差等表现。当此之时，宣透清肺，使邪外达，则病可愈。若未及时治疗，历经数日或十数日，必致邪毒蔓延，病情发展。一旦病情发展至条文所谓"热伤血脉"阶段，则不但咳嗽、喘满、痰多等症仍然存在，而且浊痰变为腥臭痰，形如米粥，或痰中带血，甚至完全成为脓血。如此证候，皆邪热壅肺，结而不散，血脉凝滞腐溃所致。

经文"吐之则死""脓成则死"两个"死"字，并非定论。肺痈一旦形成，则预后不良，但积极治疗，或可挽救。"呼气不入""吸而不出"二句，大意是说风中于卫，尚易祛邪外出，乃至热入于血，则病邪已经深入。在表之邪，治疗得法，不致深入为患；深入之邪，纵然治疗得法，亦不易使邪毒排出。

【按】上述肺痈的病变过程及临床表现与西医学肺脓肿颇为类似。肺脓肿是由多种病因引起的肺组织化脓性病变。早期为化脓性炎症，继而坏死形成脓肿。其临床表现为高热、咳嗽和咯血等。西医治疗采用抗生素、痰液引流，必要时外科处治。临床中西医结合治疗，效果会更好。

从以上两条的叙述可知，肺痿与肺痈的临床表现有类似之处，如均表现为咳嗽、咳脓痰及咯血等。但肺痿为慢性病，肺痈为急性病；肺痿为虚证，肺痈为实证；且两病成因不同。

【原文】上气面（按：《诸病源候论》卷十三《上气候》及《圣济总录》卷六十七《诸气统论》"面"并作"而"）浮肿，肩（按：《圣济总录》"肩"作"喘"）息[1]，其脉浮大，不治[2]，又加利尤甚（按：《诸病源候论》《圣济总录》并无此五字）。（3）

上气喘而躁者，属肺胀[3]，欲作风水[4]，发汗则愈。（4）

【注释】

[1] 肩息：谓喘息时抬肩，亦称"息高"。

[2] 不治：为病情危重，难以救治之意。

[3] 肺胀：病名。为肺气壅实，上盛下虚，本虚标实之候。详见后第13、14条。

[4] 风水：为水气病初起证候。详见第十四篇。

【提要】 以上两条论上气有正虚气脱和邪实气闭两种病情。

【简释】 上气而面目浮肿，呼吸极度困难，喘息鼻扇，张口抬肩，脉象浮大无根者，是肾不摄纳，元气离根之象，最为危候；假如再见下利，则气脱于上，液竭于下，阴阳离决，病情险恶。如此证候，随时可危及生命，故曰"不治"。

肺胀者为上盛下虚之候，又感受外邪，邪气犯肺，肺气壅实，故见上气喘逆、烦躁不安等证候；肺失宣肃，通调水道失职，水气上犯于面可见轻度浮肿，如水气病风水证初起之状，故曰"欲作风水"。法当急则治标，宣肃肺气，祛除邪气，病可缓解。所述"发汗则愈"，是言祛邪之意也。

【按】 以上两条所述，证候相类，虚实不同，若辨证不准，治疗失误，必致虚者更危、实者更重，医之过也。

【原文】 肺痿吐涎沫而不咳者，其人不渴，必遗尿，小便数，所以然者，以上虚不能制下故也。此为肺中冷，必眩（按：《本草纲目》卷十二"甘草"条引作"头眩"），多涎唾，甘草干姜汤以温之（按：《脉经》卷八、《备急千金要方》卷十七第六、《外台秘要》卷第十《肺痿方》"温之"并作"温其脏"）。若服汤已渴者，属消渴（按：《脉位》无"若"以下九字）。（5）

甘草干姜汤方：甘草四两（炙），干姜二两（炮）。上咬咀，以水三升，煮取一升五合，去滓，分温再服。

【提要】 本条论虚寒肺痿的证治。

【简释】 虚热肺痿的成因已如第1条所述。本条明确表述"肺痿吐涎沫而不咳"的成因"为肺中冷"。由于肺中虚冷，阳虚不能化气，气虚不能摄津，故多涎唾；因上焦虚冷，不能制约下焦，故遗尿、小便数；阳气不足，清阳不升，故头眩。其人不渴更证明属虚寒证，治法应温肺复气，所用甘草干姜汤辛甘而温，既温脾，又温肺也。至于"若服汤已渴者，属消渴"一句，多数注家认为是衍文。

【按】 甘草干姜汤辛甘化阳，为温中诸方之祖。其中甘草重用四两，不无精义，《名医别录》谓甘草"主温中"，中者，上下之枢。邹澍云："《金匮》肺中冷，甘草干姜汤以温之，是由中以益上制下也；一变而为理中汤，治上吐下利，是由中以兼制上下矣……又一变而为四逆汤，治下利清谷，是由中以制下矣；再变而为通脉四逆汤，治下利，面赤，内寒外热，是由中及下兼制内外矣……连类及者，亦可悟甘草居中安土之大凡。"（《本经疏证》）

诸家对本条有不同见解：《金匮要略方论本义》《金匮要略心典》等俱认为肺

痿有虚热、虚寒两类；《医宗金鉴》《金匮要略浅注补正》则认为肺痿纯属虚热，无虚寒，并谓本条论述为"肺中冷"；《兰台轨范》说得更为中肯，谓"此乃治肺冷之方，非肺痿通用之方也，不得误用"。临证要以病机及证候为根据，有是证即用是方可也。

【原文】咳而上气，喉中水鸡声[1]（按：《诸病源候论》卷十三《上气喉中如水鸡鸣候》及《备急千金要方》卷十八第五"水"上并有"如"字），射干麻黄汤主之。(6)

射干麻黄汤方：射干十三枚，一法三两，麻黄四两，生姜四两，细辛、紫菀、款冬花各三两，五味子半升，大枣七枚，半夏（大者洗）八枚，一法半升。上九味，以水一斗二升，先煮麻黄两沸，去上沫，内诸药，煮取三升，分温三服。

【注释】

[1] 喉中水鸡声：形容喉中痰鸣声连连不绝。曹颖甫曰："呼吸之气引胸膈之水痰出纳喉间，故喉中如水鸡声，格格而不能止。"

【提要】本条论寒饮郁肺之咳、喘、哮并见的证治。

【简释】咳而上气，即咳嗽喘息，为肺气上逆所致；喉中水鸡声，是形容哮喘之声。本条证候为咳、喘、哮并见，以哮为突出特点。其病机为寒饮郁肺，肺气不宣，痰阻气逆。喻昌："上气而作水鸡声，乃是痰碍其气，气触其痰，风寒入肺之一验耳。发表、下气、润燥、开痰，四法萃于一方，用以分解其邪，不使之合，此因证定药之一法也。"（《医门法律》卷六《肺痈肺痿门》）尤在泾释射干麻黄汤方义说："射干、紫菀、款冬降逆气，麻黄、细辛、生姜发邪气，半夏消饮气，而以大枣安中，五味敛肺，恐动散之药，并伤及其正气也。"（《金匮要略心典》）

【按】原文"咳而上气，喉中水鸡声"一句，属"点睛"之笔，颇似西医学之支气管哮喘。《神农本草经》谓射干"主咳逆上气，喉痹咽痛"。

【方歌】

紫冬射干麻黄汤，半辛五味枣生姜，

寒饮郁肺咳喘哮，小儿肺病有专长。

【原文】咳逆上气，时时吐浊[1]，但坐不得眠（按：《备急千金要方》卷十八第五"眠"作"卧"），皂荚丸主之。(7)

皂荚丸方：皂荚八两（刮去皮，用酥炙[2]）。上一味，末之，蜜丸（按：《备急千金要方》作"蜜和丸如"四字）梧子大，以枣膏和汤服三丸，日三夜一服。

【注释】

[1] 时时吐浊：谓不断吐出黏稠浊痰。

[2] 刮去皮，用酥炙：曹颖甫说："刮去皮用者，刮去其外皮之黑衣也。酥炙者，用微火炙之，使略呈焦黄即得。勿成黑炭也。"（《经方实验录》）

【提要】本条论痰浊壅肺咳喘的证治。

【简释】咳嗽喘息，频频吐出黏稠的浊痰，是由于痰浊壅闭肺气，肺气不能肃降而上逆。故但坐不得平卧，若平卧则咳逆上气等证候更甚。上述病情，其痰浊有胶固难拔之势，故治以除痰之力最猛的皂荚丸。皂荚异名皂角，即取其外皮作药材。黄宫绣认为皂角"辛咸性燥，功专通窍驱风""宣导风痰窍塞"（《本草求真》卷三《驱风》）。佐以蜜为丸、枣膏和汤送服，兼顾脾胃，使痰除而不伤正气。徐大椿说："稠痰黏肺，不能清涤，非此不可。"（《兰台轨范》卷四《咳嗽》）可知皂荚丸为治胶痰之专方，但不可多服、久服。

【原文】咳而脉浮者，厚朴麻黄汤主之（按：《备急千金要方》卷十八第五作"咳而大逆，上气胸满，喉中不利如水鸡声，其脉浮者，厚朴麻黄汤方"。与本方药味、剂量同）。（8）

厚朴麻黄汤方：厚朴五两，麻黄四两，石膏如鸡子大（按：《备急千金要方》作"三两"），杏仁半升，半夏半升，干姜二两，细辛二两，小麦一升，五味子半升。上九味，以水一斗二升，先煮小麦熟，去滓，内诸药，煮取三升，温服一升，日三服。

【提要】本条论寒饮化热咳喘的证治。

【简释】将本条"脉浮"与下条"脉沉"相对比，再结合厚朴麻黄汤功效分析，可知本条所述是肺有伏饮，复感外邪，郁而化热之证。厚朴麻黄汤以厚朴、麻黄、杏仁宣肺利气降逆，细辛、干姜、五味子、半夏祛寒化饮止咳，石膏清宣肺热，小麦甘平养正。尤在泾说："厚朴麻黄汤与小青龙加石膏汤大同，则散邪蠲饮之力居多，而厚朴辛温，亦能助表，小麦甘平，则同五味敛安正气者也。"（《金匮要略心典》）

【按】《神农本草经》谓厚朴"治中风，伤寒，头痛，寒热"。上述厚朴之功用，赖其辛散之力也。本条联系第十篇第10条所述表里同病的厚朴七物汤证，可知仲景用厚朴非专取其行气除满之功。

【原文】脉沉[1]者，泽漆汤主之（按：《脉经》卷二作"寸口脉沉，胸中引胁痛，胸中有水气，宜服泽漆汤"；《备急千金要应》卷十八第五作"夫上气，其脉沉者，泽漆汤方"。皆与本方同）。（9）

泽漆汤方：半夏半升，紫参五两，一作紫菀（按：《备急千金要方》为"紫菀"），泽漆[2]三斤，以东流水五斗，煮取一斗五升，生姜五两，白前五两，甘草、黄芩、人参、桂枝（按：《备急千金要方》为"桂心"）各三两。上九味，㕮咀，内泽漆汁中，煮取五升，温服五合，至夜尽。

【注释】

[1] 脉沉：徐大椿："脉沉，伏饮在里。"

[2] 泽漆：为大戟科植物泽漆的全草。魏荔彤曰："泽漆较大戟寒性虽减，但破瘀清热，利水降气有同性也，但性缓于大戟，故宜于上部用。"无此药，用大戟亦可。

【提要】本条论肺病痛疾正虚邪盛的证治。

【简释】本条是承接上条，说明咳嗽上气，若"脉沉者"，应用泽漆汤治疗。脉沉主里，亦主有水，见于咳嗽上气证候，知为水饮迫肺。治以泽漆汤，逐水通阳，止咳平喘。方中泽漆逐水；桂枝通阳；半夏、生姜散水降逆；紫菀、白前止咳平喘；水饮泛滥，中土必先损伤，故以人参、甘草扶正培土，土旺即能制水；水饮久留，每夹郁热，故又佐以黄芩清热。

【原文】大逆（按：徐彬、尤注本均作"火逆"。叶霖曰："原本作'火'，或作'大'，皆误，应作'咳逆'。"）上气[1]，咽喉不利，止逆下气，麦门冬汤主之。(10)

麦门冬汤方：麦门冬七升，半夏一升，人参三两，甘草二两，粳米三合，大枣十二枚。上六味，以水一斗二升，煮取六升（按：莫文泉曰："温服一升，日三夜一，是四升也，当云'取四'方合。"），温服一升，日三夜一服。

【注释】

[1] 大逆上气：气逆上冲较甚之意。有注本作"火逆"。考仲景书，凡云"火逆"者，皆谓温针、火灸误治之逆，故仍作"大逆"为是。

【提要】本条论虚火上逆的证治。

【简释】本条的"大逆上气"是言病机，"咽喉不利"是言症状，"止逆下气"是言治法。本病之病机是津液亏损，津伤则阴虚，阴虚则火旺，火旺必上炎，火气上逆，咽喉失去津液濡润则干燥不利，并可见痰稠咯出不爽、口干欲得凉润、舌红少苔或无苔、脉来虚数等。治以麦门冬汤清养肺胃，止逆下气。方中重用麦冬为君，润肺养胃，并清虚火；半夏下气化痰，用量很轻，与大量甘寒清润之麦冬配伍，则不嫌其燥；人参、甘草、大枣、粳米补中益气，即所谓"培土生金"法。如此则气阴两长，虚火自敛，咳逆上气等症可随之消解。

【按】从本篇大义及全部原文分析，本条"大逆"之"大"据叶霖所述改"咳"字，似乎更顺理成章。这样，麦门冬汤主治病症明确，切近临床。

【方歌】

大逆上气虚火升，一升半夏七升冬，

润燥配伍止逆气，参草枣粳甘补中。

【原文】肺痈[1]，喘不得卧，葶苈大枣泻肺汤主之。（11）

葶苈大枣泻肺汤方：葶苈熬令黄色，捣丸如弹子大，大枣十二枚，上先以水三升，煮枣取二升，去枣，内葶苈，煮取一升，顿服。

肺痈[1]胸满胀，一身面目浮肿，鼻塞清涕出，不闻香臭酸辛，咳逆上气，喘鸣迫塞，葶苈大枣泻肺汤主之。方见上，三日一剂，可至三四剂，此先服小青龙汤一剂乃进。小青龙汤方见咳嗽门中。（15）（按：据《备急千金要方》卷十七第七，第15条应在本篇第11条"葶苈大枣泻肺汤"之下。置篇末，是后人编次之误也。今仍移至此。）

【注释】

[1] 肺痈：疑指肺气壅塞，非肺生痈脓。

【提要】以上两条论肺病壅实，或兼表证的证治。

【简释】水饮之邪结聚于肺，肺气壅闭，故胸部满胀，喘不得卧。兼感外邪，肺通调失职，水气泛溢，故一身面目浮肿；肺窍不利，故鼻塞、流清涕、不闻香臭酸辛；外邪束表，肺气壅闭更甚，故咳逆上气、喘鸣迫塞。凡此诸症，皆肺部邪气壅实，当用葶苈大枣泻肺汤泻肺逐痰，佐大枣护正。

【按】参阅古今《金匮》注家文字考究及临床观察，笔者认为葶苈大枣泻肺汤证之"肺痈"应当为"肺壅"。葶苈子为"强心平喘"之良药。

【原文】咳而胸满，振寒脉数，咽干不渴，时出浊唾腥臭，久久吐脓如米粥者，为肺痈，桔梗汤主之。（12）

桔梗汤方：亦治血痹（按：《备急千金要方》《外台秘要》无此四字）。桔梗一两，甘草二两。上二味，以水三升，煮取一升，分温再服，则吐脓血也。

【提要】本条论肺痈成脓的证治。

【简释】从本条叙述来看，与第2条所论肺痈已成脓的症状相似。第2条曾提到"时时振寒"，本条又说"振寒"，可知这一症状是肺痈成脓的特征之一。热毒壅肺，故咳嗽、胸满、脉数；病情发展到热伤血脉，故咽干不渴、时出浊唾腥臭如米粥。这是肺痈已经溃脓的典型证候。桔梗汤之桔梗、甘草，具有祛痰排脓、清热解毒的作用。若以桔梗汤合用《千金》苇茎汤，疗效更切实。

【按】从条文中"久久吐脓如米粥"的"久久"二字来看，病机可能已逐渐转虚。《外台秘要》为本方加地黄、当归、白术、败酱草、桑白皮、薏苡仁，亦名桔梗汤。治肺痈成脓后，经久不愈，气血衰弱者，可以取法。

【原文】咳而上气，此为肺胀，其人喘，目如脱状，脉浮大者，越婢加半夏汤主之。（13）

越婢加半夏汤方：麻黄六两，石膏半斤，生姜三两，大枣十五枚，甘草二两，半夏半升。上六味，以水六升，先煮麻黄，去上沫，内诸药，煮取三升，分温三服。

【提要】本条论饮热迫肺咳喘的证治。

【简释】素有内饮痼疾，复感外邪，邪气引动内饮，内外合邪，阻闭肺气，此为肺胀。肺胀者，肺气胀满，胸呈桶状；肺胀必肺失肃降而气上逆，故咳而上气、其人喘；咳甚喘急，气壅于上，故目胀突如脱出之状；脉浮大者，浮主表邪，亦主在上，大主邪盛，亦主病进。宜急予越婢加半夏汤，宣肺泄热，降逆平喘。方中重用麻黄、石膏，辛凉配伍，宣通肺气，兼清里热；生姜、半夏，散水降逆；甘草、大枣，安中以调和诸药。

【按】前第3条与本条均云"脉浮大"，但前者是正气上脱，其脉浮大无根；本条为饮热上壅，其脉浮大有力。对两条所述应详细鉴别。

【原文】肺胀，咳而上气，烦躁而喘，脉浮者，心下有水（按：《备急千金要方》卷十八第五"水"下有"气"字），小青龙加石膏汤主之。(14)

小青龙加石膏汤方：《千金》证治同，外更加胁下痛引缺盆。麻黄、芍药、桂枝、细辛、甘草、干姜各三两，五味子、半夏各半升，石膏二两。上九味，以水一斗，先煮麻黄，去上沫，内诸药，煮取三升。强人服一升，羸者减之，日三服。小儿服四合。

【提要】本条论外寒内饮夹热而咳喘的证治。

【简释】此与前条，同为肺胀，皆以咳嗽喘息为主症。此条曰"心下有水"，为肺有伏饮；"脉浮者"，为外感风寒之象；而见烦躁，为内饮与外邪郁而化热。小青龙汤为化饮解表之剂，又兼有郁热，故加石膏。

【按】小青龙汤为治疗寒饮咳喘的代表方剂，《伤寒论》及后《痰饮咳嗽病脉证并治》篇都有详细论及。本条方证由于寒饮夹热，故用小青龙加石膏汤。

此条方后注曰："小儿服四合。"这就是说，小儿患病，病机、证候符合本方证者，即可用此方，但应根据患儿年龄酌情减量。此方证如此，诸病皆然。仲景书没有小儿病证治专篇，但由此条可知，《伤寒杂病论》各篇诸病，小儿患之，可同方同法，"观其脉证，知犯何逆，随证治之"。

附方

《外台》炙甘草汤：治肺痿涎唾多，心中温温液液者。方见虚劳中。

【按】《外台秘要》卷十肺痿门载炙甘草汤，其方药组成、煎煮法与《伤寒论》及前

《血痹虚劳病脉证并治》篇之附方《千金》炙甘草汤均相同，但用量稍有出入。

《千金》甘草汤：甘草。上一味，以水三升，煮减半，分温三服。

《千金》生姜甘草汤：治肺痿咳唾，涎沫不止，咽燥而渴。

生姜五两，人参三两，甘草四两，大枣十五枚。上四味，以水七升，煮取三升，分温三服。

《千金》桂枝去芍药加皂荚汤：治肺痿吐涎沫。

桂枝、生姜各三两，甘草二两，大枣十枚，皂荚一枚（去皮子，炙焦）。上五味，以水七升，微微火煮，取三升，分温三服。

【简释】尤在泾："按，以上诸方，俱用辛甘温药，以肺既枯萎，非湿剂可滋者，必生气行气以致其津。盖津生于气，气至则津亦至也。又方下俱云：吐涎沫多不止，则非无津液也，乃有津液而不能收摄分布也。故非辛甘温药不可。加皂荚者，兼有浊痰也。"（《金匮要略心典》）

《外台》桔梗白散：治咳而胸满，振寒脉数，咽干不渴，时出浊唾腥臭，久久吐脓如米粥者，为肺痈。

桔梗、贝母各三分，巴豆一分（去皮，熬，研如脂）。上三味，为散，强人饮服半钱匕，羸者减之。病在膈上者吐脓血，在膈下者泻出。若下多不止，饮冷水一杯则定。

【简释】徐彬："此即前桔梗汤证也。然此以贝母、巴豆易去甘草，则迅利极矣。盖此等证，危在呼吸，以悠忽遗祸不可胜数，故确见人强，或证危，正当以此急救之。不得嫌其峻，坐以待毙也。"（《金匮要略论注》）

【按】《兰台轨范》："肺痿全属内证，肺痈乃系外科，轻者煎药可愈，重者脓血已聚，必得清火消毒、提脓、保肺等药，方能挽回，否则不治。所以《金匮》云'始萌可救，脓成则死'也。"桔梗白散即《伤寒论》主治"寒实结胸，无热证"的三物小白散。肺痈成脓与寒实结胸处方相同者，异病同治之法也。从继承与发展而论，此为《外台秘要》发展了该方的临床应用。

《千金》苇茎汤：治咳有微热，烦满，胸中甲错，是为肺痈。

苇茎二升，薏苡仁半升，桃仁五十枚，瓜瓣（按：一般用冬瓜子）半升，上四味，以水一斗，先煮苇茎，得五升，去滓，内诸药，煮取二升，服一升，再服，当吐如脓。

【简释】尤在泾："此方具下热、散结、通瘀之力，而重不伤峻，缓不伤懈，可以补桔梗汤、桔梗白散二方之偏，亦良法也。"（《金匮要略心典》）

【按】此方适宜肺痈邪盛而正气偏虚者，酿脓期、溃脓期及善后调理都可用。芦根为芦苇之根茎；苇茎为芦苇之嫩茎。"苇茎与芦根同性"（《金匮要略方论本义》），皆味甘、性寒、无毒，清热利水，生津解温渴，止呕除烦。《本经逢原》说："苇茎中空，专于利窍，善治肺痈吐脓血臭痰。《千金》苇茎汤以之为君，服之热从小便泄去最佳。"

小　结

本篇论述了肺痿肺痈咳嗽上气病脉证并治。所述肺痿有虚热与虚寒两种：虚热者，治宜润肺养胃，并清虚火，可用麦门冬汤；虚寒者，治宜温肺复气，用甘草干姜汤。

肺痈可分为表证期、酿脓期、溃脓期三期。表证期可用后世《温病条辨》之银翘散以清热解毒透邪；溃脓期邪深毒重，用桔梗汤以排脓解毒。附方《千金》苇茎汤功能清肺化痰，未成脓与已成脓者均可配合应用，疗效较好；《外台》桔梗白散功效峻猛，用之得当，疗效称奇。此外，葶苈大枣泻肺汤主治肺气壅实之证，但是否适合用于肺痈酿脓期的治疗，有待研究。《痰饮咳嗽病脉证并治》篇以其治疗"支饮不得息"，非肺痈也。

咳嗽上气病有邪实与正虚之分。上气属虚，若肺虚津伤者，可用麦门冬汤；第3条所述为肾不摄纳，元气欲脱之证，治用后世的独参汤、参附汤之类。上气属实，又有痰与饮之别。若痰浊壅肺，治宜涤痰去垢，用皂荚丸。若寒饮郁肺，治用射干麻黄汤。若内有伏饮之邪，患肺胀之病，饮邪化热者，治以辛温与辛凉并用，如厚朴麻黄汤、越婢加半夏汤、小青龙加石膏汤，此三方又有饮与热偏轻偏重之分。至于水饮内停，正气虚甚而为咳嗽上气者，治当逐水与扶正兼顾，泽漆汤一方即为此而设。需要明确，上述方证，多为肺病咳喘日久急性发作时急者治标的有效方剂，标证缓解，则当侧重治本。

奔豚气病脉证治第八

本篇论述奔豚气病的辨证论治。奔豚气病是一种发作性的病症。发病时病人自觉有气从少腹起，向上冲逆，至胸或达咽，俟冲气下降，发作停止。发作时痛苦至极，缓解后却如常人。"豚"，同"独"。《说文解字》："独（豚），小豕也。"即指小猪。因病发突然，气冲如豚之奔撞，故命名为奔豚气病。

本篇只4条原文，第1条论述奔豚气病的病因与主症，第2、3、4条提出了具体治疗方法。奔豚气病与西医学之"神经症""癔症"等功能性疾患相似。

【原文】师曰：病有奔豚，有吐脓，有惊怖，有火邪，此四部病，皆从惊发得之。

师曰：奔豚病，从（按：《外台秘要》卷第十二"从"上有"气"字）少（按：吉野本、享和本"少"并作"小"字）腹起，上冲咽喉，发作（按：《脉经》卷八第十"发作"下有"时"字）欲死，复还[1]止，皆从惊恐得之。（1）

【注释】

[1] 还（xuán旋）：通"旋"，时间副词，相当于便、立即。《词诠》："还，时间副词，表疾速。读与'旋'同。今言'随即'。"

【提要】本条论奔豚气病的病因和症状。

【简释】奔豚、吐脓、惊怖、火邪"四部病，皆从惊发得之"。奔豚确与"惊"密切相关，如《诸病源候论》即认为奔豚病"起于惊恐忧思所生"。据《伤寒论》太阳病篇的记载，多因"火邪"而发生惊证，不是因惊而得火邪。至于吐脓之因惊而发，待考。尤在泾说："盖是证有杂病、伤寒之异，从惊恐得者，杂病也；从发汗及烧针被寒者，伤寒也。其吐脓、火邪二病，仲景必别有谓，姑缺之以俟（sì伺。等待）知者。"（《金匮要略心典》）

奔豚气病的主症特点：发作时从小腹起，自觉有气从小腹上冲至咽喉，此时病人极度痛苦、难以忍受，随即停止，恢复如常。

【按】验之临床，奔豚气病之病因多与情志相关，病机多与肝肾有关，而其上冲则与冲脉（冲脉起于下焦，上循咽喉）有联系。奔豚从肝病得者，证治如下条。从肾病得者，有一则治验如下。

几十年前，笔者在河北中医学院（现河北中医药大学）附属医院内科门诊工作时，曾治一名70多岁女性病人，因婆媳不和得奔豚气病，症见气从少腹起、上冲至咽，已数月。舌红少苔，脉细无力，为肾阴亏虚之象。处方：肾气丸去附子，以肉桂易桂枝，加少量砂仁、沉香、乌药等，以标本兼治。共4剂，每日1剂。1个月后又因胃病来求医，病人自诉上次服药4剂后，奔豚气病至今未再发。（吕志杰验案）

【原文】奔豚气上冲胸，腹痛，往来寒热，奔豚汤主之。（2）

奔豚汤方：甘草、芎䓖、当归各二两，半夏四两，黄芩二两，生葛五两，芍药二两，生姜四两，甘李根白皮一升。上九味，以水二斗，煮取五升，温服一升，日三夜一服。

【提要】本条论肝郁奔豚的证治。

【简释】病由惊恐恼怒，肝气郁结化火，气火夹冲气上逆所致，故感觉气从少腹上逆冲胸；肝郁则气滞，气滞则血行不畅，故腹中疼痛；肝与胆互为表里，肝郁而少阳之气不和，故往来寒热。治用奔豚汤养血清肝，平冲降逆。方中甘李根白皮性大寒，专治奔豚气，葛根、黄芩协助甘李根白皮清泄肝火，芍药、甘草缓急止痛，半夏、生姜和胃降逆，当归、川芎养血调肝。

【按】奔豚汤中之甘李根白皮为蔷薇科植物李树根皮的韧皮部，亦称为李根皮或李根白皮。《本经逢原》指出："仲景言甘，是言李之甘；《药性论》言苦，是言根之苦，但宜用紫李根皮则入厥阴血分。"《名医别录》记载李根白皮"大寒。主消渴，止心烦、逆奔气"。《长沙药解》谓其"下肝气之奔冲，清风木之郁热"。在《外台秘要》治奔豚之13首方中，用李根白皮者有8首。可知李根白皮为奔豚汤的主药，缺之则影响疗效。

奔豚汤证，后世称之为"肝气奔豚"，疼痛是必具之症，而寒热往来是可有可无之症。奔豚汤中之李根白皮难得，刘子云老中医常以大剂量川楝子代之，能取桴鼓之效。川楝子苦寒降泄，理气止痛，善引肝火下行，故用以代替李根白皮。

笔者曾遇肝气奔豚的病人，若药店不能取药，可令病家刨取鲜李根白皮约30g加入方中煎服之，须臾病人可闻心下噜噜响动，疼痛可得缓解。

【方歌】

奔豚汤证气冲胸，往来寒热与腹痛，

李根为主芩姜夏，葛根甘草归芍芎。

【原文】发汗后，烧针[1]令其汗，针处被寒，核起而赤者，必发奔豚，气从小腹上至心，灸其核上各一壮[2]，与桂枝加桂汤主之。（3）

桂枝加桂汤方：桂枝五两，芍药三两，甘草二两（炙），生姜三两，大枣十二枚。上五味，以水七升，微火煮取三升，去滓，温服一升。

【注释】

[1] 烧针：针法的一种，也叫温针。

[2] 一壮：灸一艾炷叫作一壮。

【提要】 本条论误汗而致奔豚的证治。

【简释】 本条所述与《伤寒论》第117条基本相同。因发汗后病未解，复加烧针令其汗，外邪从针处侵入，邪热壅聚，故核起而赤、局部红肿；汗出阳气受伤，引动冲气，气从少腹上冲心胸，发为奔豚之病。治疗方法：外灸核上以消肿散邪，内服桂枝加桂汤助阳气而止冲逆。

【按】 对于桂枝加桂汤是加桂枝还是加肉桂，尚有争论。《外台秘要》卷第十二所载疗奔豚气十三方，其中十一方用桂心，无一方用桂枝者。邹澍《本经疏证》曰："仲景书用桂而不云桂枝者二处，一桂枝加桂汤，一理中丸去术加桂，一主脐下悸，一主脐下筑，皆在下之病。"综上所述，则加桂拟以加肉桂为宜。但古今名医医案，有用桂枝者，亦有用肉桂者，临证应变通选用。

【原文】 发汗后，脐下悸者，欲作奔豚，茯苓桂枝甘草大枣汤主之。（4）

茯苓桂枝甘草大枣汤方：茯苓半斤，甘草二两（炙），大枣十五枚，桂枝四两。上四味，以甘澜水一斗，先煮茯苓，减二升，内诸药，煮取三升，去滓，温服一升，日三服。甘澜水法：取水二斗，置大盆内，以杓扬之，水上有珠子五六千颗相逐，取用之。

【提要】 本条论发汗后欲作奔豚的证治。

【简释】 本条与《伤寒论》第65条只个别文字有出入。病者下焦素有水饮内停，气化不利，加之发汗过多，心阳受伤，因而水饮内动，以致脐下筑筑动悸，有发生奔豚之势，故曰"欲作奔豚"，治以茯苓桂枝甘草大枣汤。方中重用茯苓淡渗利水，先煮则其力更专；桂枝通阳化气行水；甘草、大枣培土制水，全方意在防止逆气上冲。

小　结

本篇论述奔豚气病的脉证并治。奔豚气病的主症为气从少腹上冲咽喉，或上冲心胸。在治疗方面，若肝郁气冲，用奔豚汤养血清肝、降其冲逆；若误汗伤阳，引发奔豚，内服桂枝加桂汤助阳降逆；若误汗阳气受伤，水饮有上冲之势，治用茯苓桂枝甘草大枣汤培土制水，以防冲逆。

胸痹心痛短气病脉证治第九

本篇论述胸痹、心痛、短气病的辨证论治。所谓胸痹之痹者，闭也，不通之义，故轻则胸部痞闷，甚则胸背痛，影响及肺，肺气不利则喘息咳唾；心痛以心痛彻背为主症特点；"短气者，呼吸虽急而不能接续，似喘而无痰声"（《医宗必读》），为胸痹兼见的症状。由于胸痹、心痛及短气都是心胸部位的病变，三者在症状上又互相联系，所以合为一篇论述。

胸痹、心痛、短气，《内经》中早有记载。《灵枢·本藏》曰："肺大则多饮，善病胸痹。"《灵枢·邪气藏腑病形》曰："心脉微急，为心痛引背。"《灵枢·杂病》曰："心痛，但短气不足以息，刺手太阴。"本篇证候，以心系病变为主，其中有的方证为心肺同病。

本篇共有9条：第1条合论胸痹、心痛的发病机制；第2条论短气；第3条论胸痹的主要脉症和主方；第4~8条论胸痹与心痛或短气并发的证治；第9条则专论心痛证治。

西医学中冠心病、心绞痛、心肌梗死及肺源性心脏病等心肺病变，可以参考本篇辨证论治。

【原文】师曰：夫脉[1]当取太过不及[2]，阳微阴弦[3]，即（按：《脉经》作"则"字）胸痹而痛，所以然者，责其极虚也。今阳虚知在上焦，所以胸痹心痛者，以其阴弦故也。（1）

【注释】

[1] 脉：名词用作动词，指诊脉。

[2] 太过不及：指脉象改变，盛于正常的为太过，弱于正常的为不及。太过主邪盛，不及主正虚。《素问·通评虚实论篇》曰："邪气盛则实，精气夺则虚。"

[3] 阳微阴弦：关前为阳，关后为阴。阳微，指寸脉微；阴弦，指尺脉弦。

【提要】本条凭脉论胸痹、心痛的病机。

【简释】临床诊脉，首先应当分辨是邪盛太过之脉，还是正虚不及之脉，此为诊脉之要诀。因为，一切疾病的发生都离不开邪盛与正虚两方面。而后举出胸痹、心痛之"阳微阴弦"的脉象，即是太过与不及的具体表现。"阳微"，是上焦阳气不足，胸阳不振之象；"阴弦"，是阴寒邪盛，痰饮内停之征。"阳微"与"阴弦"并见，说明胸痹、心痛的病机是上焦阳虚，阴邪上乘，邪正相搏。正虚之处，即是容邪之所，故原文说："所以然者，责其极虚也。"

原文"今阳虚知在上焦，所以胸痹心痛者，以其阴弦故也"，进一步指出"阳微"与"阴弦"是胸痹、心痛不可或缺的两个方面。

【按】关于"阳微阴弦"之阴与阳的定位，注家见解不一。归纳起来，不外以下三种：第一种认为浮取为阳，沉取为阴；第二种认为右脉为阳，左脉为阴；第三种认为寸脉为阳，尺脉为阴。根据本篇第 3 条寸口、关上之述，则本条应以第三种见解为妥。

【原文】平人无寒热，短气[1]不足以息者，实也。（2）

【注释】

[1] 短气：成无己曰："短气者，呼吸虽数而不能相续，似喘而不摇肩，似呻吟而无痛者。"（《伤寒明理论》）短气，有虚有实，此指实言。

【提要】本条论邪实为主因的短气证。

【简释】"平人"谓平常貌似无病之人，突然出现胸中痞塞而呼吸短促，甚至呼吸困难，既无恶寒发热之表证，又不见"阳微"之虚象，那么，很可能是痰浊，或瘀血、宿食等有形实邪阻碍了气机，故曰"实也"。结合全篇可知，本条所述亦是本虚标实，只是虚象不明显，邪实占据了主导地位。

【按】结合临床并联系西医学发现，凡人到中年，嗜食少动者，若突发短气，并见胸中痞闷，很可能是一个初发的不典型的"冠心病心绞痛"。

【原文】胸痹之病，喘息咳唾，胸背痛，短气，寸口脉（按：《外台秘要》卷第十二、《备急千金要方》卷十三第七"寸"下并无"口"字）沉而迟，关上（《外台秘要》"上"作"脉"字）小紧数，栝楼薤白白酒汤主之。（3）

栝楼薤白白酒汤方：栝楼实一枚（捣），薤白半升，白酒七升。上三味，同煮，取二升（按：《外台秘要》"升"下有"去滓"二字），分温再服。

【提要】本条论胸痹病的主要脉症及主方。

【简释】本条冠以"胸痹之病"，可知条文所述乃胸痹病的主要脉症。胸阳不振，肺失肃降，故喘息咳唾、短气；心脉痹阻，故胸背痛。寸口脉沉而迟，为关上小紧数之象，与第 1 条"阳微阴弦"同义。治用栝楼薤白白酒汤通阳宣痹。方中栝楼苦寒滑利，豁痰下气，宽畅胸膈；薤白辛温，通阳散结以止痹痛，《灵枢·五味》有"心病宜食薤"之说；白酒功擅通阳，宣行药势。诸药同伍，使痹阻得通，胸阳得宣，则诸症可解。

【按】本条所述为心肺同病。应结合病史，进一步明确是以心病为本，肺病为标，还是以肺病为本，心病为标。

至于方中白酒，有不少学者对其进行考究。据《唐本草》云，古时酒类甚多，"惟米酒入药用"。而烧酒（即目前饮用的白酒类）是元代发明的，故经方所用之酒为米酒无疑。米酒呈琥珀色，一般称为清酒。本条所谓白酒者，乃米酒初熟，因其色白，故称白酒。邹澍《本经疏证》曰："白酒……其色白，其味甘辛，其气轻扬，故为用在上焦之肺，而治胸痹。"古代白酒（米酒）现已失传，临床运用时，可用目前市场上的黄酒或各种白酒，皆能起到温通阳气之效。现代研究表明，方中白酒还能起到"媒介"作用，能使方中薤白的有效成分更好地溶解。

需要说明，米酒与米醋不同，一是温通，一是酸敛。现代研究表明，米醋有软化血管作用，故治心血管疾病时可在辨证的前提下酌加米醋。

此外，本条所述之脉象颇令人费解，古今注家亦对此提出许多不同见解，如《金匮要略直解》认为"数字误"，《金匮要略编注》更认为是两种病情。笔者认为可能是心律失常之脉象。

【方歌】

一蒌半薤酒七升，宣痹通阳有神功，
喘息咳唾胸背痛，痰饮较甚半夏中。
胸痹偏虚或偏实，补助阳气理中行；
枳朴蒌薤桂枝汤，心中痞为结在胸。
阳微寒甚真心痛，赤石脂丸救急症。
胸痹轻证橘枳姜，胸中气塞短气方。
急性发作为特点，救急薏苡附子散。

【原文】胸痹，不得卧，心痛彻[1]背者，栝楼薤白半夏汤主之。（4）

栝楼薤白半夏汤方：栝楼实一枚（捣），薤白三两，半夏半斤（按：赵刊本、宽政本及《金匮要略论注》《金匮要略心典》并作"半升"），白酒一斗。上四味，同煮，取四（按：校对历代注本皆为"四"，但若联系下文，应改为"三"）升，温服一升，日三服。

【注释】

[1] 彻：通也，透也，达也。

【提要】本条承上条论胸痹痰饮较盛的证治。

【简释】胸痹的主症是喘息咳唾、胸背痛、短气。本条言胸痹而不得平卧，较上条"喘息咳唾"加重；心痛彻背，较上条"胸背痛"加剧，其痹尤甚矣。究其致病之因，是痰饮（浊）壅塞较盛，故于上条处方中加半夏以逐痰饮。

【原文】胸痹，心中痞[1]，留气结在胸（按：《金匮玉函经》作"心下痞气，气结在胸"），胸满，胁下逆抢心[2]，枳实薤白桂枝汤主之；人参汤亦主之。（5）

枳实薤白桂枝汤方：枳实四枚，厚朴四两，薤白半斤，桂枝一两，栝楼实一枚

（捣）。上五味，以水五升，先煮枳实、厚朴，取二升，去滓，内诸药，煮数沸，分温三服。

人参汤方：人参、甘草、干姜、白术各三两。上四味，以水八升，煮取三升，温服一升，日三服。

【注释】

[1] 心中痞：对于"心中"有两种解释，一指胸中，一指心下。据前后文及前后条分析，应指胸中局部痞塞不通之感。若指心下，《痰饮咳嗽病脉证并治》篇有"心下痞"之说。

[2] 胁下逆抢（qiāng 枪）心：指胁下气逆上冲心胸。

【提要】 本条论胸痹正虚邪实须分先后缓急的治疗方法。

【简释】 从本条的叙述上看，其病机为"气结在胸"；主症为经常性的"胸满"，阵发性的"心中痞""胁下逆抢心"，等等。应分辨其本虚标实之孰轻孰重，采取先后缓急的治疗方法。偏于实者，阳虚不甚，而阴寒痰浊偏盛，凝结胸间，其脉以阴弦为主；偏于虚者，心胸阳气大伤，阴霾不散，蕴结心胸，其脉以阳微为主。偏实者，以祛邪为先，当通阳散结、降逆除满，用枳实薤白桂枝汤。方中枳实、厚朴行气散结，消痞除满；栝楼豁痰下气，宽畅胸膈；薤白、桂枝通阳散结，平降逆气。诸药同用可祛邪以安正。偏虚者，以扶正为急，当补气助阳，用人参汤。方中人参、甘草补气以助运行，白术健脾以消痰浊，干姜温阳散结以消痞满，诸药同伍使阳气振奋则阴霾自消。本条是胸痹气逆痞结证候，但因有偏虚、偏实之异，故立通、补不同之法，是属"同病异治"之例。

【按】 人参汤与理中汤药味及用量相同，唯彼用炙甘草，此为生甘草。《名医别录》谓"甘草……通经脉，利血气"，非甘草有通利之功，以补虚则血气自通也。甘草蜜炙之后则偏于补中。苏颂曰："此方晋宋以后至唐，名医治心腹病者，无不用之，或作汤，或蜜丸，或加减，皆奇效。"曹颖甫曰："人参汤一方，乃服汤后调摄之方，而非胸痹正治。"（《金匮发微》）

【原文】 胸痹，胸中气塞，短气，茯苓杏仁甘草汤主之，橘枳姜汤亦主之。（6）

茯苓杏仁甘草汤方：茯苓三两，杏仁五十个，甘草一两。上三味，以水一斗，煮取五升，温服一升，日三服。不瘥，更服。

橘枳姜汤方：橘皮一斤，枳实三两，生姜半斤。上三味，以水五升，煮取二升，分温再服。

【提要】 本条论胸痹轻证的证治。

【简释】本条所谓"胸中气塞，短气"，即以胸中局部憋闷而短气为特点。气塞、短气虽同由饮阻气滞所致，但在病情上有偏于饮邪与偏于气滞的差异，治疗时亦应遵"同病异治"原则，分别施以不同方药。若饮邪偏盛，治宜宣肺化饮，方用茯苓杏仁甘草汤；若气滞偏重，治宜行气散结，方用橘枳姜汤。

【按】《肘后备急方》《备急千金要方》皆云："治胸痹，胸中愊愊如满，噎塞，习习如痒，喉中涩燥，唾沫。"

【原文】胸痹缓急者，薏苡附子散主之。(7)

薏苡附子散方：薏苡仁十五两，大附子十枚(炮)。上二味，杵为散，服方寸匕，日三服。

【提要】本条论胸痹急性发作的救治方法。

【简释】"缓急"是一个偏义复词，应着眼于"急"字。故"胸痹缓急"是说胸背痛等症突然发作，且痛势急剧，此因阴寒凝聚而不散，阳气痹阻而不通。治当温阳通痹止痛，用薏苡附子散。方中薏苡仁"治筋急拘挛"(《神农本草经》)，炮附子温通阳气。本方为胸痹心痛急证而设，杵为散剂服用，应提前制备便于急用。

【按】《诸病源候论·心病诸候·心痛候》指出："心痛者，风冷邪气乘于心也。其痛发，有死者，有不死者，有久成疢(通"疾"，犹言病)者。心为诸脏主而藏神，其正经不可伤，伤之而痛为真心痛，朝发夕死，夕发朝死。心有支别之络脉，其为风冷所乘，不伤于正经者，亦令心痛，则乍间乍甚，故成疢不死。"下文《久心痛候》进一步说："成疢不死，发作有时，经久不瘥也。"心痛"乍间乍甚""发作有时"，十分明确地阐述了"胸痹缓急"之词义与发病特点。

【原文】心中痞[1]，诸逆[2]心悬痛[3]，桂枝生姜枳实汤主之。(8)

桂枝生姜枳实汤方：桂枝、生姜各三两，枳实五枚。上三味，以水六升，煮取三升，分温三服。

【注释】

[1] 心中痞：吴谦："心中痞，即上条(指第5条)心中痞气也。"程林："心中痞，即胸痹也。"

[2] 诸逆：泛指阴寒、痰饮向上冲逆。

[3] 心悬痛：心如牵引悬空似的难受或疼痛。吴谦："心悬而空痛，如空中悬物动摇而痛也。"

【提要】本条论寒饮上逆心痛的证治。

【简释】本条所述为寒饮之邪痹阻心胸，阳气不运，故心中痞；邪气冲逆，则心悬痛。用桂枝生姜枳实汤，通阳气、降逆气，则心中痞及心悬痛自止。

【原文】心痛彻背，背痛彻心，乌头赤石脂丸主之。(9)

乌头赤石脂丸方：蜀椒一两一法二分，乌头一分（炮），附子半两（炮）一法一分，干姜一两一法一分，赤石脂一两一法二分。上五味，末之，蜜丸如桐子[1]大，先食服一丸，日三服（按：《证类本草》中《图经本草》引张仲景无此三字）。不知，稍[2]加服（按：《备急千金要方》作"稍增之"；《外台秘要》作"少少加之"）。

【注释】

[1] 桐子：为梧桐科植物梧桐的种子，圆球形或类圆形，直径6~8毫米。

[2] 稍：逐渐，渐渐。

【提要】本条论阳微寒甚之真心痛的证治。

【简释】本条所述"心痛彻背，背痛彻心"之特点，即心胸部疼痛牵引到背，背部疼痛又牵引到心胸。两句重复，意在说明心、背牵引彻痛之势。其病势急剧而痛无休止，必伴发四肢厥冷、冷汗出、面色白、口唇紫等"阴寒邪甚，浸浸乎阳光欲熄"（《医宗金鉴》卷二十）之危证，多见舌淡胖紫暗、苔白滑或白腻，脉沉紧，甚至微细欲绝。如此阳气衰微，阴寒极盛之证候，治宜温阳逐寒、止痛救逆，方用乌头赤石脂丸。方中乌、附、椒、姜，皆大辛大热之品，协同配伍，振奋阳气、逐寒止痛之力极强；佐赤石脂，取其固涩之性，收敛阳气，以防辛热之品温散太过。以蜜为丸，首次小剂量服用，"不知，稍加服"，可谓慎之又慎也。本方为大辛大热，辛通燥散之品，过用容易耗伤气阴，因此不可久服。当疼痛缓解之后，应改用人参汤温阳益气之剂巩固治疗。

【按】本条方证，似《灵枢·厥病》篇所述"真心痛，手足青至节，心痛甚，旦发夕死，夕发旦死"之证候，亦与西医学之心肌梗死先兆或心肌梗死颇相类似。

附方

九痛丸（按：《备急千金要方》卷十三心腹痛门亦载有九痛丸，治九种心痛，其方用生狼毒四两，无生狼牙，附子、干姜各二两，余与本方同）：治九种心痛[1]。

附子三两（炮），生狼牙一两（炙香），巴豆一两（去皮心，熬，研如脂），人参、干姜、吴茱萸各一两。上六味，末之，炼蜜丸如桐子大，酒下。强人初服三丸，日三服；弱者二丸。兼治卒中恶[2]，腹胀痛，口不能言；又治连年积冷，流注心胸痛[3]，并冷冲上气，落马坠车血疾等，皆主之。忌口如常法。

【注释】

[1] 九种心痛：孙思邈说："九痛丸，治九种心痛，一虫心痛、二注心痛、三风心痛、四悸心痛、五食心痛、六饮心痛、七冷心痛、八热心痛、九去来心痛，此方悉主之。"程林说："九痛

者……虽分九种，不外积聚痰饮结血，虫注寒冷而成。"

[2] 卒中恶：指猝然感受秽浊之气，结聚胃肠，心腹胀痛难忍，大便不通，闷乱不知的病证。

[3] 流注心胸痛：指胸腹疼痛，部位不定。

【简释】尤在泾："九痛者，一虫、二注、三风、四悸、五食、六饮、七冷、八热、九去来痛是也。而并以一药治之者，岂痛虽有九，其因于积冷结气所致者多耶？"（《金匮要略心典》）

小　结

本篇讨论了胸痹心痛短气病脉证并治。古人有"九种心痛"之说，而本篇只是论述了与胸痹密切相关的心痛。本篇所述短气是胸痹的并发症。

仲景认为，胸痹、心痛的主要病机是"阳微阴弦"，本虚标实，故治疗以扶正祛邪为原则，祛邪偏重通阳宣痹，扶正偏重温阳益气。胸痹病的主症是喘息咳唾、胸背痛、短气，治疗主方是栝楼薤白白酒汤，随证变通治之。若胸痹痰浊较盛，不能平卧，心痛彻背，用栝楼薤白半夏汤。若胸痹而心中痞，胸满，胁下逆抢心，偏于邪实者，用枳实薤白桂枝汤；偏于正虚者，用人参汤。若胸痹较轻，饮阻气滞，胸中气塞，短气，偏于气滞者，用橘枳姜汤；偏于饮停者，用茯苓杏仁甘草汤。若胸痹急性发作，救急用薏苡附子散。若寒饮上逆，心中痞，心悬痛者，用桂枝生姜枳实汤。若阳微阴盛，心痛彻背，背痛彻心，痛无休止，随时有猝死之忧，用乌头赤石脂丸，有起死回生之功。

总结本篇方药应用规律如下：主方是栝楼薤白白酒汤，主药是瓜蒌（栝楼实）、薤白。随证加味法：痰盛加半夏；气逆加桂枝；痞重加枳实、厚朴；其他，如橘皮、茯苓、杏仁、生姜等理气化痰药都可作为辅助药随证加入，或用之组方治疗胸痹之轻证。此外，胸痹因心脾虚衰者，宜人参汤；阳虚寒盛重症者，非乌头、附子之类不可，方如薏苡附子散、乌头赤石脂丸。

对于心病的治疗，本篇所述为经典大法，后世对此在继承的基础上又有所发展与创新。目前对冠心病心绞痛的治疗大致分为治标和治本两个方面：治标以通为主，具体方法有宣痹通阳、芳香温通、活血化瘀及清热化痰等；治本以补益为主，具体方法有益气、温阳、滋阴、养血等。临证之时，应针对具体病情，或以治标为主，或以治本为主，或标本兼治，总以切中病情为宜。

本篇虽然只有9条，但对于胸痹心痛病从病机到治疗，从主症到兼症，从重证到轻证，从一般到特殊，面面俱到，言简意赅，详略有度，其中真谛需要细细品味。

腹满寒疝宿食病脉证治第十

本篇论述腹满、寒疝、宿食三种病的辨证论治。由于三病皆以腹部胀满或疼痛为主症，故合为一篇讨论。

腹满指脘腹部胀满，为多种疾病发展过程中存在的一种症状。关于腹满的成因，《素问·至真要大论篇》说："脏寒生满病。"《素问·异法方宜论篇》又说："诸胀腹大，皆属于热。"可知腹满有因寒、因热之别。根据《素问·太阴阳明论篇》所谓"阳道实，阴道虚"的理论，可将腹满病机概括为两类：实热证，多责之于胃；虚寒证，多责之于脾。

寒疝是指阴寒性的腹痛。《说文解字》曰："疝，腹痛也。"关于寒疝的成因，王冰注《素问·大奇论篇》云："疝者，寒气结聚之所为也。"《诸病源候论》卷二十《疝病诸候》说得更加明确，指出："此阴气积于内，寒气结搏而不散，腑脏虚弱，故风冷邪气与正气相击，则腹痛里急，故云寒疝腹痛也。"可见古人是将阳气虚弱，寒气攻冲所致以腹痛为主的证候，称为寒疝。

宿食以胃脘痞闷、嗳腐吞酸，甚则脘腹胀痛，呕吐或下利为主症。关于宿食病的成因，《素问·痹论篇》说："饮食自倍，肠胃乃伤。"《金匮》第一篇第13条指出："谷饪之邪，从口入者，宿食也。"可见饮食不节是引起宿食病的主要原因。《诸病源候论》卷二十一《宿食不消病诸候》曰："宿谷未消，新谷又入，脾气既弱，故不能磨之，则经宿而不消也。令人腹胀气急，噫气醋臭，时复憎寒壮热是也，或头痛如疟之状。"又曰："夫食过于饱，则脾不能磨消，令气急烦闷，睡卧不安。"进一步说明了宿食病的成因与证候。

本篇共26条原文：第1~8、20条主要论述腹满、寒疝的脉证；第9、11、12、13条论述实证腹满的四种方证；第10、14~19条论述寒疝的七种方证；第21~26条论述宿食病证治及"食积类伤寒"的脉症。

所论三病，多属于消化系统疾病，与西医学之急性肠梗阻、胰腺炎、胆囊炎等急腹症相类似，也有部分属于功能性疾患。应中西医结合，以提高诊治水平。

【原文】趺阳脉微弦，法当腹满，不满者必便难，两胠[1]疼痛，此虚寒从下上也（按：《备急千金要方》作"此虚寒气从下向上也"），当与温药服之。(1)

【注释】

[1] 胠（qū 区）：胁肋部。《广雅》："胠，胁也。"

【提要】本条论虚寒性腹满、寒疝的病机及治法。

【简释】尤在泾："趺阳，胃脉也；微弦，阴象也。以阴加阳，脾胃受之，则为腹满；设不满，则阴邪必旁攻肤胁而下闭谷道，为便难，为两胠疼痛。然其寒不从外入而从下上，则病自内生，所谓肾虚则寒动于中也，故不当散而当温。"（《金匮要略心典》）

【按】对于本条文字及其文义，注家有不同见解，尚难以定论，读者师其大义可也。

【原文】病者腹满，按之不痛为虚，痛者为实，可下之。舌黄未下者，下之黄自去（按：《金匮玉函经》"去"下有"宜大承气汤"五字）。（2）

【提要】本条论腹满虚实的辨证和实热腹满的治法。

【简释】本条指出通过"腹诊"对腹满虚实进行辨证，即"按之不痛为虚，痛者为实"，并强调分辨虚实、寒热的必要诊法之一是望舌。所谓"舌黄"，指苔黄，为内有实热的表现，下之实热除则苔黄自去。

【按】仲景诊断疾病，通常详于脉诊而略于舌诊。本条通过望舌以辨别虚实、决定治法，诚为可贵。并且，本条综合分析腹诊与舌诊以诊断疾病，十分值得借鉴。诊断疾病应效法仲景，四诊合参，全面分析，方不致误。

【原文】腹满时减，复如故，此为寒，当与温药。（3）

【提要】本条论虚寒腹满的治法。

【简释】本条所述，为阳气不足，寒自内生之证，即《素问·异法方宜论篇》所谓"脏寒生满病"。由于阳气时盛时衰，故寒气或聚或散，则腹满时轻时重，当用温补药治疗。此条应与后第13条对比研究。

【原文】病者痿黄，躁（按：《金匮要略心典》《医宗金鉴》并作"燥"）而不渴，胸（按：《脉经》卷八第十四作"胃"）中寒实，而（按：《脉经》"而"下有"下"字）利不止者，死。（4）

【提要】本条论阳微寒盛之候。

【简释】尤在泾："痿黄，脾虚而色败也。气不至，故燥；中无阳，故不渴。气竭阳衰，中土已败，而复寒结于上，脏脱于下，何恃而可以通之止之乎？故死。"（《金匮要略心典》）总之，此条所述为病危之候，随时可危及生命，故曰"死"。"然用大剂术、附以回阳，用去湿之赤石脂、禹余粮以止涩下焦，或亦当挽救一二也。"（曹颖甫《金匮发微》）

【按】本条的"躁"字，有的注家释为"阴躁"；有的改作"燥"字，释为燥而不渴是阳气不至的病机。从本条总的精神来看，二者均有道理，并存可也。

【原文】寸口脉弦者，即胁下拘急而痛，其人嗇嗇恶寒也。(5)

【提要】本条论表里皆寒的脉证。

【简释】寸口脉弦，主寒、主痛；阳虚气馁而寒邪袭表，故"嗇嗇恶寒"；胁下乃腹部，阳虚生内寒，寒性收引，故"胁下拘急而痛"。

【原文】夫中寒家[1]（按：《备急千金要方》卷十六第八此句作"凡是中寒者"），喜欠，其人清涕出，发热色和者，善嚏。(6)

中寒，其人下利，以里虚（按：《备急千金要方》"虚"下有"故"字）也，欲嚏不能，此人肚中寒—云痛。(7)

【注释】

[1] 中（zhòng 众）寒家：指经常容易受到外寒影响之人。中，感受、受到，与下文"中（zhōng 忠）寒"之中音义不同。

【提要】以上两条论表虚中寒家与里虚中寒的不同表现。

【简释】由于体质及受邪深浅不同，不同病人的临床表现有别。第 6 条所述"中寒家"，是指阳虚体质，经常容易受到外寒影响之人。外邪侵犯肺卫，肺窍不利，则见鼻流清涕；而打呵欠或打喷嚏为阳气欲伸，驱邪外出之势。所谓"发热色和者"，为似外感而非也。

第 7 条是说里虚之人，寒自内生，或寒邪内侵脾胃，则下利；阳气不得伸展则欲嚏不能。"此人肚中寒"言其素体腹中虚寒也。

【按】以上两条是讲阳虚体质之人，阳气卫外与温里失职的证候。第 6 条证候特点颇类似西医学之过敏性鼻炎。

【原文】夫瘦人绕脐痛，必有风冷，谷气不行，而反下之，其气必冲；不冲者，心下则痞。(8)

【提要】本条论里虚寒证误下后的变证。

【简释】体质瘦弱之人，正气不足，感受风冷，邪气直中于里，寒气凝滞，则绕脐腹痛、大便不通，此为冷秘，当与温药以助脾运。如诊断失误，妄用苦寒攻下，必更伤阳气，"虚其里气，虚而气逆则上冲，虚而气结则作痞"（《金匮要略广注》）。

【按】以上 8 条，首条诊趺阳脉以阐明虚寒性腹满和寒疝之病机；第 2、3 条论实热腹满与虚寒腹满的辨证及治法；第 4～8 条反复论述不同体质之人，表寒证、里寒证、表里皆寒证的证候及误治后的变证。由此可以推断，古代居住条件差，贫苦百姓饥寒交迫，里虚者多，感寒者多，故仲景重视虚证、寒证的诊治。

【原文】病腹满，发热十日，脉浮而数，饮食如故，厚朴七物汤主之。(9)

厚朴七物汤方：厚朴半斤，甘草、大黄各三两，大枣十枚，枳实五枚，桂枝二两，生姜五两。上七味，以水一斗，煮取四升，温服八合，日三服。呕者加半夏五合，下利去大黄，寒多者加生姜至半斤。

【提要】本条论表里同病的证治。

【简释】脉浮而数，为病邪在表，并有化热之势；发热十日前后，病腹满为外邪入里化热成实。厚朴七物汤乃表里双解之剂，故本条所述为表证未解，里已成实之证。厚朴七物汤，即桂枝汤去芍药合厚朴三物汤而成，方取桂枝汤解表而和营卫，因其腹满不痛，故去芍药，合用厚朴三物汤以除实满。呕者，乃气逆于上，故加半夏以降逆；下利是脾胃已伤，故去大黄；寒盛则重用生姜以散寒。

【按】本方证表里同病之机可有两解：一是先有里病腹满，后感外邪；一是外感邪气，入里化热成实。何者为是，了解病史、病因后不难辨别。

【方歌】

> 表里同病兼治方，桂枝去芍枳朴黄。
>
> 痛而闭者但三物；心下满痛柴胡汤；
>
> 腹满不减腹实证，承气攻下苔不黄。

【原文】腹中寒气，雷鸣 (按：《备急千金要方》卷十六第七作"胀满肠鸣") 切痛[1]，胸胁逆满，呕吐，附子粳米汤主之。(10)

附子粳米汤方：附子一枚 (炮)，半夏、粳米各半升，甘草一两，大枣十枚。上五味，以水八升，煮米熟，汤成，去滓，温服一升，日三服。

【注释】

[1] 雷鸣切痛：雷鸣，即肠鸣音活跃；切痛，谓腹部拘急痛甚。

【提要】本条论脾胃虚寒，寒气攻冲腹痛的证治。

【简释】腹中寒气是言病机，雷鸣切痛为主症。《灵枢·五邪》篇说："邪在脾胃……阳气不足，阴气有余，则寒中肠鸣腹痛。"腹中寒气攻其两胁并上逆，则胸胁胀满、呕吐。治用附子粳米汤，方中附子助阳气，以治寒气之本；半夏降胃气，以止呕吐之标；甘草、大枣、粳米缓中补虚，以扶助胃气。若中焦寒甚，宜加干姜以温中。

【原文】痛而闭 (按：《脉经》卷八第十一作"腹满痛") 者，厚朴三物汤主之。(11)

厚朴三物汤方：厚朴八两，大黄四两，枳实五枚。上三味，以水一斗二升，先煮二味，取五升，内大黄，煮取三升，温服一升。以利为度。

【提要】本条论阳明里实而气滞为重的证治。

【简释】痛而闭者，可见腹部胀满而痛、大便不通、腹部拒按、舌红苔黄、脉滑实有力等，此为里实气滞，腑气不通所致。厚朴三物汤与小承气汤所含药味相同，而其所用药量、煮法却与大承气汤相同。本方重用厚朴、枳实行气除满，后纳大黄通便泄实，故适用于里实而气滞为重之证。

【原文】按之心下满痛者，此为实也，当下之，宜大柴胡汤。（12）

大柴胡汤方：柴胡半斤，黄芩三两，芍药三两，半夏半升（洗），枳实四枚（炙），大黄二两，大枣十二枚，生姜五两。上八味，以水一斗二升，煮取六升，去滓，再煎，温服一升，日三服。

【提要】本条论少阳腑证的证治。

【简释】"按之"即腹部触诊，"心下"指上腹胃脘部，"满痛"为既满且痛、按之加重。"此为实也"，乃判断病机，即前第3条所谓"按之不痛为虚，痛者为实"。故"当下之，宜大柴胡汤"。大柴胡汤即小柴胡汤去人参、甘草，加芍药、枳实、大黄而成。关于本方功用，陈修园说："与大柴胡汤下之，下其邪气，而不攻其大便而愈。"尤在泾进一步说："与大柴胡以下里热则愈。"（《伤寒贯珠集·少阳篇·少阳权变法》）《神农本草经》谓该方主药柴胡"主肠胃中结气，饮食积聚，寒热邪气，推陈致新"。总之，大柴胡汤为和解少阳、清泄里热之方，使在经之邪假道太阳汗之，使在腑之热假道阳明下之。

【按】本条所述"按之心下满痛"只是大柴胡汤证的腹诊表现，而其证候特点应与《伤寒论》有关条文互参。例如，第103条说："太阳病，过经十余日，反二三下之，后四五日，柴胡证仍在者，先与小柴胡汤；呕不止，心下急，郁郁微烦者，为未解也，与大柴胡汤下之则愈。"第136条并说："伤寒十余日，热结在里，复往来寒热者，与大柴胡汤。"

【原文】腹满不减，减不足言，当须下之，宜大承气汤。（按：《伤寒论》第255条同，唯无"须"字。）（13）

大承气汤方：见前痉病中。

【提要】本条论阳明腑实重证的证治。

【简释】本条应与前第2、3条综合研究。腹满疼痛，固然是大承气汤证根据之一，但应与虚证对勘。虚证里无积滞，故腹满时减；实证里有宿食或燥粪，故腹满不减。"减不足言"仍是强调腹部持续性胀满不减之实证特点，当下之，宜大承气汤。需要明确，腹诊固然重要，还必须联系全身症状，四诊合参，方不致误，详见《伤寒论》相关条文。

【按】尤在泾指出："以上三方，虽缓急不同，而攻泄则一，所谓'中满者，泻之于内'也。"（《金匮要略心典》）

【原文】心胸中大寒痛，呕不能饮食，腹中寒，上冲皮起，出见有头足[1]，上下痛而不可触近，大建中汤主之。(14)

大建中汤方：蜀椒二合（炒去汗），干姜四两，人参二两。上三味，以水四升，煮取二升，去滓，内胶饴一升，微火煎取一升半，分温再服。如一炊顷[2]，可饮粥二升，后更服，当一日食糜粥，温覆之。

【注释】

[1] 上冲皮起，出见有头足：即腹皮突起如头足状团块物。

[2] 一炊顷：约烧一顿饭的时间。

【提要】本条论阳虚寒盛，蛔虫扰动的证治。

【简释】本条当作两节看："心胸中大寒痛，呕不能饮食"为一节，是蛔虫动膈（胆道蛔虫病）的证候；"上冲皮起……不可触近"为一节，是蛔虫扰肠的证候。所述"心胸中"是言病位，"大"是言病势，"寒"是言病性，"痛，呕不能饮食"是言主症。所述"腹中寒"，是言阳虚肠寒，不适合蛔虫寄生，因而蛔虫扰动，表现为"上冲皮起，出见有头足，上下痛而不可触近"等蛔虫聚于肠，上下扰动攻冲之证候。病由脾胃阳衰，中焦寒甚所引起，故用大建中汤。方中蜀椒、干姜温中散寒，《名医别录》谓蜀椒"主除五脏六腑寒冷……杀虫"；人参、饴糖补益脾胃。四味合用大建中气、温阳治蛔，则诸症悉愈。方后注曰："当一日食糜粥，温覆之。"告诫要注重饮食调养及护理。

【方歌】

阳虚寒盛大建中，呕不能食大寒痛，

蜀椒干姜人参饴，温阳治蛔补中宫。

【原文】胁下偏（按：吴谦、叶霖并谓"偏"当是"满"字）痛，发热（按：《脉经》卷八第十一无"发热"二字），其脉紧弦，此寒也，以温药下之，宜大黄附子汤。(15)

大黄附子汤方：大黄三两，附子三枚（炮），细辛二两。上三味，以水五升，煮取二升，分温三服（按：《备急千金要方》作"分再服"）；若强人煮取二升半，分温三服。服后如人行四五里，进一服（按：《备急千金要方》无"若强人……进一服"二十三字）。

【提要】本条论寒实内结的证治。

【简释】条文所谓"胁下偏痛"，是指一侧胁下腹痛；发热只是或然症；紧弦之脉，主寒、主痛。腹部疼痛而脉紧弦，是寒实内结之征。大黄附子汤，为温下并用之法。尤在泾："是以非温不能已其寒，非下不能去其结，故曰宜以温药下之。程氏曰'大黄苦寒，走而不守，得附子、细辛之大热，则寒性散而走泄之性存'是也。"（《金匮要略心典》）

【按】本条应与本篇首条"不满者必便难，两胠疼痛"互参。以方测证，则本方证必见大便不通、舌淡苔腻或畏寒肢冷等症。《普济本事方》中有温脾汤一方，即本方去细辛，加干姜、甘草、桂心、厚朴而成，在药物组成方面较本方更为周到，临床可以采用。

据《皇汉医学》载："此方实能治偏痛，然不特偏痛已也。亦能治寒疝，胸腹绞痛延及心胸腰脚，阴囊㿗肿，腹中时时有水声，而恶寒甚者。若拘挛剧者，合芍药甘草汤。如上所云，不仅治偏痛，亦能治两侧胁下及腰腹痛。故不可拘泥于'偏痛'二字也。"

【原文】寒气厥逆，赤丸主之。(16)

赤丸方：茯苓四两，半夏四两（洗）一方用桂，乌头二两（炮），细辛一两《千金》作人参（按：今本《备急千金要方》卷十六第八无"人参"）。上四味，末之，内真朱为色，炼蜜丸如麻子大，先食酒饮下三丸（按：《备急千金要方》作"空腹酒服一丸"），日再夜一服；不知，稍增之（按：《备急千金要方》作"加至二丸"），以知为度。

【提要】本条论寒气厥逆的证治。

【简释】本条叙证简略，所述"寒气"为病机，"厥逆"指证候，即寒气在内所致手足厥冷、腹中痛、呕吐、心悸、头眩等"厥证"和"逆证"的表现。方中乌头与细辛相伍散寒止痛，半夏与茯苓相伍化饮止呕；辅以真朱，即朱砂为色，并取其镇逆之功。

【按】赤丸中乌头与半夏属于用药禁忌"十八反"之一。须知汉代尚无十八反之说，此说始于唐代之后。虽有十八反之禁忌，但古代医家处方犯"禁忌"者并不少，现代亦有不少学者撰文对十八反提出质疑。总体而言，对十八反不能一概而论，反与不反，与辨证是否准确，以及处方配伍、剂型、用量、服法等诸多方面是否得当均有关系。用得巧妙，有相反相成之功；用之不当，轻者致误，重者害命！

【原文】腹痛（按：《脉经》卷八第十一、《备急千金要方》卷十六第八并作"寸口"，并连下读），脉弦而紧，弦则卫气不行，即恶寒，紧则不欲食，邪正相搏，即为寒疝。

寒疝绕脐痛，若发则白汗[1]出，手足厥冷，其脉沉弦者，大乌头煎（按：
《脉经》《备急千金要方》"煎"并作"汤"）主之。（17）

大乌头煎方：乌头大者五枚（熬，去皮，不㕮咀），上以水三升，煮取一升，去
滓，内蜜二升，煎令水气尽，取二升，强人服七合，弱人服五合。不瘥，明日
更服，不可一日再服。

【注释】

[1] 白汗：指因剧痛而出的冷汗。《素问·经脉别论篇》："厥气留薄（厥气留于经脉与正气相
搏），发为白汗。"《素问·阴阳别论篇》："阴争于内，阳扰于外，魄汗未藏，四逆而起。"古代白与
魄通用。综合分析，"白汗"当指冷汗。

【提要】本条论寒疝的病机、典型脉症和治疗。

【简释】腹痛而脉象弦紧，是正气与寒邪相搏的表现。阳气不能卫外，故恶
寒；中阳衰弱，故不欲饮食。从"若发"两个字可以明确，寒疝具有发作性。寒
疝发作时，主要是绕脐疼痛，由于痛重，因而汗出肢冷，此时脉象已由弦紧转为沉
弦，说明疝痛已至相当剧烈的程度，应当以破积散寒止痛的大乌头煎治之。乌头大
辛、大热，有大毒，善治沉寒痼冷。该方只乌头一味药，先以水煮，后去滓，纳蜜
再煎。蜜煎既能解乌头毒性，又能延长药效。方后云"强人服七合，弱人服五合。
不瘥，明日更服，不可一日再服"，可知药性峻烈，服用宜慎之又慎，谨防过量
中毒。

【方歌】

大乌头煎治寒疝，水煮去滓蜜再煎，
沉寒痼冷为良剂，乌头桂枝兼表寒。

【原文】寒疝腹中痛，及胁痛里急者，当归生姜羊肉汤主之。（18）

当归生姜羊肉汤方：当归三两，生姜五两，羊肉一斤。上三味，以水八升，煮
取三升，温服七合，日三服。若寒多者，加生姜成一斤；痛多而呕者，加橘皮
二两、白术一两。加生姜者，亦加水五升，煮取三升二合，服之。

【提要】本条论血虚寒疝的证治。

【简释】寒疝多因阴寒内盛，而本条证候则由血虚引起。血虚及气，气虚则寒
自内生。胁、腹之筋脉失于气的温煦和血的濡养，故"腹中痛及胁痛里急"。其特
点为腹痛及胁痛不甚、喜温喜按、舌淡苔白而润、脉弦虚而涩。当归生姜羊肉汤温
养血气、补虚散寒。徐彬曰："不用参而用羊肉，所谓'精不足者，补之以味
也'。"（《金匮要略论注》）

【按】《医宗金鉴》说："此治寒疝之和剂也。服乌头煎病势退者，亦当与之。"本方在《妇人产后病脉证治》篇用治"产后腹中㽲痛"，应互参。

【方歌】

> 当归生姜羊肉汤，药补食补同用方，
>
> 血气虚寒诸般病，阳虚体质强身良。

【原文】寒疝腹中痛，逆冷，手足不仁，若身疼痛，灸刺诸药不能治，抵当（按：《备急千金要方》卷十六第八无"抵当"二字。吴谦曰："'抵当'二字，衍文也。"）乌头桂枝汤主之。(19)

乌头桂枝汤方：乌头（按：此下脱剂量。《备急千金要方》作"秋干乌头，实中者五枚，除去角"）。上一味，以蜜二斤（按：为"升"之误。如治历节病之乌头汤及前条大乌头煎，均是以蜜"二升"），煎减半，去滓，以桂枝汤五合解之，令得一升后，初服二合；不知，即（按：《备急千金要方》《外台秘要》并作"更"字）服三合；又不知，复加至五合。其知者如醉状，得吐者为中病。

桂枝汤方：桂枝三两（去皮），芍药三两，甘草二两（炙），生姜三两，大枣十二枚。上五味，锉，以水七升，微火煮取三升，去滓。

【提要】本条论寒疝兼身疼痛的证治。

【简释】徐彬说："起于寒疝腹痛，而至逆冷，手足不仁，则阳气大痹，加以身疼痛，营卫俱不和……故以乌头攻寒为主，而合桂枝全汤以和营卫，所谓七分治里，三分治表也。"（《金匮要略论注》）方用乌头主治里寒而止腹痛，桂枝汤主治肌表而调营卫。

【按】本条所述"身疼痛"是否为外感风寒之表证，很难确认。但总为营卫不和之肌表病变，桂枝汤为主治之方。

关于乌头桂枝汤的煎法、服法及服药后反应。《医宗金鉴》曰："以桂枝汤五合解之者，溶化也。令得一升，谓以乌头所煎之蜜五合，加桂枝汤五合，溶化令得一升也。不知，不效也；又不知，又不效也，其知者，已效也。如醉状，外寒方散，得吐者，内寒已伸，故为中病也。"笔者认为，"不知"为药不及病，由于用药量轻而疗效不明显；"其知者"是药已"中病"，而"如醉状，得吐者"为乌头中毒的反应，即药量已至最佳，不可再加大剂量，以免导致严重中毒，危及生命。

需要明确，如果服药后发现呼吸急促、头痛、心跳过速、脉象歇止或肢体麻木等，为乌头中毒的表现。应中西医结合抢救，中药可速服绿豆汤或黑豆甘草汤。

【原文】其脉数而紧乃弦，状如弓弦，按之不移。脉数弦者，当下其寒；脉紧大而迟者，必心下坚；脉大而紧者，阳中有阴，可下之。(20)

【提要】本条论寒疝之脉之变与治法。

【简释】徐彬："此言弦紧为寒疝主脉，然有数而紧与大而紧，俱是阳中有阴，皆当下其寒，故以此总结寒疝之脉之变。"(《金匮要略论注》)尤在泾："脉数为阳，紧弦为阴，阴阳参见，是寒热交至也。然就寒疝言，则数反从弦，故其数为阴凝于阳之数，非阳气生热之数矣。……故曰脉数弦者，当下其寒。紧而迟，大而紧亦然。"(《金匮要略心典》)

附方

《外台》乌头汤：治寒疝腹中绞痛，贼风入攻五脏，拘急不得转侧，发作有时，使人阴缩[1]，手足厥逆。方见上。

《外台》柴胡桂枝汤方：治心腹卒中痛者。

柴胡四两，黄芩、人参、芍药、桂枝、生姜各一两半，甘草一两，半夏二合半，大枣六枚。上九味，以水六升，煮取三升，温服一升，日三服。(按：本方与《伤寒论》柴胡桂枝汤之药味、剂量完全相同。)

《外台》走马汤[1]：治中恶[2]心痛腹胀，大便不通。

巴豆二枚（去皮心，熬），杏仁二枚。上二味，以绵缠，捶令碎，热汤二合，捻取白汁，饮之，当下。老小量之。通治飞尸[3]鬼击[4]病。

【注释】

[1] 走马汤：形容药效迅速如奔马之势。

[2] 中恶：病名，见《肘后备急方》卷一。《温病条辨》沈目南注："俗谓绞肠乌痧。"

[3] 飞尸：病名，见《肘后备急方》卷一。其病突然发作，表现为心腹刺痛、气息喘急、胀满上冲心胸。

[4] 鬼击：病名，见《肘后备急方》卷一。指不正之气突然袭击人体，症状是胸、胁、腹部绞急切痛，或兼见吐血、衄血、下血。

【原文】问曰：人病有宿食，何以别之？师曰：寸口脉浮而大，按之反涩，尺中亦微而涩，故知有宿食，大承气汤主之。(21)

脉（按：《备急千金要方》卷十五第七"脉"前有"下利"二字）数而滑者，实也，此有宿食，下之愈，宜大承气汤。(22)

下利不欲食者，有宿食也，当下之，宜大承气汤。(23)

【提要】以上三条论宿食病的脉证并治。

【简释】一般来说，宿食病多见滑脉。从以上第21、22条来看，既言脉滑，又言脉涩，"滑与涩相反，何以俱为实宜下？滑者涩之浅，而实邪欲成未成者；涩者滑之深，而实邪已成者。故不论为滑为涩，兼大而见于关部，则有物积聚，宜施攻治，无二理也"（《金匮要略方论本义》）。

以上三条互参，前两条所论为宿食停滞新久不同之脉，而第23条则论宿食之症。伤食者"不欲食"，为宿食病之主症特点；"下利"则是正气驱宿食下出之势。此外，还应结合有无饮食自倍的病史，以及舌苔、腹诊、大便气味等情况综合分析，方能无误。

【原文】宿食在上脘，当吐之，宜瓜蒂散。（24）

瓜蒂散方：瓜蒂一分（熬黄），赤小豆一分（煮）。上二味，杵为散，以香豉七合煮取汁，和散一钱匕，温服之。不吐者，少加之，以快吐为度而止。亡血及虚者不可与之。

【提要】论宿食在胃的治疗方法。

【简释】宿食病泛泛欲吐，与第23条的下利，同样是正气抗病的反应，故当因势利导而采取吐法，即"其高者，因而越之"也，宜瓜蒂散。瓜蒂味苦，赤豆味酸，能涌吐胸胃实邪；又佐香豉煮汁开郁结而和胃气。服之不吐，稍加服；得快吐为度而止，过吐则恐伤胃气也。吴谦说："此方奏功之捷，胜于汗、下。所谓汗、吐、下三大法也，今人不知仲景、子和之精义，置之不用，可胜惜哉！"（《医宗金鉴·订正仲景全书伤寒论注》）

【按】凡痰涎、宿食、毒物等居于咽喉、胸脘，皆当以吐为快，可采用瓜蒂散吐之。如吐不止，可口含生姜片或服姜汁少许，或服冷粥，或服冷开水，均有止吐作用。呕吐之后，体质较虚，且胃口较弱，要注意避风，以糜粥自养。

【原文】脉紧如转索无常者，有宿食也。（25）

脉紧头痛，风（按：宽保本曰："'风'字疑'恶'字误。"）寒，腹中有宿食不化也。一云寸口脉紧。（26）

【提要】以上两条论"食积类伤寒"的脉症。

【简释】尤在泾："脉紧如转索无常者，紧中兼有滑象，不似风寒外感之紧为紧而带弦也。故寒气所束者，紧而不移；食气所发者，乍紧乍滑，如以指转索之状，故曰无常。

"脉紧头痛风寒者，非既有宿食而又感风寒也。谓宿食不化，郁滞之气上为头痛，有如风寒之状，而实为食积类伤寒也。仲景恐人误以为外感而发其汗，故举以示人曰'腹中有宿食不化'，意亦远矣。"（《金匮要略心典》）

【按】第26条大意是说，"脉紧头痛"的病因病机有二：或是外感风寒，邪气束表所致；或是内伤饮食，宿食不化所致。临床中根据病史及四诊仔细推求，则二者不难鉴别。

小　结

本篇论述了腹满寒疝宿食病脉证并治。三者的临床表现，或以脘腹胀满为主，或以脘腹疼痛为主，或胀满与疼痛并见。其病位多在胃肠，或涉及脾、肝、肾。病机大略有实热证与虚寒证之不同。在诊法方面提出了以脉辨证、腹部触诊辨证及四诊合参的诊断方法。

对于以腹满为主，属实热者，治用寒下，可根据具体病因病机之不同，用厚朴七物汤、厚朴三物汤、大柴胡汤、大承气汤治疗。腹满属虚寒者，"当与温药"，具体方药可参考寒疝证治。

寒疝是指阳虚寒盛所致以腹痛为主的病证，亦"当与温药"为主，辨证采用附子粳米汤、大建中汤、赤丸、大乌头煎、乌头桂枝汤、当归生姜羊肉汤6方。若为寒实内结，虚实夹杂证候，治当虚实兼顾，如大黄附子汤证。

对于宿食病的证治，本篇指出：宿食在上（胃）当用吐法，主方为瓜蒂散；在下（肠）当用下法，主方为大承气汤。后世医家对宿食轻证，补出消导一法，常用方为保和丸。

本篇所述部分方药，目前可用于治疗"急腹症"，方证相对则疗效显著。此外，附方柴胡桂枝汤的临床用途亦较为广泛。

五脏风寒积聚病脉证并治第十一

本篇论述五脏风寒、五脏死脉、三焦各部病证、脏腑积聚脉证，以及肝着、肾着、脾约的辨证论治。需要明确，本篇所论中风、中寒，既不同于《伤寒论》里的中风、中寒，也不同于前第五篇所论中风，而是指五脏受到自然界风寒邪气的影响而发病。还应当认识到，本篇之条文，并非杂乱堆积，若认真琢磨、全面分析，便可领会其中蕴含的深刻思想。从部分条文内容来看，大抵是脏中风、中寒→脏伤→死脏。这是在"内所因"的条件下，风寒侵入五脏的急性演变过程。倘脏气尚可与邪气相持，则其演变情况将是脏中风、中寒的某种中间状态，如肝着、脾约、肾着等，久则形成积聚。所以，本篇将五脏风寒（脏伤、死脏）积聚病并为一篇，意在阐明在内因宿病的条件下，风寒伤及内脏，可以有急性和慢性两种病情转归。

全篇共20条原文。其中第1、4、8、13条论肺、肝、心、脾中风；第2、5、9条论肺、肝、心之中寒；无肾中风及脾、肾中寒，疑五脏风寒部分有脱简。第3、6、11、14、17条论五脏死脉，此与《素问·平人气象论篇》所述五脏死脉相类。第10、12条论心伤、血气少的脉证。第18、19条论三焦脏腑的病证，但较简略。第20条论述积、聚、谷气三者的证候及鉴别。第7、15、16条论述了肝着、脾约、肾着三种病证的具体治疗。

古人在脉诊上积累了丰富的经验。本篇所述"五脏死脉"是指危重病人的脉象。其他五脏风寒积聚之病情相当复杂，很难用西医学药名简单类比。

【原文】肺中风者，口燥而喘，身运而重，冒而肿胀。（1）

肺中寒，吐浊涕。（2）

肺死脏[1]，浮之虚，按之弱如葱叶，下无根者，死[2]。（3）

【注释】

[1] 肺死脏：指真脏脉。下文四脏死脉皆指真脏脉。《素问·玉机真脏论篇》曰："真脏曰死。"故真脏脉者，无胃气之脉也。

[2] 浮之虚……死：《素问·平人气象论篇》："平肺脉来，厌厌聂聂，如落榆荚（按：正常的肺脉来时，轻虚而浮，像榆荚下落一样轻浮和缓），曰肺平，秋以胃气为本……死肺脉来，如物之浮，如风吹毛（按：形容脉来轻浮而无根，如风吹毛之象），曰肺死。"《素问·玉机真脏论篇》云："真肺脉至，大而虚，如以毛羽中人肤（按：形容肺脉之浮虚无力，好像羽毛着人皮肤一样）……乃死。"

【提要】以上三条论肺中风、中寒证候及死脏脉象。

【简释】 尤在泾："肺中风者，津结而气壅，津结则不上潮而口燥，气壅则不下行而喘也。身运而重者，肺居上焦，治节一身，肺受风邪，大气则伤，故身欲动而弥觉其重也。冒者，清肃失降，浊气反上，为蒙冒也。肿胀者，输化无权，水聚而气停也。

"肺中寒，吐浊涕者，五液在肺为涕，寒气闭肺窍而蓄脏热，则浊涕从口出也。

"肺死脏者，肺将死而真脏之脉见也。浮之虚，按之弱如葱叶者，沈氏所谓有浮上之气，而无下翕（按：和顺的意思）之阴是也。《内经》云：'真肺脉至，大而虚，如以毛羽中人肤。'亦浮虚中空，而下复无根之象尔。"（《金匮要略心典》）

【按】 第3条所谓"浮之虚"之"浮"不是脉象名，而是动词，是"浮取"（轻取）的意思；"之"是代词，指脉搏；"虚"是说脉搏呈现虚象。这是兼语式词组，又叫递系结构。"之"是"浮"的宾词，又是"虚"的主语。此条"浮之虚"与后面第6条"浮之弱"、第11条"浮之实"，都是兼语式词组。而与之相对应的"按之弱如葱叶""按之如索不来""按之益躁疾者"，也都是兼语式词组，都可以做类似的分析。

【原文】 肝中风者，头目眴[1]，两胁痛，行常伛[2]，令人嗜甘。（4）

肝中寒者，两臂不举，舌本燥，喜太息，胸中痛，不得转侧，食则吐而汗出也。《脉经》《千金》云：时盗汗咳，食已吐其汗。（5）

肝死脏，浮之弱[3]，按之如索不来[4]，或曲如蛇行者，死[5]。（6）

【注释】

[1] 头目眴（shùn 顺）：《说文解字》："眴，目动也。"魏荔彤曰："肝木内风动则头目眴，眴者，合眩晕而言也。"

[2] 伛（yǔ 雨）：曲背也。《广韵·九虞》："伛，不伸也。"

[3] 浮之弱：李彣曰："肝脉宜沉，若浮之弱，谓举之无力也。"

[4] 按之如索不来：曹颖甫谓"重按之则如绳索之弦急，忽然中止，则弦而见代脉矣"。此为精气脱，胃气绝之死脉。

[5] 曲如蛇行者，死：《素问·平人气象论篇》："死肝脉来，急益劲，如新张弓弦，曰肝死。"

【提要】 以上三条论肝中风、中寒证候及死脏脉象。

【简释】 肝为风木之脏，其脉布胁肋，连目系，上出额，与督脉会于颠顶。肝中于风邪，风胜则动，故头目眩晕；肝主筋，风胜则筋脉拘急，故两胁痛、行常伛；肝苦急，故喜食甘以缓之。

肝主筋，肝经受到寒邪的影响，则筋脉收引而致两臂不举；肝脉循喉咙之后，络于舌本，肝病而津液疏泄失常，故舌本干燥；肝气郁结，失其条达之性，故善太息、胸中痛、不得转侧；肝病传胃，胃不受食，故食后作吐，吐甚鼓动阳气而汗出。

肝脉以和缓微弦为平脉，今轻取无力，重按弦劲如循刀刃或曲如蛇行，此为肝之真气已绝，故主死。

【原文】肝着[1]，其人常欲蹈[2]其胸上，先未苦[3]时，但欲饮热，旋覆花汤主之。臣亿等校诸本旋覆花汤，皆同（按：陆渊雷引丹波氏说，"同"字似"阙"字之误。旋覆花汤方药物及服法，乃据赵刻本《妇人杂病脉证并治》篇所载增补）。（7）

旋覆花汤方：旋覆花三两，葱十四茎，新绛少许。上三味，以水三升，煮取一升，顿服之。

【注释】

[1] 肝着（zhuó 浊）：着，附着之义。与后第16条"肾着"之"着"字同义。

[2] 蹈：足踏。可引申为按揉、捶打。

[3] 苦：指病、病痛。

【提要】本条论肝着病的证治。

【简释】肝着，是肝经气血郁滞，着而不行所致。其证胸胁痞闷不舒，甚或胀痛，故"其人常欲蹈其胸上"以促进气血畅行。病起之前或病初之时"但欲饮热"，得热饮则促使气机通畅；但病久经络凝瘀，饮热已无效果。治以旋覆花汤，肃肺散结，通络舒肝。尤在泾："旋覆花咸温下气散结，新绛和其血，葱叶通其阳，结散阳通，气血以和，而肝着愈，肝愈而肺亦和矣。"（《金匮要略心典》）

【按】历代医家对方中"新绛"是何物考证不一。《神农本草经》未载。有的医家认为是绯帛，用药物（有谓以茜草染，或以猩猩血染，或以藏红花汁染，或以苏木染）染成大赤色丝织品的大红帽帏；而陶弘景则称绛为茜草，新绛则为新刈之茜草。临证之时，可用茜草、红花、苏木、郁金等活血止痛药代之。叶天士医案常以旋覆花汤为主方，随证加当归须、桃仁、泽兰、郁金之类，治胸胁胀痛，收效良好。由此可见，此方治络瘀肝着，确有疗效。此外，本书《妇人杂病脉证并治》篇中亦用此方治"半产漏下"，应互参。

【原文】心中风者，翕翕发热[1]，不能起[2]，心中饥[3]（按：《脉经》卷六第三、《备急千金要方》卷十三第一"饥"下并有"而欲食"三字），食即呕吐。（8）

心中寒者，其人苦病（按：《脉经》《备急千金要方》"其人"下并无"苦"字），心如啖蒜（按：《备急千金要方》"蒜"下有"虀"字）状，剧者心痛彻背，背痛彻心，譬如蛊注[4]。其脉浮者，自吐乃愈。（9）

心伤者，其人劳倦，即（按：《备急千金要方》无"即"字）头面赤而下重，心中痛而自烦，发热，当脐跳，其脉弦[5]，此为心脏伤所致也。（10）

心死脏，浮之实如麻豆[6]（按：赵刊本"麻"作"九"。《脉经》《备急千金要方》"如麻豆"并作"如豆麻击手"，"击"有"动"之义），按之益躁疾者，死。（11）

【注释】

[1] 翕翕（xī西）发热：李彣曰："翕翕，热气郁闷不散之貌。"

[2] 不能起：魏荔彤曰："壮火食气，气耗神疲而力亦倦，不能起之本也。"

[3] 心中饥：胃中空虚如饥饿感。

[4] 譬如蛊（gǔ古）注：形容心背彻痛之甚也。蛊，古籍中记载的一种人工培养的毒虫。

[5] 其脉弦：是变心脉圆润滑利之常，而为长直劲强之形。《素问·平人气象论篇》："平心脉来，累累如连珠（按：形容脉来滑利如珠，连绵连贯），如循琅玕（按：形容脉来如玉石之圆润而柔滑），曰心平。"

[6] 浮之实如麻豆：心之真脏死脉紧硬躁疾，如弹丸、豆粒转动之象。《素问·玉机真脏论篇》："真心脉至，坚而搏，如循薏苡子（形容脉象短实而坚。薏苡子，形如珠子而稍长），累累然。"

【提要】以上四条论心中风、心中寒、心伤证候及心病死脉。

【简释】尤在泾："翕翕发热者，心为阳脏，风入而益其热也。不能起者，君主病而百骸皆废也。心中饥，食则呕者，火乱于中，而热格于上也。

"心中如啖蒜者，寒束于外，火郁于内，似痛非痛，似热非热，懊憹无奈，甚者心背彻痛也。如蛊注者，言其自心而背，自背而心，如虫之往来交注也。若其脉浮，则寒有外出之机；设得吐，则邪去而愈，然此亦气机自动而然，非可以药强吐之也。故曰其脉浮者，自吐乃愈。

"心伤者，其人劳倦，即头面赤而下重。盖血虚者，其阳易浮，上盛者，下必无气也。心中痛而自烦发热者，心虚失养，而热动于中也。当脐跳者，心虚于上而肾动于下也。心之平脉，累累如贯珠，如循琅玕；又，胃多微曲曰心平（按：指脉有胃气，即脉搏和缓均匀）。今脉弦，是变温润圆利之常，而为长直劲强之形矣，故曰此为心脏伤所致也。

"经云：'真心脉至，坚而搏，如循薏苡子，累累然。'与此浮之实如麻豆，按之益躁疾者，均为上下坚紧，而往来无情也，故死。"（《金匮要略心典》）

【按】五脏中风、中寒，非风寒之邪直中五脏，而是风寒之邪影响五脏所发生的病变。例如第9条所述心中寒者，即素有心脏疾病的病人，受到自然界寒邪的影响而诱使心痛复发。此条所述证候，与西医学中的"冠心病心绞痛"，甚至"心肌梗死"颇为类似，参见第九篇第9条证治。据统计，心脏病在寒冬季节的发病率、死亡率明显高于其他三个季节。因此，患有冠心病的病人在冬季应注意防寒保暖，防病复发。

【原文】邪哭[1]使魂魄不安者，血气少也；血气少者属于心，心气虚者，其人则畏[2]，合目欲眠，梦远行而精神离散，魂魄妄行[3]。阴气衰者为癫，阳气衰者为狂。（12）

【注释】

[1] 邪哭：联系下文，指无故悲伤哭泣。

[2] 心气虚者，其人则畏：唐宗海曰："心主神，神强则足以御魂魄。心气虚，则血与气之化源竭，而神不强，其人遂多畏葸（xǐ喜。害怕，畏惧）。"

[3] 精神离散，魂魄妄行：唐宗海曰："心神不与肾精交合，精离神散，不能御魂魄，以致魂魄妄行，不安其宅。"

【提要】本条论血气虚少而精神错乱的病证。

【简释】病人无故悲伤哭泣，使人魂魄不安。究其原因，是由于血气虚少，心神无所依附，而出现一系列精神不安、心存恐怖的表现；如进一步发展，就会心虚神乱而形成癫狂证。

【按】对于本条所述"阴气衰者为癫，阳气衰者为狂"一句，历代注家有不同见解。国医大师李今庸对《金匮》有深入研究，认为：此文如用现在一般字义理解，把"衰"字当作"虚少"解释，是不能读通的，必须根据《说文解字·衣部》所谓"衰，草雨衣"之义，作"重叠"讲，始与《难经·二十难》"重阳者狂，重阴者癫"之义相符合。（《读古医书随笔》第106页）

【原文】脾中风者，翕翕发热，形如醉人，腹中烦重，皮目（按：《脉经》卷六第五、《备急千金要方》卷十五上第一并作"皮肉"）瞤瞤而短气。（13）

脾死脏，浮之（按：《脉经》《备急千金要方》"之"下并有"脉"字）大坚，按之如覆杯，洁洁状如摇者[1]，死。臣亿等详（按：明刊本、俞桥本、清初本、吉野本"详"并作"计"，《金匮要略方论本义》同；《金匮要略正义》作"校"字），五脏各有中风、中寒，今脾只载中风，肾中风、中寒俱不载者，以古文简乱极多，去古既远，无它可以补缀也。（14）

【注释】

[1] 浮之大坚，按之如覆杯，洁洁状如摇者：形容脉象外实中空，摇荡不定。"洁洁"，也作孑孑，孤单的样子。《辞通》卷二十四："孑洁同音通用。"《素问·平人气象论篇》："平脾脉来，和柔相离，如鸡践地（按：形容脉和缓而至数匀净分明），曰脾平……死脾脉来，锐坚如乌之喙，如鸟之距（按：形容脉来锐坚而无柔和之气），如屋之漏（按：形容脉来如屋之漏水，点滴而下，缓慢而无规律），如水之流（形容脉去如水之流逝，去而不返），曰脾死。"《素问·玉机真脏论篇》："真脾脉至，弱而乍数乍疏。"

【提要】以上两条论脾中风证候与脾病死脉。

【简释】脾中风可见翕翕发热，面赤而四肢软，形如醉人；脾主大腹，气滞不运，故腹中烦重；眼胞属脾，风胜则动，故皮目润动；气机不畅，呼吸不利，故短气。

脾之平脉当从容和缓，今轻按大坚，重按中空，或脉来摇荡不定、突然中断，为脾之真脏脉现，故主死。

【原文】趺阳脉浮而涩，浮则胃气强，涩则小便数，浮涩相搏（按：吉野本、享和本并作"相抟"），大便则坚（按：《伤寒论》第247条"坚"作"硬"），其脾为约，麻子仁丸主之。(15)

麻子仁丸方：麻子仁二升，芍药半斤，枳实一斤（按：《伤寒论》第247条作"半斤"），大黄一斤，厚朴一尺，杏仁一升（按：《伤寒论》第247条"一升"下有"去皮尖，熬，别作脂"七字）。上六味，末之，炼蜜和丸梧子大，饮服十丸，日三服（按：《伤寒论》第247条"日三服"下有"渐加"二字），以知为度。

【提要】本条论脾约的证治。

【简释】趺阳脉以候脾胃，今脉浮而涩，浮是举之有余，为阳脉，主胃气强盛；涩是按之滞涩而不流利，为阴脉，主脾脏津液不足。由于胃中燥热，损及脾阴，脾不能为胃行其津液，而偏渗膀胱，所以出现小便短数、大便秘结，这就是脾约证。治以麻子仁丸。方中麻子仁、杏仁、白芍养脾阴，大黄、枳实、厚朴泄胃实，共奏润燥通便之效。大便已通，小便随之而利。

【按】麻子仁丸方证内容亦见于《伤寒论》第247条。

【原文】肾着之病，其人身体重，腰中冷，如坐水中，形如水状（按：《备急千金要方》卷十九第七"如坐水中，形如水状"八字作"如水洗状"），反不渴，小便自利，饮食如故，病属下焦，身劳汗出，衣—作表里冷湿，久久得之，腰以下冷痛，腹重（按：宽政本、享和本、新刻本，以及《脉经》卷六第九、《备急千金要方》卷十九第一并作"腰重"）如带五千钱，甘姜苓术汤（按：《备急千金要方》作"肾着汤"。尤注本作"一名肾着汤"）主之。(16)

甘草干姜茯苓白术汤方：甘草（按：《千金翼方》作"甘草一两"），白术（按：《备急千金要方》《千金翼方》并作"白术四两"）各二两，干姜（按：《备急千金要方》作"三两"，《千金翼方》作"二两"）、茯苓各四两。上四味，以水四升，煮取三升，分温三服，腰中即温。

【提要】本条论肾着病的成因与证治。

【简释】条文明确指出肾着的成因是"身劳汗出，衣里冷湿，久久得之"，即汗出后寒湿侵袭，留着腰部。由于寒湿留着，阳气不行，故病人自觉"身体重，腰中冷，如坐水中，形如水状"，甚至"腰以下冷痛，腹重如带五千钱"。以上所述都是形容腰部及下肢既重且冷或痛的表现。"反不渴，小便自利，饮食如故"，是说明虽"形如水状"，但并非水气病，亦非脾胃病，而病位在肾之外府——腰部，名曰"肾着之病"。治以甘姜苓术汤，又名肾着汤。本方的作用，《金匮要略心典》解释为"不在温肾以散寒，而在煨（yù 玉。温暖）土以胜水"，即温中健脾以除腰部寒湿。

【按】甘姜苓术汤中之白术，《神农本草经》与《名医别录》均记载为"术"。《神农本草经》曰："术，味苦，温，主风寒湿痹……一名山蓟。"《名医别录》曰："术，味甘，无毒。主治大风在身面……利腰脐间血。"故书中白术之"白"字，系后人所加。在使用经方时，应据病情选用白术或苍术。《本草通玄》谓苍术："宽中发汗，其功胜于白术，补中除湿，其方不及于白术。"这可作为选择二术的依据。前第二篇治湿痹肢节之六方中有五方用"术"，可见仲景尤为重视用"术"治寒湿在表。

【原文】肾死脏，浮之坚[1]，按之乱如转丸[2]，益下入尺中者[3]，死。（17）

【注释】

[1] 浮之坚：徐彬曰："肾脉主石，浮之坚，则不沉而外鼓，阳已离于阴位。"

[2] 按之乱如转丸：重按脉搏躁动，如弹丸之乱动。《素问·平人气象论篇》："平肾脉来，喘喘累累如钩（按：形容脉来沉石滑利连续不断而又有曲回如钩的样子），按之而坚，曰肾平，冬以胃气为本（按：脉当柔软而微石）……死肾脉来，发如夺索（按：脉来时，如绳索之脱然而失），辟辟如弹石（按：形容脉来急促而又坚硬，如以指弹石），曰肾死。"《素问·玉机真脏论篇》："真肾脉至，搏而绝，如指弹石辟辟然。"

[3] 益下入尺中者：益，更也。意为尺脉躁动更甚。

【提要】本条论肾病死脉。

【简释】尤在泾："肾脉本石，浮之坚，则不石而外鼓；按之乱如转丸，是变石之体而为躁动，真阳将搏跃而出矣；益下入尺，言按之至尺泽（按："尺泽"为手太阴肺经穴，在肘窝偏桡侧处），而脉犹大动也。尺下脉宜伏，今反动，真气不固而将外越，反其封蛰之常，故死。"（《金匮要略心典》）

【原文】问曰：三焦竭部[1]，上焦竭善噫[2]，何谓也？师曰：上焦受中焦气未和（按：《伤寒论·平脉法》成注引作"上焦受中焦气，中焦未和"），不能消谷，故能（按：《伤寒论·平脉法》成注引作"令"）噫耳。下焦竭，即遗溺失便，其气不和，不能自禁制[3]，不须治，久则愈[4]。（18）

【注释】

[1] 三焦竭部：指三焦各部脏腑功能衰弱。徐彬曰："竭者，气竭也。"《素问·阴阳类论篇》："一阳为游部。"王冰注："部，谓身形部分也。"

[2] 噫（yī 壹）：即嗳气，乃"中焦气未和"之病变。

[3] 制：《广韵·十三祭》："制，止也。"

[4] 不须治，久则愈：意为若不经久治，则难以痊愈。验之临床，下焦肾虚，往往需调理经久方愈。古之"不"字，音义同"否"，《说文解字》曰："否，不也。"

【提要】本条论三焦各部脏腑功能衰弱会互相影响或直接发生病变。

【简释】上、中、下三焦各部脏腑生理相通，一旦发病，则互相影响而发生病变。例如，上焦受气于中焦，若中焦脾胃功能衰退，不能消化水谷，则上焦受胃中陈腐之气，以致经常嗳出食气，这是上焦受到中焦影响而发生的病变。又如，"上虚不能制下"，或下焦肾、膀胱、小肠、大肠等脏腑的功能衰退，不能制约二便，皆可出现遗尿或大便失禁等病变。既云"下焦竭"，又云"不须治，久则愈"，则大意为下焦虚甚，须调理日久方能痊愈。

【原文】师曰：热在上焦者，因咳为肺痿；热在中焦者，则为坚[1]；热在下焦者，则尿血，亦令淋秘[2]（按：《金匮方论衍义》、李彣注本"秘"并作"闭"）不通。大肠有寒者，多鹜溏[3]；有热者，便肠垢。小肠有寒者，其人下重便血；有热者，必痔。（19）

【注释】

[1] 则为坚：坚，谓大便秘硬。魏荔彤曰："热在中焦，阳明内实，故为坚。"

[2] 淋秘：淋，指小便淋漓涩痛；秘，指小便癃闭不通。

[3] 鹜（wù 务）溏：如鸭便之水粪杂下。张杲曰："野鸭谓之鹜，其生于水中，屎常稀散故也。"

【提要】本条论热在三焦的病症，以及大肠与小肠有寒、有热之病变。

【简释】肺居上焦，热在上焦者，肺受影响而为咳，咳久则肺伤而成痿。脾胃居中焦，热在中焦者，阳明内实，则大便燥实坚硬。肾与膀胱同居下焦，热在下焦者，肾与膀胱受到影响，就会出现尿血，或小便淋漓涩痛，或癃闭不通。关于下文大肠、小肠的解剖部位、生理功能及证候分析，丹波元简《金匮玉函要略述义》

的注解可从，他说："小肠受胃中水谷，而分利清浊，大肠居小肠之下，主出糟粕，而其下口为肛门。因疑此条大肠、小肠，系于传写互错。盖言小肠有寒，故泌别失职而水粪杂下；其有热者，肠垢被迫而下出也。大肠有寒，则阳气下坠，故下重便血；其有热者，毒结肛门，故为痔也。注家顺文解释，竟不免强凑，今大小易置，其义始了。"

【原文】问曰：病有积[1]、有聚[1]、有谷气[2]，何谓也？师曰：积者，脏病也，终不移；聚者，腑病也，发作有时，展转痛移，为可治。谷气者，胁下痛，按之则愈，复发为谷气。

诸积[3]大法：脉来细而附骨[4]者，乃积也。寸口，积在胸中；微出寸口[5]，积在喉中；关上[6]，积在脐旁；上关上[7]，积在心下；微下关[8]，积在少腹；尺中，积在气冲[9]。脉出左，积在左；脉出右，积在右；脉两出，积在中央[10]。各以其部处之。(20)

【注释】

[1] 积，聚：积属脏，属阴；聚属腑，属阳。积为有形实邪，按之不移，痛有定处；聚为无形之邪，时聚时散，痛无定处。

[2] 谷气：尤在泾《金匮要略心典》联系下文分析说："谷气者，食气也。食积太阴，敦阜之气（按：指脾因食积而形成实证）抑遏肝气，故痛在胁下，按之则气行而愈。复发者，饮食不节，则其气仍聚也。（徐氏）"

[3] 诸积：概指《难经·五十六难》所称"五脏之积"，即"肝之积，名曰肥气（按：张子和曰："夫肥气者，不独气有余也，其中亦有血，盖肝藏血故也。"袁崇毅曰："肥气，今时之癖积。"）……心之积，名曰伏梁（按：伏而不动，如梁木然）……脾之积，名曰痞气（按：痞塞而不通也）……肺之积，名曰息贲（按：息，喘息；贲，古通奔。即呼吸急促的意思）……肾之积，名曰贲豚。"关于五脏之积的成因，滕万卿曰："盖积之为病，脏气怫郁之所致也。夫人之情，每有好恶。至其所感，则脏气为之动，动而中节，何害之胡？一或有偏，则脏气为之倾移，而运化失常，故因有偏虚，邪之凑焉。"总之，"诸积，该气、血、痰、食而言"（尤在泾）。气、血、痰、食等留结不去，因而为积。

[4] 脉来细而附骨：徐彬曰："脉来细者，营气结，结则为积。附骨者，状其沉之甚，非谓病在骨也。"

[5] 微出寸口：徐彬曰："微者，稍也。稍出寸口，则胸之上为喉，故曰积在喉中，如喉痹之类也。"

[6] 关上：徐彬曰："关主中焦，中焦之治在脐旁，故曰'积在脐旁'。"

[7] 上关上：徐彬曰："上关上，为上焦之下，中焦之上，故曰'积在心下'。"

[8] 微下关：徐彬曰："微下关，则为下焦，少腹主之，故曰'积在少腹'。"

[9] 尺中，积在气冲："气冲"为足阳明胃经穴。徐彬曰："气冲近毛际，在两股之阴，其气与

下焦通，故曰'尺中，积在气冲'。"

[10] 脉两出，积在中央：尤在泾曰："中央有积，其气不能分布左右，故脉之见于两手者，俱沉细而不起也。"

【提要】本条论积、聚、谷气三病的证候及区别，并说明诸积之脉诊。

【简释】积、聚、谷气三病的病机、证候不同，如何区别呢？积病在脏，阴凝所结，推之不移，痛有定处；聚病在腑，发作有时，推之能移，痛无定处，其根不深；谷气即食积之病，由于消化不良，脾胃壅实，抑遏肝气，而出现胁下痛，按之气机流动则症状可以缓和，但继之气复结而病再作。积病难治，聚病可治，谷气易治也。

积乃脏病，病根深固，故脉来细而附骨。文中列举以脉出之处判断积之部位的方法，详见【注释】。临床上不尽符合，有待研究。

小　结

本篇论述了五脏风寒积聚病脉证并治。原文首先论述五脏风寒的病证和真脏死脉，其中插叙了肝着、脾约、肾着证治，最后论述三焦各部病证，以及脏腑积、聚、谷气三者的证候。关于具体治疗，本篇提出肝着病用旋覆花汤疏肝通络，脾约病用麻子仁丸润燥缓下，肾着病用甘姜苓术汤健脾祛湿，三者都是常用的有效方剂。

本篇对五脏死脉描述得颇为逼真，而《素问·平人气象论篇》与《玉机真脏论篇》对五脏死脉论述得更为详尽，彼此比较，有相似之处。《素问·玉机真脏论篇》将五脏死脉称为真脏脉，明确判断说："诸真脏脉见者，皆死不治也。"由此可以断言，仲景思想与《内经》一脉相承，并包含了仲景丰富的临证经验。此外，第 12 条对心病邪哭、癫狂病机之论述亦值得重视。

痰饮咳嗽病脉证并治第十二

本篇论述痰饮病的辨证论治。至于与咳嗽并提，在于提示本篇重点是支饮中的咳嗽。第16~41条共26条分述四饮证治，其中支饮占多数，而支饮又以咳嗽为主症，成因最为复杂，从小青龙汤证→苓甘五味姜辛汤类→木防己汤证……表里寒热虚实无所不包。所以，篇名把"咳嗽"与"痰饮"并列，是提示全面中之重点。

痰饮有广义和狭义之分：本篇标题中的痰饮是广义的，是概括四饮——痰饮、悬饮、溢饮、支饮的总称；四饮中的痰饮，则是狭义的，是广义痰饮的一种证候。四饮之外，尚有"留饮"与"伏饮"之名。所谓留饮，即水饮久留而不行者；所谓伏饮，即水饮潜伏而反复发作者。"留饮"与"伏饮"均指病程较长、病情深痼的痰饮病，其实仍属于四饮范畴。此外，还有"微饮"之称，指饮邪之轻微者。

四饮总以阳气不足，水液代谢失常，以致水饮内停，随虚处停留而为患，主要涉及肺、脾、肾等脏腑功能失常。若饮邪流走于肠，则为痰饮；入于胸胁，则为悬饮；上迫于肺或偏流于心下、膈间，则为支饮；外溢肌表，则为溢饮。痰饮病的治疗，"以温药和之"为治本之法，以发汗、利小便、逐水为治标之法。临证之时，结合具体病情，可采取标本兼治之法。

本篇共41条原文，20余种方证。对痰饮病的诊治，可谓理、法、方、药俱全，内容相当丰富。大体归纳如下：第1~15、19、20条为痰饮病总论；第17条为微饮证治；第16、18、29条为狭义痰饮证治；第21、22条为悬饮证治；第23条为溢饮证治；第24~41条（第29条除外）为支饮证治。

本篇内容涉及西医学之慢性肺及胸膜病变、心力衰竭及胃肠疾患等。

【原文】问曰：夫饮有四，何谓也？师曰：有痰饮[1]，有悬饮[2]，有溢饮[3]，有支饮[4]。(1)

问曰：四饮何以为异？师曰：其人素盛今瘦[5]，水走肠间，沥沥（按：《诸病源候论》卷二十《痰饮候》与《太平圣惠方》卷五十一《痰饮论》并作"漉漉"，为象声词）有声，谓之痰饮；饮后水流在胁下，咳唾引痛，谓之悬饮；饮水流行，归于四肢，当汗出而不汗出，身体疼重，谓之溢饮；咳逆倚息[6]，短气不得卧，其形如肿，谓之支饮。(2)

【注释】

[1] 痰饮：《内经》中无"痰"字，多论述"饮"病。《脉经》卷八、《千金翼方》卷十九"痰

饮"俱作"淡饮"。骞师注《辎轩使者绝代语释别国方言》曰："淡字又作痰也。""淡"与"澹（dàn）"字通，如《说文解字注·水部》曰："澹澹，水摇貌也……俗借为淡泊字。"总之，汉唐时期所谓"痰饮"，亦作"淡饮"，本篇"痰饮"乃属饮病。后世所谓"痰"，本书称为"浊唾"。

[2] 悬饮：徐彬曰："悬者，如物空悬，悬于膈上而不下也。"

[3] 溢饮：徐彬曰："溢者，如水旁渍，满盈而遍溢肢体也。"

[4] 支饮：徐彬曰："支者，如果在枝，偏旁而不正中也。所以《伤寒论》有支饮之条。"

[5] 素盛今瘦：谓未病之前身体健康，近来日渐消瘦。

[6] 咳逆倚（yǐ矣）息：咳嗽气逆喘息，只能靠着床被取坐位或半卧位。

【提要】以上两条论痰饮病的分类及主症，为全篇之提纲。

【简释】广义的痰饮病，根据其停留部位和临床表现的不同，可以区分为痰饮、悬饮、溢饮、支饮四种不同的类型。

四饮如何分别？痰饮因脾虚饮停，不思饮食，精微乏源，故身体日渐消瘦；由于饮气相击于肠，故发出漉漉的肠鸣音。悬饮为饮邪潴留于胁下，肝失疏泄，故咳嗽时牵引胁肋作痛。溢饮为饮邪泛溢四肢肌表，因失于汗散，故身体疼重。支饮是水饮阻肺，肺失宣肃，故咳嗽喘逆，甚至不能平卧，面目如肿状。尤在泾："悬者，悬于一处；溢者，溢于四旁；其偏结而上附心肺者，则为支饮。支饮者，如水之有派，木之有枝，附近于脏而不正中也。咳逆倚息不得卧者，上迫肺也。"（《金匮要略心典》）

【按】《素问·经脉别论篇》云："饮入于胃，游溢精气，上输于脾，脾气散精，上归于肺，通调水道，下输膀胱，水精四布，五经并行。"这是人体水液正常输布情况。若脾胃运化失常，或肺失宣肃，或肝失疏泄，或肾失气化，以致水停为饮，随虚处停留，而分为病位不同之"四饮"。《圣济总录·痰饮门·痰饮统论》曰："三焦者水谷之道路，气之所终始也。三焦调适，气脉平匀，则能宣通水液，行入于经，化而为血，灌溉周身；若三焦气涩，脉道闭塞，则水饮停滞，不得宣行，聚成痰饮，为病多端。"

【原文】水在[1]心，心下坚筑[2]，短气，恶水不欲饮。（3）

水在肺，吐涎沫，欲饮水。（4）

水在脾，少气身重。（5）

水在肝，胁下支满[3]，嚏而痛。（6）

水在肾，心（按：吴谦曰："'心'当是'脐'之误字。"《金匮玉函要略述义》引《医碥》同）下悸。（7）

【注释】

[1] 水在："曰水在，谓饮气及之也"（徐彬），即影响之意，非脏中蓄积有形之水。此与后《水气病脉证并治》篇"五脏水"五条（第13~17条）不同，宜互参。"盖彼处论水，通身之水也，乃

脏真先有病，而使水道壅塞妄行，故以水肿为主病。"（徐彬）水，指水饮。本篇中"水""饮"二字，往往互用，"水"即是"饮"。

[2] 坚筑：谓心下痞坚，而又筑筑悸动。

[3] 支满：谓支撑胀满。

【提要】 以上五条论水饮影响五脏的证候。

【简释】 此五条由四饮而推及五脏，意谓水饮为害，不仅停留于肠间、胁下、胸膈、肢体，还可波及五脏。但说明一下，此五条所谓水在五脏，均非五脏本身有水，不过受水饮影响，出现相应证候而已。

水饮凌心，停留心下，故心下痞坚而又筑筑悸动；心阳被水饮所遏，影响及肺，故短气；水饮不化，故恶水不欲饮。

水饮射肺，肺气上逆，故咳喘，并口吐痰涎浊沫；咳吐伤津，故欲饮水。

水饮困脾，脾虚气弱，故动则少气似喘；脾虚湿盛，故身倦困重。

水饮侵肝，肝络不和，故胁下支撑胀满、嚏时牵引作痛。

水饮犯肾，肾气不化，水蓄于下，上凌于心，故心悸。

【原文】 夫心下有留饮[1]，其人背寒冷如手（按：徐注本、尤注本"手"并作"掌"）大。（8）

留饮者，胁下痛引缺盆[2]，咳嗽则辄已[3]一作转甚。（9）

胸中有留饮，其人短气而渴；四肢历节痛。脉沉者，有留饮。（10）

【注释】

[1] 心下有留饮：心下，谓胃脘部。尤在泾曰："'留饮'即痰饮之留而不去者。"

[2] 胁下痛引缺盆：缺盆，穴名，位于锁骨上窝中央。意为胁下痛，咳嗽而牵引缺盆作痛。

[3] 辄（zhé 哲）已：《脉经》卷八第十五、《备急千金要方》卷十八第六并作"转甚"。据全文分析，亦应理解为"转甚"。

【提要】 以上三条论留饮的证候。

【简释】 心下有留饮，阳气被阻遏而不能布达，不仅胃脘部寒冷，而且若阴寒之气彻于背，则其人背寒冷如手掌大。

饮留胁下，则肝络不和，气机不利，所以胁下痛引缺盆，咳嗽则疼痛更甚。

饮留胸中，则肺气不利，气不布津，故短气而渴；留饮溢于四肢，痹着关节，阳气不通，故四肢历节痛。以上种种留饮，脉象多沉。

【按】 此三条应与前第1、2条互参。留饮即水饮之久留而不去者。例如：心下留饮即是痰饮，胁下留饮即是悬饮，胸中留饮即是支饮，四肢留饮即是溢饮。

【原文】膈上病痰，满喘咳吐，发则寒热，背痛腰疼，目泣[1]自出，其人振振身瞤剧[2]，必有伏饮。(11)

【注释】

[1] 泣(qì气)：眼泪。《广雅·释言》："泣，泪也。"

[2] 振振身瞤(shùn顺)剧：因咳甚引起上身耸动震颤，阵阵加剧。瞤，即眼跳，此乃引申为身动。

【提要】本条论膈上伏饮发作时的证候。

【简释】痰饮久伏于膈上，阻碍肺气，故常见胸满喘息、咳吐痰涎等症，但病情较轻。一旦气候骤变，或外感风寒，引动伏饮，内外合邪，病情加重，不但满、喘、咳、吐等伏饮症状加剧，而且伴见恶寒发热、背痛腰疼等表证，并由于喘咳殊甚而涕泪自出，身躯随喘咳而耸动。这种病情，可以诊断为伏饮复发之证。陈修园："此言饮之伏而骤发也，俗谓哮喘，即是此证。"（《金匮要略浅注》）

【按】本条所述伏饮，为痰饮伏于胸肺，反复发作，难以攻除之证，相当于西医学中慢性气管炎、支气管哮喘之类的痼疾。若感受外邪，引动内饮，内外合邪，势必使病情加重。可用小青龙汤表里兼治，待病情缓解后，再着重补益脾肾以固本。

【原文】夫病人饮水多，必暴喘满。凡食少饮多，水停心下，甚者则悸，微者短气。脉双弦[1]者寒也，皆大下后喜（按：魏注本、《医宗金鉴》本"喜"并作"里"）虚。脉偏弦[2]者饮也。(12)

【注释】

[1] 脉双弦：双，加倍之义。联系下文，可理解为大下之后，脉象虚弦明显。

[2] 脉偏弦：可理解为脉象偏于弦。古今注家、注本多注解为一手脉弦（如尤在泾："偏弦者，一手独弦，饮气偏注也。"）。但临床上痰饮病之脉会一手脉弦，一手脉不弦吗？故此处就是指悬饮病之脉，原文只强调其"脉沉而弦"。

【提要】本条论痰饮的病因及常见脉症。

【简释】上条说明水饮伏于膈上，因外邪引起急性发作的症状；本条讲述水停心下，因饮水多引起急性发作的症状。中阳运化不足，水停心下，饮邪上迫，轻者，肺气不利则短气；重者，水饮凌心则悸动不安。再加之饮水过多，引起急性发作，故突然出现气喘、胸满等症。

饮病脉弦，虚寒证亦见弦脉，因此，不可一见弦脉便认定为饮病，应四诊合参，注意鉴别。引起虚寒的原因很多，条文所谓"皆大下后喜虚"，不过是举例而已；"脉偏弦者饮也"，是说痰饮病之脉象可表现为偏于弦。

【按】条文"夫病人饮水多，必暴喘满"一句应当深究。一般病人饮水多，未必暴发喘满，必病入膏肓之人，方患此证。例如，西医学之左心衰竭病人在发生急性肺水肿时，便表现为暴发喘满等症。

【原文】肺饮不弦，但苦喘短气。（13）

支饮亦喘而不能卧，加短气（按：叶霖曰："'加'字疑衍。"），其脉平也。（14）

【提要】以上两条论肺饮、支饮的症状及变脉。

【简释】肺饮，即水饮之在肺者。肺主气、司呼吸，饮邪迫肺，肺失宣肃，重者则喘，轻者短气。支饮迫肺，故亦喘而短气，甚则不能平卧。饮病之脉多弦，如后第32条曰："咳家，其脉弦，为有水。"以上两条论水饮之脉，一曰"不弦"，一曰"脉平"，乃示人以知常达变之法。

【原文】病痰饮者，当以温药和之。（15）

【提要】本条论广义痰饮病的治疗大法。

【简释】痰饮为阴邪，非阳不运，非温不化，故治疗当以温药和之。所谓"温药"，是指具有振奋阳气、开发腠理、通调水道功能之方药；所谓"和之"，是指温药既不可过于刚燥，又不可过于温补，应以调和为原则。高学山："此总言用药之治例。病痰饮者，当合四饮而言，以诸饮俱由痰饮传变，故以痰饮统之耳。夫饮之由来，大概起于肾及脾肺之脏阳衰冷，成于三焦之腑化虚寒。温药和之，则阳回气化而饮自去矣。盖指后文苓桂术甘、肾气及大小青龙等剂也。"（《高注金匮要略》）

【按】"温药和之"是治疗痰饮病总的原则。临床用之，以标本兼顾为宜。治本方面，以调补脾肾为主，治脾以苓桂术甘汤为主方，治肾以肾气丸为主方。治标方面，有行、消、宣、导四法：行者，行其气也；消者，消其痰也；宣者，开其肺也；导者，导饮邪从大、小便出也。此即魏荔彤所谓"言和之，则不专事温补，即有行消之品"之意。魏氏进一步说："盖痰饮之邪，因虚而成，而痰亦实物，必少有开导，总不出'温药和之'四个字，其法尽矣。"（《金匮要略方论本义》）

从全篇内容来看，以上15条可作为一个大的段落。这15条对痰饮病做了总的叙述，讨论了五个问题：①痰饮病的分类，以"四饮"为主，并论及"水在五脏"；②由于饮停部位不同，所关联的脏腑亦异，因此主症亦各有特点；③痰饮病之病机，为中阳不运，三焦气化失常，以致水停为饮；④痰饮病的脉象，一般可表现为偏于弦；⑤痰饮病的治疗大法，为"当以温药和之"。

【原文】心下有痰饮，胸胁支满，目眩，苓桂术甘汤主之。（16）

茯苓桂枝白术甘草汤方：茯苓四两，桂枝、白术各三两，甘草二两。上四味，以水六升，煮取三升，分温三服，小便则利。

【提要】本条论狭义痰饮病的证治。

【简释】心下即胃之所在，胃中有停饮，中焦痞塞，波及胸胁，故胸胁支撑胀满；饮阻于中，清阳不升，故头目眩晕。治以苓桂术甘汤，温阳蠲饮。方后注曰"小便则利"，可知该方利小便，使饮有出路。方中茯苓淡渗利水，桂枝辛温通阳，两药相协，可以温阳化水；白术健脾燥湿，甘草和中益气，两药合用，功能补土制水。本方为治疗痰饮病的基础方，亦是"温药和之"原则的具体运用。

【按】《伤寒论》第67条亦论及苓桂术甘汤证，曰："伤寒，若吐若下后，心下逆满，气上冲胸，起则头眩，脉沉紧，发汗则动经，身为振振摇者，茯苓桂枝白术甘草汤主之。"此条所述，为汗、吐、下损伤中阳之阳虚水逆证。《金匮》与《伤寒论》互参，则苓桂术甘汤之应用范围更加广泛。

【原文】夫短气有微饮，当从小便去之，苓桂术甘汤主之。方见上。肾气丸亦主之。方见虚劳中。（17）

【提要】本条论微饮的证治。

【简释】前第12条说："水停心下，甚者则悸，微者短气。"痰饮停留，妨碍气之升降，所以短气。"当从小便去之"，是说本证治法，应当化气利小便，使气化水行，则饮有去路。而痰饮，有因中阳不运，水停为饮者，其本在脾，必见脾虚证候；有因下焦阳虚，不能化水，以致水泛心下者，其本在肾，必见肾虚证候。临床宜分别处理，前者用苓桂术甘汤健脾利水，后者用肾气丸补肾利水。本条一证二方，皆属"温药和之"之意。二方临床用途广泛，应注重应用。

【原文】病者脉伏[1]，其人欲自利[2]，利反快，虽利，心下续坚满，此为留饮欲去故也，甘遂半夏汤主之。（18）

甘遂半夏汤方：甘遂大者三枚，半夏十二枚（以水一升，煮取半升，去滓），芍药五枚，甘草如指大一枚（炙）。上四味，以水二升，煮取半升，去滓，以蜜半升，和药汁煎取八合，顿服之。（按：本方的煮药法，《备急千金要方》卷十八痰饮篇记载为："甘遂大者三枚，半夏十二枚，水一升，煮取半升；芍药三枚，甘草一枚如指大，水一升，煮取半升。上四味，以蜜半升，内二药汁，合得一升半，煎取八合，顿服之。"即甘遂与半夏同煮，芍药与甘草同煎，最后将二汁加蜜合煮，顿饮，较为安全。）

【注释】

[1]脉伏：伏脉比沉脉更沉。《濒湖脉学》所谓"伏脉推筋着骨寻"，是也。

[2]　其人欲自利：利者，下利也。此指大便次数增多，为正气驱除留饮之势。

【提要】 本条论留饮的证治。

【简释】 水饮久留而不去者，谓之留饮。水饮停留，阻遏阳气，故脉伏。假如留饮未经攻下，其人自欲下利，为留饮有欲去之势，饮邪得去，所以下利后反而感到痛快。然而病深日久，正气不足，虽然下利，但病根并未得除。因此，去者虽去，然新饮又聚，故其人心下继而痞坚胀满。饮邪既有欲去之势，留饮亦非攻不除，当此之时，宜以攻破利导之剂下而去之，治以甘遂半夏汤。方中甘遂攻逐水饮，半夏散结除痰，芍药在《神农本草经》中载有"破坚积""利小便"之功；炙甘草、白蜜甘缓安中，既缓和甘遂峻下之性，又解药毒。

本条中既有倒装句，又有省文笔法。"此为留饮欲去故也"一句，应移至"利反快"之下，此倒装句也。既曰"心下续坚满"，就可以判断，在"病者脉伏"句下，应有"心下坚满"四字，此为省文笔法也。

【按】 甘遂半夏汤方中甘遂与甘草并用，为"十八反"之一。《金匮要略》中涉及"十八反"的方剂不止甘遂半夏汤一方，还有第十篇第16条的赤丸之半夏与乌头、第10条的附子粳米汤之半夏与附子（附子为毛茛科植物乌头的子根）等。笔者曾经撰写"本草十八反的源流、临床应用与实验研究概述"一文，将其"结语"转录如下。

大量的古今资料表明，中药十八反在历史上是一个有争议的问题。是否把十八反药视为配伍禁忌的两种局面在历代方书中长期并存。对于这个历代相传、悬而未决的问题，应予以历史的、客观的评价。

必须肯定，古人既然提出十八反的配伍禁忌，就必然有其深刻的教训，因此告诫后人，不要再重蹈覆辙。但关于在什么情况下出现"相反"毒性，甚至发生死亡事故，没有留下具体资料，留下的只是一个知其然而不知其所以然的十八反警句。

还必须肯定，古代方书中既然对所谓的十八反并不一概顾忌而广泛应用，就必然有其宝贵意义，因此留给后人，以救苍生。但这些宝贵的经验道理何在，有待研究以赋予科学的说明。

综合古今关于十八反的文献资料，值得反思有如下几点：①十八反所涉及的大戟、芫花、甘遂、乌头、藜芦等药物，皆为大毒之峻烈药品，用之不慎或不当极易导致不良反应发生，与配伍用药不一定有关。②十八反药及其他诸药，若配伍不当、用之不慎或个别病人的体质过敏等，都可以导致不良后果，但不能把这些后果作为教条以限制正确应用。③现代实验研究表明，在十八反药物中有的并不相反，有的是否相反与配伍剂量密切相关。配伍得当，则"相激而相成"(尤在泾)，一战成功；配伍不当，则"草石相反，使之迷乱，力甚刀剑"（孙思邈）。

总而言之，毒药用于攻邪，用之得当则治病，用之不当则害命！因此，对于本草十八反既不能盲目肯定，也不能盲目否定，应在深入研究、具体分析的基础上，做出正确的判断。

【方歌】

甘遂半夏汤芍甘，水煮去滓蜜再煎，

心下坚满为留饮，相反并用妙难言！

【原文】脉浮而细滑，伤饮。（19）

【提要】本条论骤伤水饮的脉象。

【简释】徐彬："细脉不专属饮，合滑则为水之象矣。浮者，客水自表入，故脉未沉也。浮而细滑，谓浮本非饮，浮而细滑，则为饮耳。不曰有饮而曰伤饮，见为外饮所骤伤，而非停积之水也。"（《金匮要略论注》）

【原文】脉弦数，有寒饮，冬夏难治。（20）

【提要】本条论痰饮病脉证不符者之预后。

【简释】尤在泾："脉弦数而有寒饮，则病与脉相左（按：不协调、不一致，指脉证不符），魏氏所谓饮自寒而挟自热是也。夫相左者，必相持。冬则时寒助饮，欲以热攻，则脉数必甚；夏则时热助脉，欲以寒治，则寒饮为碍，故曰难治。"（《金匮要略心典》）

【原文】脉沉而弦者，悬饮内痛。（21）

病悬饮者，十枣汤主之。（22）

十枣汤方：芫花（熬），甘遂、大戟各等份，上三味，捣筛（按：《备急千金要方》卷十八第五"筛"作"为末"二字），以水一升五合，先煮肥大枣十枚，取八合，去滓，内药末。强人服一钱匕，羸人服半钱，平旦温服之，不下者（按：《伤寒论》第152条作"若下少病不除者"），明日更加半钱，得快下后，糜粥自养。

【提要】以上两条论悬饮的证治。

【简释】悬饮之病，水流胁下，肝络不和，阴阳升降之气被阻，故胸胁痛，咳唾内引而疼痛加重；脉沉弦，是水饮内结之象。法当破积逐饮，十枣汤主之。方中甘遂、芫花、大戟味苦峻下，能直达水饮结聚之处而攻之；佐以大枣十枚安中，调和诸药。徐彬："主十枣汤者，甘遂性苦寒，能泻经隧水湿，而性更迅速直达；大戟性苦辛寒，能泻脏腑之水湿，而为控涎之主；芫花性苦温，能破水饮窠囊，故曰破癖须用芫花。合大枣用者，大戟得枣，即不损脾也。盖悬饮原为骤得之证，故攻之不嫌峻而骤，若稍缓而为水气喘急浮肿。《三因方》以十枣汤为末，枣肉和丸以治之，可谓善于变通者矣。"（《金匮要略论注》）

【按】 十枣汤方证详见《伤寒论》第152条，二者煎服法稍有出入，但意思略同。

【原文】 病溢饮者，当发其汗[1]，大青龙汤主之，小青龙汤亦主之。(23)

大青龙汤方：麻黄六两（去节），桂枝二两（去皮），甘草二两（炙），杏仁四十个（去皮尖），生姜三两，大枣十二枚，石膏如鸡子大（碎）。上七味，以水九升，先煮麻黄，减二升，去上沫，内诸药，煮取三升，去滓，温服一升，取微似汗，汗多者，温粉粉之[2]。

小青龙汤方：麻黄三两（去节），芍药三两，五味子半升，干姜三两，甘草三两（炙），细辛三两，桂枝三两（去皮），半夏半升（洗）。上八味，以水一斗，先煮麻黄，减二升，去上沫，内诸药，煮取三升，去滓，温服一升。

【注释】

[1] 当发其汗：徐大椿说："水在中，当利小便。水在四肢，当发汗，此亦总诀。"

[2] 温粉粉之：第二个"粉"字是名词作动词，即涂抹、外敷之义。《备急千金要方》有温粉方，用煅龙骨、煅牡蛎、生黄芪各三钱，粳米粉一两，共研细末，和匀，以稀疏绢包，缓缓扑于肌肤，外用以止汗。

【提要】 本条论溢饮的证治。

【简释】 溢饮是水饮溢于四肢肌表，当汗出而不得汗出，症见身体疼重等。水饮外溢于体表，法当发汗散水，此即《素问·阴阳应象大论篇》所谓"其在皮者，汗而发之"的具体运用。若溢饮兼内有郁热，宜大青龙汤，发汗兼清里热；溢饮兼肺中"伏饮"者，宜小青龙汤，发汗兼温化里饮。柯琴说："两青龙俱两解表里法。大青龙治里热，小青龙治里寒，故发表之药同，而治里之药殊也。"（《伤寒附翼·太阳方总论》）

【按】 大青龙汤证并见于《伤寒论》第38、39条。本方可以看作是麻黄汤与越婢汤合方。两方相合，既能发汗解表邪，又能清宣治里热。小青龙汤证并见于《伤寒论》第40、41条及本篇后第35条。

【原文】 膈间支饮[1]，其人喘满[2]，心下痞坚[3]，面色黧黑[4]，其脉沉紧，得之数十日，医吐下之不愈，木防己汤主之。虚者即愈[5]，实者三日复

发[6]，复与不愈者，宜木防己汤去石膏加茯苓芒硝汤主之。（24）

木防己汤方：木防己三两，石膏十二枚，鸡子大（按：如此用量太大。叶霖曰："十二枚"三字衍文。本书大青龙汤、厚朴麻黄汤两方之石膏，并云"如鸡子大"，并未言枚数，可佐证叶说为是），桂枝二两，人参四两。上四味，以水六升，煮取二升，分温再服。

木防己去石膏加茯苓芒硝汤方：木防己、桂枝各二两，人参四两，芒硝三合，茯苓四两。上五味，以水六升，煮取二升，去滓，内芒硝，再微煎，分温再服，微利则愈。

【注释】

[1] 膈间支饮：谓饮邪支撑于胸膈。

[2] 喘满：谓喘息胸满，胸肺之病变也。

[3] 心下痞坚：痞，为无形之聚；坚，为有形之积。即不但自觉心下痞闷，而且按之坚实。

[4] 黧（lí 黎）黑：即面色晦暗而无光泽。

[5] 虚者即愈：意指服木防己汤之后，"心下痞坚"变为虚软，故曰"即愈"。

[6] 实者三日复发：意为数日之后，"心下痞坚"又复加重。

【提要】本条论支饮的证治。

【简释】心肺在膈上，肺主气，心主血，今支饮在膈间，导致气血不利，气不利则水不行，水气逆于肺，则喘息胸满；"血不利则为水"（见第十四篇第19条），血水相杂，结于心下，则痞闷坚硬；寒饮伏留于里，结聚不散，故其脉沉紧；正虚饮盛，气血不能上荣，故面色黧黑。"得之数十日"，并非病史只"数十日"，而是病程日久，近"数十日"又复加重。"医吐下之"，为失治、误治，故"不愈"。此为虚实夹杂的支饮重证，治用木防己汤。方中防己、桂枝通阳利水，石膏清郁热，人参扶正补虚，全方虚实兼顾。尤在泾解释方义："木防己、桂枝一苦一辛，并能行水气而散结气；而痞坚之处，必有伏阳，吐下之余，定无完气，书不尽言，而意可会也，故又以石膏治热，人参益虚，于法可谓密矣。"（《金匮要略心典》）服药之后，痞坚虚软，这是水去气行，结聚已散的表现，故曰"虚者即愈"；若数日之后，仍为心下痞闷坚实，是水停气阻，病情又复加重，且病机有了变化，故于原方中去石膏之辛凉，加茯苓以利小便，芒硝以通大便，使饮邪从二便而去，故方后曰"微利则愈"。

【按】中西医结合分析，本文所述可能是多种心脏病导致心力衰竭的表现。"心下痞坚"为心力衰竭所致的淤血性肝硬化、肝大。笔者曾治疗一例50多岁的风湿性心脏病所致心力衰竭的病人，其临床表现即如原文所述，用木防己汤治疗而获效，但易复发。

【方歌】

木防己汤参桂膏，补虚通阳饮自消，

心下痞坚上喘满，愈而复发微利好。

【原文】心下有支饮，其人苦冒眩[1]，泽泻汤主之。(25)

泽泻汤方：泽泻五两，白术二两，上二味，以水二升，煮取一升，分温再服。

【注释】

[1] 苦冒（mào 帽）眩：此为被动句，即病人被冒眩所苦。冒，指头晕而不清爽；眩，指目眩而眼花缭乱。《素问·玉机真脏论篇》："忽忽眩冒而巅疾。"王冰注："眩，谓目眩，视如转也；冒，谓冒闷也。"

【提要】本条论支饮冒眩的证治。

【简释】支饮者，如水之有派，木之有枝，若邻于心下，则名曰"心下有支饮"。饮停心下，导致脾失健运，清阳不升，故其人苦冒眩。《类聚方广义》形象地解释说："支饮冒眩证，其剧者昏昏摇摇，如居暗室，如坐舟中，如步雾里，如升空中，居室床褥如回转行走，虽瞑目敛神，复然，是非此方则不治。"治以泽泻汤，重用泽泻利水消饮，少用白术健脾制水。高学山说："泽泻利水而决之于沟渠，白术培土而防之于堤岸，则水饮下注，而浮鼓之气自平矣。"（《高注金匮要略》）古有泽泻"利水不伤阴"之说，实乃"令邪水去，则真阴得养"（《药品化义》）。

【按】本条所述支饮冒眩证与西医学之梅尼埃病相似，辨证运用泽泻汤治之有良效。

【原文】支饮胸满者，厚朴大黄汤主之。(26)

厚朴大黄汤方：厚朴一尺，大黄六两，枳实四枚。上三味，以水五升，煮取二升，分温再服。

【提要】本条论支饮胸满的证治。

【简释】支饮胸满者，为饮停胸中，肺气壅实所致。若脏病及腑，累及大肠，可致腑气不通而腹满。治用厚朴大黄汤行气通腑。尤在泾："胸满疑作腹满。支饮多胸满，此何以独用下法？厚朴大黄与小承气同，设非腹中痛而闭者，未可以此轻试也。"（《金匮要略心典》）

【原文】支饮不得息[1]，葶苈大枣泻肺汤主之。方见肺痈中。(27)

【注释】

[1] 支饮不得息：谓呼吸困难。陈修园曰："肺主气，为出入之路，师云支饮不得息者，乃饮邪壅肺，填塞气路矣。"

【提要】本条论痰饮阻于胸肺的证治。

【简释】沈明宗说："此支饮偏溢于肺也。"（《金匮要略编注》）支饮痰涎壅塞胸肺，肺气不利，故胸满喘咳、呼吸困难等。治用葶苈大枣泻肺汤。方以葶苈子为主，取其辛苦而寒，泻肺气之闭以逐痰饮；用大枣甘补为佐，缓葶苈之峻而护正。

【原文】呕家本渴，渴者为欲解，今反不渴，心下有支饮故也，小半夏汤主之。《千金》云小半夏加茯苓汤。（28）

小半夏汤方：半夏一升，生姜半斤。上二味，以水七升，煮取一升半，分温再服。

【提要】本条论支饮呕吐的证治。

【简释】饮停心下，上逆而呕，呕吐伤及津液，故呕家本渴；饮随呕去，故曰"渴者为欲解"。有的病人呕吐后反不渴，以"心下有支饮故也"，即呕吐虽可排出部分水饮，而支饮并未尽除，故不渴，小半夏汤主之。对于支饮呕吐，本方既能化饮以治本，又能止呕以治标，且生姜能解半夏之毒，古人制方至精至妙如此。

【按】小半夏汤为"呕家圣剂"。本方在《金匮》中有 3 篇论及，除本条之外，《黄疸病脉证并治》篇曰："黄疸病……哕者，小半夏汤主之。"《呕吐哕下利病脉证治》篇曰："诸呕吐，谷不得下者，小半夏汤主之。"小半夏汤为止呕之祖方。古代方书，凡治呕吐，多以小半夏汤为主方，以半夏、生姜为止呕之要药。诸病呕哕，均可以小半夏汤治标，或结合辨证以标本兼治。

【原文】腹满，口舌干燥，此肠间有水气，己椒苈黄丸主之。（29）

防己椒目葶苈大黄丸方：防己、椒目、葶苈（熬）、大黄各一两。上四味，末之，蜜丸如梧子大，先食饮[1]服一丸，日三服（按：疑"三服"下，似脱"不知"二字。由于疗效不显，始"稍增"也），稍增，口中有津液。渴者加芒硝半两。

【注释】

[1] 先食饮：指饭前服药，如此则药力能尽快到达"肠间"之病所。

【提要】本条论痰饮水走肠间的证治。

【简释】首条曰"水走肠间，沥沥有声，谓之痰饮"；此条说"肠间有水气"，亦痰饮也。水走肠间，饮阻气滞，故腹部胀满；水气内停，阻碍阴津上承，故口舌干燥。治用己椒苈黄丸，方中防己、椒目辛宣苦泄，导水从小便而出；葶苈子、大黄攻坚决壅，逐水从大便而去。四药合用，分消水饮，导邪下行，则腹满、口舌干燥自愈。脾气转输，津液自生，故方后云"口中有津液"，是饮去病解之征。口舌干燥更甚而口渴者，为饮阻气结更甚，故加芒硝辅助大黄以通腑泄饮。

【原文】卒呕吐[1]，心下痞[2]，膈间有水[3]，眩悸[4]（按：《圣济总录》卷五十四三焦门作"目眩悸动"）者，小半夏加茯苓汤主之。(30)

小半夏加茯苓汤方：半夏一升，生姜半斤，茯苓三两（一法四两），上三味，以水七升，煮取一升五合，分温再服。

【注释】

[1] 卒呕吐：骤然而呕吐。卒，同"猝"。《广韵·十一没》："猝，仓猝暴疾也。"

[2] 心下痞：胃脘部痞闷不舒。

[3] 膈间有水：本句为自注病机语。示人勿以为是泻心汤证之心下痞。

[4] 眩悸：即目眩心悸。《释名·释疾病》："眩，悬也，目视动乱，如悬物摇摇然不定也。"

【提要】本条论停饮呕吐眩悸的证治。

【简释】饮停于胃，胃气上逆，故突然发作呕吐；水饮停积，故心下痞满；清阳不升，则头目昏眩；水气凌心，则心悸。凡此诸症，皆属膈间有水之故。本条与第28条之证类似，皆以半夏、生姜止呕降逆。因眩悸，故加茯苓健脾利水宁心。此外，这里说的膈间有水，其实是水停于胃，亦即第28条所谓"心下有支饮"。

【按】妊娠恶阻及诸病呕逆，处方虽对证，而饮入则吐者何如？古人有巧法，如《医事小言》说："治恶阻不能受药者，可用小半夏加茯苓汤，若仍不受可用伏龙肝一两，置器中，用水二盏搅之，后静置使澄，取一盏，用此水煎服小半夏加茯苓汤，无不受者，不但治恶阻呕吐，用于诸病呕逆，诸医所束手者，皆得奇验。"

【原文】假令瘦人[1]脐下有悸（按："有"字为衍文，应据《脉经》卷八第十五、《备急千金要方》卷十八第六删)，吐涎沫而癫眩[2]，此水也，五苓散主之。(31)

五苓散方：泽泻一两一分，猪苓三分（去皮），茯苓三分，白术三分，桂枝二分（去皮），上五味，为末，白饮服方寸匕，日三服，多饮暖水，汗出愈。

【注释】

[1] 瘦人：即第2条所谓"其人素盛今瘦"之人。

[2] 癫眩：有两种解释。一种认为，"癫"应作"颠"。《说文解字·页部》："颠，顶也。""癫眩"，即头目眩晕。另一种认为，"癫眩"应理解为癫痫病。

【提要】本条论下焦水逆的证治。

【简释】尤在泾："瘦人不应有水，而脐下悸，则水动于下矣；吐涎沫，则水逆于中矣；甚则颠眩，则水且犯于上矣。形体虽瘦而病实为水，乃病机之变也。颠眩即头眩。苓、术、猪、泽甘淡渗泄，使肠间之水从小便出；用桂者，下焦水气，非阳不化也。曰多服暖水汗出者，盖欲使表里分消其水，非挟有表邪而欲两解之

谓。"（《金匮要略心典》）

附方

《外台》茯苓饮：治心胸中有停痰宿水，自吐出水后，心胸间虚，气满，不能食，消痰气，令能食。

茯苓、人参、白术各三两，枳实二两，橘皮二两半，生姜四两。上六味，水六升，煮取一升八合，分温三服，如人行八九里进之。（按：《外台秘要》卷第八痰饮不消及呕逆不食门，载有延年茯苓饮，主治及药味均与此方同，唯用量及个别文字有出入。方后细注云："仲景《伤寒论》同。"据此，可知此系仲景方。）

【简释】沈明宗说："脾虚不与胃行津液，水蓄为饮，贮于胸膈之间，满而上溢，故自吐出水后，邪去正虚，虚气上逆，满而不能食也。所以参、术大健脾气，使新饮不聚；姜、橘、枳实以驱胃家未尽之饮，曰消痰气，令能食耳。"（《金匮要略编注》）总之，茯苓饮具有消痰气、健脾气之功效，徐彬认为"此为治痰饮善后最稳当之方"（《金匮要略论注》）。

【原文】咳家其脉弦，为有水，十枣汤主之。方见上。（32）

夫有支饮家，咳烦胸中痛者，不卒死，至一百日或一岁，宜十枣汤。方见上。（33）

【提要】以上两条论咳家、支饮家重病证治。

【简释】咳家、支饮家，皆为积年累月之病，病程日久，水饮渍肺，蓄留不去，肺病必咳，其脉以弦为主。水饮停积于肺，由咳嗽而并发心烦、胸中痛，这是肺病及心，心肺俱病，病情加重的表现。所谓"不卒死"，是说患有该病的病人不一定会猝然死亡，却随时有猝死之忧。何病使然？唯心脏之病也。所谓"至一百日或一岁"，是说该种病情，正气虽虚而元气未竭，若调治、护理得当，可延续生命。追求病源，虽正虚为本，水饮为标，然标实不去，终无愈期，故不可因虚而畏缩，悠悠以待毙也。可用十枣汤攻病泻实，此背城一战、死里求生之法。尤在泾："脉弦为水，咳而脉弦，知为水饮渍入肺也。十枣汤逐水气自大小便去，水去则肺宁而咳愈。按，许仁则（按：为唐代医家）论饮气咳者，由所饮之物，停滞在胸，水气上冲，肺得此气，便成咳嗽，经久不已，渐成水病。其状不限四时昼夜，遇诸动嗽物即剧，乃至双眼突出，气如欲断，汗出，大小便不利，吐痰饮涎沫无限，上气喘急肩息，每旦眼肿，不得平眠，此即咳家有水之证也。着有大枣三味丸方亦佳。大枣六十枚，葶苈一升，杏仁一升，合捣作丸，桑白皮饮下七八丸。日再，稍稍加之，以大便通利为度（按：以上许仁则之论述，引自《外台秘要》卷第九《许仁则疗咳嗽方》之"饮气嗽"证治大意）。"（《金匮要略心典》）

【按】尤氏引述所谓"遇诸动嗽物即剧"之特点，与西医学之支气管哮喘颇类似。

【原文】久咳数岁，其脉弱者可治，实大数者死，其脉虚者必苦冒。其人本有支饮在胸中故也，治属饮家。（34）

【提要】本条论支饮久咳的脉症和预后。

【简释】支饮所致久咳数岁，正气已虚，脉弱则与证相应，故为可治；若见实大而数，为正气渐衰，饮邪日盛，故预后不良；其脉虚者，必正气不足，"上虚则眩"（《灵枢·卫气》篇），故头晕目眩。但因其人本有支饮停留，故仍当以治饮为大法。

【原文】咳逆倚息不得卧，小青龙汤主之。方见上。（35）

【提要】本条论支饮咳喘的证治。

【简释】本条即第2条所述支饮证候之省文。此病多由水饮伏留于肺，再因外邪引动内饮而病情加重。内外合邪，故用小青龙汤解外寒而除内饮。张璐："《金匮》治咳，叙之痰饮之下，以咳必因之痰饮。而五饮之中，独膈上支饮，最为咳嗽根底，外邪入而合之因嗽，即无外邪，而支饮渍入肺中，自足令人咳不已，况支饮久蓄膈上，其下焦之气，逆冲而上，尤易上下合邪也。夫以支饮之故，而令外邪可内，下邪可上，不去支饮，则咳终无宁宇矣。其曰咳逆倚息不得卧，小青龙汤主之，明外内合邪之证，惟小青龙汤为的对耳。然用小青龙汤，其中颇有精义，须防冲气自下而上，重增浊乱，其咳不能堪矣。《伤寒》用小青龙汤，无少阴证者可服，杂证用小青龙汤，亦恐少阴肾气素虚，冲任之火易于逆上，冲任火上，无咳且增烦咳，况久咳不已，顾可动其冲气耶？盖冲任二脉，与肾络同出胞中，肾虚不能固守于下，则二脉相挟从少腹逆冲而上也。盖肾气本虚之人，即素无痰饮，才感外邪，则冲任之火便乘势上凌膈上，迫协津液而为痰饮，支塞清道，必至咳逆倚息不得卧也。倚息者，倚伏而喘息，阴火内应外邪，为证最急，不得不以小青龙汤为务也。只缘真元素亏，纵有合剂，不能逞迅扫之力，所以余邪得以久待，致有如下变证也。"（《张氏医通》卷四《咳嗽》）

【按】小青龙汤证并见于本篇前第23条、后《妇人杂病脉证并治》篇第7条，以及《伤寒论》第40、41条。本方证是肺有伏饮（支饮），又外感风寒（或气候骤变，天时阴寒之气影响人体），外寒引动肺饮，肺气更加不利而咳喘加重，或哮喘复发。小青龙汤是治疗寒饮咳喘的主方，临床应用甚广，用之得当，恒奏良效。若病属上实下虚的支饮证，则应慎用小青龙汤中辛散之药。用之不当，便会出现误治之变，如后第36～40条。

【原文】青龙汤下已，多唾口燥，寸脉沉，尺脉微，手足厥逆（按：《备急千金要方》卷十八第五"逆"作"冷"），气从少腹上冲胸咽，手足痹，其面翕热如醉状，因复下流阴股，小便难，时复冒者，与茯苓桂枝五味甘草汤，治其气冲。（36）

桂苓五味甘草汤方：茯苓四两，桂枝四两（去皮），甘草三两（炙），五味子半升。上四味，以水八升，煮取三升，去滓，分温三服。

【提要】本条至第40条论述支饮而体虚者服小青龙汤以后的变化，并随机应变，制定治疗方法。

【简释】咳逆倚息不得卧者，服小青龙汤以后，痰、唾多而口干燥，此为寒饮将去之征象，与第28条所谓呕家"渴者为欲解"同一机转。但由于其人下焦真阳素虚，支饮上盛，是一种下虚上实证，所以寸脉见沉、尺脉微弱，且手足厥冷。这种情况，虽然寒饮在上焦，但不能仅用温散之剂，因温散易于发越阳气，影响冲脉，滋生变端，必须兼顾下焦，始为虚实两全之图。服小青龙汤后，固然寒饮得以暂解，但虚阳亦随之上越，冲气反因而上逆，出现种种变证，如气从少腹上冲直至胸咽，手足不仁，其面翕热如醉。由于冲脉为病是时发时止的，所以冲气有时又能还于下焦，但冲气逆则一身之气皆逆，所以下则小便困难，上则时作昏冒，当此之时，治宜敛气平冲，用桂苓五味甘草汤，使上冲之气平，然后再议他法。方中桂枝、甘草辛甘化阳，以平冲气；配以茯苓甘淡渗水；又用五味收敛耗散之气，使虚阳不致上浮。

【原文】冲气即[1]低，而反更咳，胸满者，用桂苓五味甘草汤去桂加干姜、细辛，以治其咳满。（37）

苓甘五味姜辛汤方：茯苓四两，甘草、干姜、细辛各三两，五味子半升。上五味，以水八升，煮取三升，去滓，温服半升，日三服。

【注释】

[1] 即：连词。表示让步关系，相当于即使、尽管。下条同。

【提要】本条承上条论冲气已平，支饮复作的证治。

【简释】尤在泾："服前汤已，冲气即低，而反更咳胸满者，下焦冲逆之气即伏，而肺中伏匿之寒饮续出也。故去桂枝之辛而导气，加干姜、细辛之辛而入肺者，合茯苓、五味、甘草消饮驱寒，以泄满止咳也。"（《金匮要略心典》）

【原文】咳满即止，而更复渴，冲气复发者，以细辛、干姜为热药也。服之当遂[1]渴，而渴反止者，为支饮也。支饮者法当冒，冒者必呕，呕者复内

半夏以去其水。(38)

桂苓五味甘草去桂加干姜细辛半夏汤方：茯苓四两，甘草、细辛、干姜各二两，五味子、半夏各半升。上六味，以水八升，煮取三升，去滓，温服半升，日三服。

【注释】

[1] 遂（suì 岁）：生长、产生。《国语·齐语》韦昭注："遂，长也。"下条同。

【提要】 本条承上条论冲气上冲与饮气上逆的鉴别，以及饮气上逆的治疗。

【简释】 尤在泾："冲脉之火得表药以发之则动，得热药以逼之亦动。而辛热气味，既能劫夺胃中之阴，亦能布散积饮之气。仲景以为渴而冲气动者，自当治其冲气；不渴而冒与呕者，则当治其水饮，故内半夏以去其水。而所以治渴而冲气动者，惜未之及也。约而言之，冲气为麻黄所发者，治之如桂、苓、五味、甘草，从其气而导之矣；其为姜、辛所发者，则宜甘淡咸寒益其阴以引之，亦自然之道也。若更用桂枝，必捍格不下，即下亦必复冲。所以然者，伤其阴故也。"（《金匮要略心典》）

【原文】 水去呕止（按：《外台秘要》卷第九《十咳方》"呕"下有"则"字），其人形肿[1]者，加杏仁[2]主之。其证应内麻黄，以其人遂痹，故不内之。若逆而内之者[3]，必厥，所以然者，以其人血虚，麻黄发其阳故也。(39)

苓甘五味加姜辛半夏杏仁汤方：茯苓四两，甘草三两，五味子半升，干姜三两，细辛三两，半夏半升，杏仁半升（去皮尖）。上七味，以水一斗，煮取三升，去滓，温服半升，日三服。

【注释】

[1] 形肿：肺气壅滞所致气肿。须与水肿相鉴别：气肿按之抬手即起；水肿按之没指，陷而不起。

[2] 加杏仁：邹澍曰："气乘血络之虚，袭而入之为肿，得杏仁化肿气为生气，除壅遏而得节宣，肿遂愈。"

[3] 若逆而内之者：谓不应纳麻黄，而反纳之。

【提要】 本条承上条论水去反形肿的治疗。

【简释】 服上药以后，水饮去，呕吐止，是里气转和，而其人又见形肿，为表气尚未调和也。可于前方中加入杏仁一味，宣肺利气，肃清余邪，巩固疗效。从形肿一症而论，本可应用麻黄发汗消肿，但由于其人本有尺脉微、手足痹等虚证，故不能用。若违反病情，误用麻黄，发越阳气，汗出伤阳，则有手足厥冷之变。

【原文】若面热如醉（按：《外台秘要》卷第九"醉"下有"状者"二字），此为胃热上冲熏其面，加大黄以利之。(40)

苓甘五味加姜辛半杏大黄汤方：茯苓四两，甘草三两，五味子半升，干姜三两，细辛三两，半夏半升，杏仁半升，大黄三两。上八味，以水一斗，煮取三升，去滓，温服半升，日三服。

【提要】本条承上文论水饮夹胃热的证治。

【简释】"若"字是承上文而言，谓前证悉具，又兼有面热如醉的症状。此为水饮夹胃热上冲熏其面，与前第36条"其面翕热如醉状"之属于浮阳冲气者不同。病既属于饮邪夹热上冲，故于温化蠲饮方中，加大黄一味，苦寒泄热。

【按】《兰台轨范》："以上五方，因证加减，精义当细参。"上述第35～40条，实为一份上盛下虚之支饮咳嗽的诊治病历，详细描述了服小青龙汤以后可能发生的各种变化，体现了辨证论治的原则性与灵活性。由此可以更加明确小青龙汤的适应证、禁忌证，以及随证加减用药的规律。例如，平冲气用桂枝，化水止呕用半夏，虚人形肿不宜麻黄而用杏仁，支饮夹热者用大黄，等等。如此药随证变，虚实标本兼顾的治疗方法，为中医学之大经大法，临证之纲要。

吴谦对以上35～40条做了简要综合注释，引述如下："咳逆，古咳嗽名也；倚息，今呼吸促也。咳嗽呼吸气促不得卧，久病多属痰饮，新病每兼形寒，故宜以小青龙汤汗之，以散内饮外寒也。小青龙汤辛温大散，惟有余之人宜之，若误施之于不足之人，辛热则伤阴，故多唾口燥也；大散则伤阳，故手足厥逆也；面热如醉，阳外浮也；小便难，气上冲，阴内竭也；脉沉微，里气弱也；手足痹，表气虚也；时复冒，虚之甚也。虽阴阳表里俱虚，然属误汗，寒热错杂之坏病，故与茯苓桂枝五味甘草汤，先通阳和阴，俟上冲气平，再议他法也。今气冲虽下而反更咳嗽胸满者，则知寒饮贮胸，故嫌桂枝偏于走表，加干姜、细辛独胜中之寒饮也。服之咳满即止，而更复渴，冲气复发，则知阴火上逆，为干姜、细辛热药所动故也。若服之时遂渴，稍时而渴反止者，则为其人素有支饮也。支饮者，法当冒，冒者是因饮逆胸中作呕而冒，非阳虚为饮所阻不升之冒也。故仍以本方复加半夏者，以去水也，更去甘草者，恐甘助呕也。水去呕止，其人面形肿者，加杏仁以降呕咳上逆之余邪，若不因呕咳面肿，则为风邪所袭，应加麻黄。今其人血虚手足痹，阳虚手足厥，且因呕咳后而肿，故不加也。若兼有面热如醉，此为胃热上冲熏其面，更加大黄以利胃热可也。"（《医宗金鉴》卷二十一）

【原文】先渴后呕，为水停心下，此属饮家，小半夏加茯苓汤主之。方见

上。（41）

【提要】本条再论痰饮致呕的证治。

【简释】本条应与前第28、30条互参。条文所谓"先渴"，是素有痰饮之"饮家"，由于饮结气阻，气不化津，津不上承而"渴"；渴而饮水，新水与旧饮相并，水停心下，饮气上逆而"呕"。此条以"先渴后呕"为主症，"水停心下"为病机，"此属饮家"为病史也。治以小半夏加茯苓汤行水止呕。陈修园曰："此于咳嗽后又言及水饮，以水饮为咳嗽之根，故言之不厌其复。"（《金匮要略浅注》）

小　结

本篇论述了痰饮咳嗽病脉证并治，而主要是系统论述痰饮病的辨证论治，咳嗽只是痰饮病之支饮的主症。

痰饮的形成，有由于脾不散精者，有由于肺失通调者，有由于肾虚不能化水者，而共同的病机为阳气不足，痰饮之邪乘虚停于局部。所以治本大法为"当以温药和之"，以苓桂术甘汤、肾气丸为主方。并依据痰饮病上下内外的不同病位，采用发汗、逐水、利小便等具体治标方法。如饮溢于表，用大青龙汤、小青龙汤发汗散饮；留伏于里，用甘遂半夏汤、十枣汤、己椒苈黄丸等泻下逐水；饮迫于上，用小青龙汤、葶苈大枣泻肺汤宣肺泻饮；饮阻于下，用五苓散利小便；心下有支饮，酌情用泽泻汤利水止眩，或用小半夏汤、小半夏加茯苓汤化饮止呕；痰饮久留，每有虚实错杂证，宜用木防己汤、木防己去石膏加茯苓芒硝汤；上盛下虚证，宜用桂苓五味甘草汤随证加减；支饮胸满者，用厚朴大黄汤。

本篇条文多、方子多，凡41条原文，文如旋螺，其文简，其意隐，倒装与省略，分承与错综。不下一番功夫，难以明了理法之精、方药之妙。只要辨证准确、论治精当，大方、中方、小方，皆可获良效。

徐大椿说："全部《内经》无一痰字，然世间痰饮之病最多，惟仲景大创厥论，而后万世治痰之法始备。"（《兰台轨范》）

消渴小便不利淋病脉证并治第十三

本篇论述消渴、小便不利和淋病的辨证论治。由于这些疾病都涉及小便的变化，并且病变的主要部位都在肾与膀胱，所以合篇讨论。

本篇所论消渴，包括了内科杂病中的消渴病（以多饮、多食、多尿及素盛今瘦为特点）与热性病引起的消渴症。

小便不利，即排尿异常，可出现于许多疾病的病程中，发病原因比较复杂，本篇所述内容涉及外感与内伤两端。

淋病以小便淋漓涩痛为主，多伴有尿频、尿急、小腹不适或腰酸痛等症状，后世将其分为六淋，即石淋、血淋、膏淋、气淋、劳淋、热淋。

本篇共13条原文：第1、2、3、5、6、8、12条论消渴病与消渴症之证治；第4、10、11、13条论小便不利的证治；第7、9条论淋病症状及治禁。其中在部分条文中消渴与小便不利并见。

本篇虽论及三病，但内容不多，而且有的条文有论无方或有方无论，疑有脱简。读者须掌握主要精神，以冀从中得到启发。西医学之糖尿病、尿路感染等可参考本篇辨证论治。

【原文】厥阴之为病，消渴，气上冲（按：《伤寒论》第326条"冲"作"撞"）心，心中疼热，饥而不欲食，食即吐蛔（按：《伤寒论》"即"作"则"。《脉经》卷八第七"吐"下无"蛔"字。），下之不肯止（按：《伤寒论》作"下之利不止"）。（1）

【提要】本条为厥阴病寒热错杂证之提纲。

【简释】尤在泾："此邪热入厥阴而成消渴，成氏所谓邪愈深者热愈甚也。气上冲心，心中疼热者，火生于木，肝气通心也；饥而不欲食者，木喜攻土，胃虚求食，而客热复不能消谷也；食即吐蛔者，蛔无食而动，闻食臭而出也；下之利不止者，胃气重伤，而邪热下注也。夫厥阴风木之气，能生阳火而烁阴津，津虚火实，脏燥无液，求救于水，则为消渴，水入不足以制火，而反为火所消也。"（《金匮要略心典》）

【按】本条亦见于《伤寒论·厥阴病》篇首条，只个别文字有出入。

【原文】寸口脉浮而迟，浮即为虚，迟即为劳；虚则卫气不足，劳则营气竭。

跌阳脉浮而数，浮即为气，数即消谷而大（按：《医宗金鉴》："'大'下当有'便'字）坚一作紧；气盛则溲数，溲数即坚，坚数相搏，即为消渴。（2）

【提要】本条论消渴病的病机及中消证候。

【简释】消渴病的病因病机很复杂，这里仅从营卫虚竭和胃热气盛两个方面探讨之。寸口脉浮为阳虚气浮，卫气不足之象；迟为血脉不充，营气虚少之征。本段文意未完，疑有脱简，大意是说明消渴病发展到晚期可演变成虚劳。

跌阳脉浮而数，主胃热亢盛；胃热消谷，故善饥多食；胃病及脾，脾失健运，水液代谢失常，偏渗膀胱，则小便频数；肠道失润，则大便坚硬。这种以热盛消谷、便坚或溲数为主的证候，后世称之为中消证。

【按】本条两见浮脉，但前者为浮虚之脉，即浮而无力，且见迟象；后者为浮数之脉，即浮而有力，且见数象。前者为气不足，后者为气有余。一虚一实，应加以分别。

吴谦："寸口脉以下二十五字，当在《虚劳篇》中，错简在此。"丹波元简："《巢源》以此条收之《虚劳候》中，可以确《金鉴》说矣。"笔者认为，消渴病（糖尿病）发展到晚期可演变成虚劳证候，故本条文字不一定是错简。

【原文】男子消渴[1]，小便反多，以[2]饮一斗，小便一斗，肾气丸主之。方见虚劳中。（3）

【注释】

[1] 男子消渴：此标明"男子"，意在说明房劳伤肾，肾精亏损是导致消渴的一大主因。临床上消渴病男女患病比例大略相等。

[2] 以：代词。相当于"其"。《吕氏春秋·本生》："非夸以名也，为其实也。"

【提要】本条论肾虚下消的证治。

【简释】本条所论男子消渴，小便反多，是因肾虚而阳气衰微，既不能蒸腾津液以上润，又不能化气以摄水，故其饮一斗，小便亦一斗。肾气丸补肾阴之虚，并温养其阳，以恢复其蒸津化气之功，则渴自解。尤在泾："男子以肾为事，肾中有气，所以主气化，行津液，而润心肺者也。此气既虚，则不能上至，气不至则水亦不至，而心肺失其润矣。盖水液属阴，非气不至，气虽属阳，中实含水，水之与气，未尝相离也。肾气丸中有桂附，所以斡旋肾中颓堕之气，而使上行心肺之分，故名曰肾气。不然，则滋阴润燥之品，同于饮水无济，但益下趋之势而已。驯至阳气全消，有降无升，饮一溲二而死不治。夫岂知饮入于胃，非得肾中真阳，焉能游溢精气而上输脾肺耶？……推而言之，厥阴内热之渴，水为热所消，其小便必不多；阳明内坚之渴，水入不能内润而从旁转，其小便虽数而出亦必少也。"（《金匮要

略心典》）

【按】消渴病与西医学之糖尿病十分类似。历代医家多将消渴病分为"三消"进行辨证论治。这种三消论孕育于《金匮》本篇，明确于宋代《太平圣惠方》。结合临床实际，消渴病亦可分为"三期"辨证论治。简述如下。

消渴病早期的主要病机是燥热阴虚，典型症状是多饮、多食、多尿，以白虎加人参汤为主方（见后第 12 条）；中期以气阴两虚为主，其"三多"症状已不典型，而以身体消瘦、体重减少较突出，以六味地黄丸合生脉散为主方；晚期以阴阳俱虚，瘀血或水阻为主，其"三多"症状多已消失，却不思饮食、小便反少，并出现消渴病累及他脏的证候，以肾气丸为主方，或辨证选用其他方药。

如上所述，消渴病（糖尿病）晚期，一般不会表现"以饮一斗，小便一斗"的主症特点。这种多饮、多尿的特点，却颇与西医学之尿崩症相似。

【原文】脉浮（按：《伤寒论》第 71 条于"脉浮"前有"太阳病，发汗后，大汗出，胃中干，烦躁不得眠，欲得饮水者，少少与饮之，令胃气和则愈；若"三十四字），小便不利，微热消渴者，宜利小便发汗（按：《伤寒论》第 71 条无此六字），五苓散主之。方见痰饮病中。（4）

渴欲饮水（按：《伤寒论》第 74 条"渴欲饮水"前有"中风发热，六七日不解而烦，有表里证"十五字），水入则吐者，名曰水逆，五苓散主之。（5）

【提要】以上两条论蓄水证与水逆证的证治。

【简释】前者是表邪未解，膀胱气化受阻，水停于下，津不输布，以致口渴饮水、小便不利，名曰蓄水。后者是因口渴而饮水，水停于中，上逆而吐，"名曰水逆"。由于两者均以水停为患，故皆用五苓散化气行水利小便，水去则诸症自解。

【按】以上两条论述蓄水证与水逆证，与《伤寒论》第 71、74 条所述部分文字相同。外感热性病过程中表现的消渴症、小便不利，与杂病之消渴病、小便不利有所不同，应注意鉴别。

【原文】渴欲饮水不止者，文蛤散主之。（6）

文蛤散方：文蛤五两。上一味，杵为散，以沸汤五合，和服方寸匕。

【提要】本条论渴欲饮水不止的专药。

【简释】尤在泾："热渴饮水，水入不能消其热，而反为热所消，故渴不止。文蛤味咸性寒，寒能除热，咸能润下，用以折炎上之势，而除热渴之疾也。"（《金匮要略心典》）

【按】本条文蛤散亦见于《伤寒论》第 141 条，曰："病在阳，应以汗解之，反以冷水潠（xùn 讯）之（用水喷淋），若灌之（用水浇洒），其汗被劫不得去，弥更益烦，肉上粟起，意欲饮水，反不渴者，服文蛤散；若不瘥者，与五苓散。"文蛤一味为散，仅有生津止渴之功，无解表作用，用于《伤寒论》第 141 条证候，不切合。似应以《金匮》第十七篇第 19 条之文蛤汤为是。《医宗金鉴》说："尝考五倍子亦名文蛤，按法制之名百药煎，大能生津止渴，故尝用之，屡试屡验也。"

【原文】淋之为病，小便如粟状[1]，小腹弦急，痛引脐中[2]。（7）

【注释】

[1] 小便如粟状：指随尿排出粟状沙石。

[2] 痛引脐中：《诸病源候论》卷十四《石淋候》："其病之状，小便则茎里痛，尿不能卒出，痛引少腹，膀胱里急，沙石从小便道出，甚则塞痛令闷绝。"

【提要】本条论淋病之石淋的证候特点。

【简释】本条言小便如粟状，为石淋之特点。一旦砂石随尿排出，损伤尿道，则小便时涩痛难忍，且痛引脐腹、小腹拘急。

【原文】趺阳脉数，胃中有热，即消谷引食[1]（按：徐彬、尤在泾等注本"引食"并作"引饮"），大便必坚，小便即数。（8）

【注释】

[1] 消谷引食：消化谷食的功能亢进，连续不断进食。《后汉书·班彪传下》李注："引，续也。"

【提要】本条承接第 2 条再论中消的证候。

【简释】趺阳脉候胃，数则为热，故曰"胃中有热"。症见善饥多食，或并见渴欲饮水，由于津液不润肠道而偏渗膀胱，故大便坚硬、小便频数。

【原文】淋家不可发汗，发汗则必便血。（9）

【提要】本条指出淋家禁用汗法。

【简释】久患淋病之人，多为肾虚而膀胱蓄热，若再用辛温发汗，易伤阴动血，引起尿血。

【按】淋病与西医学之尿路感染相类似。笔者曾治疗有淋病病史的感冒病人，采用辛温发汗方法，外感虽解，却淋病复发而出现尿痛、尿频、尿急等。这也佐证了仲景原文是临床实践的总结。

【原文】小便不利者，有水气，其人若渴（按：医统本作"苦渴"），栝楼瞿麦丸主之。（10）

栝楼瞿麦丸方：栝楼根二两，茯苓、薯蓣各三两，附子一枚（炮），瞿麦一两。上五味，末之，炼蜜丸梧子大，饮服三丸，日三服；不知，增至七八丸，以小便利，腹中温为知。

【提要】本条论小便不利，下寒上燥的证治。

【简释】所谓"有水气"，其人必有水肿表现，详见下篇《水气病脉证并治》。水肿之成因为水湿内停，外溢肌肤，则势必"小便不利"而尿少。以方测证，可知原文所述"小便不利，有水气"，是下焦阳虚；"其人若渴"，则是上焦燥热。治宜温阳、利水、润燥兼顾，栝楼瞿麦丸主之。方中栝楼根、山药生津润燥，以治其渴；瞿麦、茯苓渗湿行水，以利小便；炮附子一味，温阳化气，使津液上蒸、水气下行。方后注云服药后"腹中温为知"，可知服药前是里阳不足而腹中冷。

【按】消渴病与糖尿病相类似，糖尿病日久不愈，病情发展，可导致糖尿病性肾病。故而会表现为，既有原发病——上消证之残留证候"其人若渴"，又有继发病——肾病之证候"小便不利，有水气"，形成上燥下寒之复杂病机。故医圣制方，以润燥药治原发病，以利水、温阳药治继发病。

【方歌】

小便不利水气病，其人若渴腹中冷，

上燥下寒炮附子，栝楼瞿麦薯茯苓。

【原文】小便不利，蒲灰[1]散主之，滑石白鱼[2]散、茯苓戎盐[3]汤并主之。（11）

蒲灰散方：蒲灰七分，滑石三分。上二味，杵为散，饮服方寸匕，日三服。

滑石白鱼散方：滑石二分，乱发二分（烧），白鱼二分。上三味，杵为散，饮服方寸匕，日三服。

茯苓戎盐汤方：茯苓半斤，白术二两，戎盐弹丸大一枚。上三味，先将茯苓、白术煎成，入戎盐再煎，分温三服。

【注释】

[1] 蒲灰：邹澍《本经疏证》曰："其为蒲黄无疑也。曰蒲灰者，蒲黄之质因有似于灰也。"

[2] 白鱼：纸中或衣帛中之蠹虫，又名衣鱼。

[3] 戎盐：即青盐。

【提要】本条论小便不利的三种方治。

【简释】小便不利是一个症状，可见于多种疾病，故其病因复杂。本条仅言小便不利，并列三方。赵以德说："由是三方观之，悉为膀胱血病涩滞，以致气不化而小便不利。一方用蒲灰、滑石者，《本草》谓其利小便、消瘀血。蒲灰治瘀血为君，滑石利窍为佐。一方用乱发、滑石、白鱼者，发乃血之余，能消瘀血，通关利小便，《本草》谓治妇人小便不利，又治妇人无故溺血；白鱼去水气，理血脉，亦可见是血剂也。一方用茯苓、戎盐者，戎盐即北海盐，膀胱乃水之海，以类相从，故盐味润下，佐茯苓利小便；然咸又能走血，白术亦利腰脐间血，故亦治血也。三方亦有轻重，乱发为重，蒲灰次之，戎盐又次之。"（《金匮方论衍义》）总之，三方都以利小便为主，偏重治疗淋病之血淋。

【原文】渴欲饮水（按：《伤寒论》第222条于"渴欲饮水"前有一"若"字），口干舌燥者，白虎加人参汤主之。方见中暍中。（12）

【提要】本条论消渴病热盛伤津的证治。

【简释】消渴病，渴欲饮水，但饮水后仍然口干舌燥，此为热盛津气两伤之候，后世称"上消"。治以白虎加人参汤，白虎汤为清气分热之主方，加人参益气生津。

【按】临证之时，白虎加人参汤既可用于治疗热性病气分热盛伤津之消渴症，又能治疗杂病肺胃热盛伤阴之消渴病，用之得当，均有良效。此乃异病同治之大法。

【原文】脉浮发热（按：《伤寒论》第223条于"脉浮发热"前有一"若"字），渴欲饮水，小便不利者，猪苓汤主之。（13）

猪苓汤方：猪苓（去皮），茯苓、阿胶、滑石、泽泻各一两。上五味，以水四升，先煮四味，取二升，去滓，内胶烊消，温服七合，日三服。

【提要】本条论水热互结而郁热伤阴的证治。

【简释】热盛于外，故脉浮发热；阴伤于内，故渴欲饮水；水蓄于下，故小便不利。总为水热互结而日久伤阴之候。故用猪苓汤利水滋阴，水去则热无所附，津复则口渴亦止。尤在泾："此与前五苓散病证同而药则异。五苓散行阳之化，热初入者宜之；猪苓汤行阴之化，热入久而阴伤者宜之也。"（《金匮要略心典》）

【按】本条猪苓汤方证亦见于《伤寒论》第223条。

小　结

本篇论述消渴小便不利淋病脉证并治。关于消渴病的证治，指出了肺胃热盛伤津者用白虎加人参汤、肾虚者用肾气丸，从而奠定了治疗消渴病的主方大法。本篇孕育的"三消论"思想，为后世医家所宗。

　　小便不利的证治，因膀胱气化不行者，用五苓散通阳化气利水；属水热互结伤阴者，用猪苓汤育阴清热利水；下寒上燥者，用栝楼瞿麦丸润燥利水温阳；瘀血夹热或兼虚者，可用蒲灰散或滑石白鱼散化瘀利窍泄热，或用茯苓戎盐汤兼顾补虚。

　　淋病只是论述了石淋的主症及治禁，并未明确出示方治。上述治小便不利的方剂，亦可辨证用治淋病。

水气病脉证并治第十四

本篇论述水气病的辨证论治。水气病的主症是水肿，故后世常称之为水肿病。本篇将水气病分为风水、皮水、正水、石水、黄汗五种。其病机主要是肺、脾、肾三脏功能失调，并与三焦、膀胱亦有密切的关系。在治疗方面，本篇提出了三大治法，即发汗、利小便、逐水。发汗、利小便有具体方药，而逐水则无处方，可参考《痰饮咳嗽病脉证并治》篇有关方药。此外，本篇还提到五脏病变所引发的水肿及与其他病并发的水肿，对血分病、水分病、气分病的证治也有所论述。

本篇共32条：第1、4、8、9、10、11、18条论述水气病的分类、脉症、病机及治则；第6、7、12条论宿疾并发水肿的辨证；第2、3、22、23条论风水证治；第5、24、25、27条论皮水证治；第26条论正水证治；第21条论水气病误治病例；第13～17条论五脏水病；第28、29条论黄汗病证治；第19、20条论血分病；第30、31、32论气分病证治。

水气病的病因病机及相关病证相当复杂，西医学之急慢性肾炎、肝硬化、心力衰竭及某些妇科病引起的水肿，皆可参考本篇辨证论治。

【原文】师曰：病有风水、有皮水、有正水、有石水、有黄汗。风水其脉自[1]浮，外证骨节疼痛，恶风；皮水其脉亦浮，外证胕（按：《脉经》卷八第八、《备急千金要方》卷二十一第四"胕"并作"浮"）肿[2]，按之没指，不恶风，其腹如鼓（按：《诸病源候论》卷二十一《皮水候》及《外台秘要》卷第二十《皮水方》"鼓"并作"故"。《脉经》云'如鼓'一作'如故不满'），不渴（按：《诸病源候论》作"而不满，亦不渴"六字），当发其汗。正水[3]其脉沉迟，外证自喘；石水其脉自沉，外证腹满不喘。黄汗其脉沉迟，身发热，胸满，四肢头面肿，久不愈，必致痈脓。(1)

【注释】

[1] 自：本来、本是。本条下两个"自"同。

[2] 胕（fū肤）肿：即皮肤水肿。《素问·水热穴论篇》："上下溢于皮肤，故为胕肿，胕肿者，聚水而生病也。"

[3] 正水：张璐曰："正水者，肾经之水自病也。经曰：肾者，胃之关也，关门不利，故聚水成病，上下溢于皮肤，胕肿大腹，上为喘呼，不得卧，标本俱病也。"

【提要】本条总论水气病的分类及其脉证特点，并指出风水、皮水的治法。

【简释】风水其脉自浮，外证骨节疼痛、恶风，为外邪束表所致；外邪束表，肺气不宣,不能通调水道,水气外溢则为风水。皮水是风水的发展,其脉亦浮,为皮水不甚;一旦外证胕肿、按之没指,则脉象必沉;不恶风说明表证已解,未化热则不渴。风水与皮水相类,但风水"恶风",皮水"不恶风"。是否恶风,意指是否有表证,有无表证是风水与皮水的鉴别要点。风水与皮水的治法皆为"当发其汗",即通过发汗以发散皮肤之水邪。风水、皮水失治或误治,迁延日久则发展为正水。其脉沉迟为里阳不足,寒水内盛之象;外证自喘为水气犯肺之征。石水与肝肾病变密切相关,《素问·大奇论篇》曰:"肾肝并沉为石水。"其脉亦沉为水湿停聚,阳气不运之象;外证腹满不喘为水聚于腹,未波及于肺,故不喘。黄汗,临床少见,以汗出色黄沾衣为特征,与脾病湿热交蒸有关。

【按】联系全篇相关原文,并联系临床及西医学理论,总结"四水"的特点:①风水:面目先肿(《素问·评热病论篇》:"诸有水气者,微肿先见于目下也。"),继而肿及四肢或周身。②皮水:四肢水肿较风水为甚,按之如泥,尿少或血尿。③正水:四肢水肿难消,甚则肿及头面,腹部胀大。④石水:腹部胀大,四肢消瘦,其形如蛙,面色晦暗,甚则四肢亦肿,为难治。

本条所述风水、皮水类似西医学之急性肾炎或慢性肾炎急性发作,正水类似慢性肾炎或慢性肾衰竭,石水类似肝硬化腹水。

【原文】脉浮而洪,浮则为风,洪则为气,风气相搏,风强则为瘾疹,身体为痒,痒为泄风,久为痂癞;气强则为水,难以俯仰。风气相击(按:《圣济总录》卷七十九《水肿门·风水》无"风强"至"风气相击"三十一字),身体洪肿,汗出乃愈。恶风则虚,此(按:《圣济总录》"则虚,此"三字作"者"字)为风水;不恶风者,小便通利,上焦有寒,其口多涎,此为黄汗。(2)

【提要】本条论风水病产生的机制。

【简释】脉浮为风,指外感风邪;脉洪者,大脉之类也,《内经》所谓"大则病进",即邪盛之脉象。外感之邪盛,正气与之相争,营卫失和,皮肤之营气郁滞,则出现瘾疹(详见第五篇第3条注释),身体为痒,称为"泄风"。瘾疹因痒而搔抓不已,日久即成"痂癞"之疾。病变深入发展,气被邪郁,水因气阻,溢于体表,故表现风水证候。最后论及黄汗的诊断,详见后文第28、29条。

【按】风水为水气病初发阶段的表现。风水的病因病机及临床表现颇类似于急性肾小球肾炎。西医学认为,本病系由乙型溶血性链球菌感染引起,其中包括皮肤感染,如丹毒、脓疱疮等。古人亦早已认识到,风水的发病有时与皮肤病密切相关,本条便是明证。

【原文】寸口脉沉滑者，中有水气，面目肿大，有热，名曰风水。视人之目窠上微拥[1]，如蚕（按：《脉经》卷八第八、《诸病源候论》卷二十一《水肿候》"如"下并无"蚕"字。《灵枢·水胀》篇："水始起也，目窠上微肿，如新卧起之状。""蚕"字疑是衍文）新卧起伏，其颈脉[2]动，时时咳，按其手足上，陷而不起者，风水。（3）

【注释】

[1] 目窠（kē棵）上微拥：指眼窝上微微臃肿。窠，为鸟兽的巢穴。目窠，指眼窝。《汉语大字典》解"拥"为"肿，也作臃"。

[2] 颈脉：在足阳明胃经之人迎穴处，位于喉结两旁。

【提要】本条四诊合参，再论风水脉症。

【简释】风水之为病的四诊表现：脉之，风水之脉自浮，若寸口脉见沉滑，则为风水病加剧之象；望之，病人眼睑微肿，如刚睡起的状态，乃风水初起之症，若面目肿大、其颈脉动、按其手足上陷而不起，则为风水加重而上犯面目、外溢四肢的表现；闻之，时时咳为邪气犯肺，肺失宣肃；问之，发热则为外邪束表，卫阳被郁。四诊合参，可知本条所述为风水初起与加重两个阶段的不同表现。

【原文】太阳病，脉浮而紧，法当骨节疼痛，反不疼，身体反（按：李彣注无"反"字）重而酸，其人不渴，汗出即愈，此为风水。恶寒者，此为极虚发汗得之。

渴而不恶寒者，此为皮水。

身肿而冷，状如周痹[1]（按：《诸病源候论》卷十二、《圣济总录》卷六十一"周痹"皆作"风水"），胸中窒[2]，不能食，反聚痛[3]，暮躁不得眠，此为黄汗，痛在骨节。

咳而喘，不渴者，此为脾胀（按：吴谦曰："脾字，当是肺字，是传写之讹。"），其状如肿[4]，发汗即愈。

然诸病此者，渴而下利，小便数者，皆不可发汗。（4）

【注释】

[1] 周痹：病名。《灵枢·周痹》篇曰："周痹者，在于血脉之中，随脉以上，随脉以下，不能左右，各当其所（周痹，是邪气在血脉之中，随着血脉的上下循行而周遍全身，其发病，不是左右相互影响和对应，而是邪气走窜到哪里，哪里就发病）……此内不在脏，而外未发于皮，独居分肉之间，真气不能周，故命曰周痹。"

[2] 窒：阻塞、不通畅。《广韵·五质》："窒，塞也。"

[3] 聚痛：胸中窒塞，气聚不通故痛。

[4] 其状如肿：魏荔彤曰："按其手足，未至陷而不起，故曰'如肿'，似肿而实非肿也。"

【提要】本条再论水气病的辨证及治法。

【简释】太阳伤寒病，为感受风寒邪气，脉象应浮紧，骨节也必然疼痛；如果身体重而酸，反不疼痛，口亦不渴，则虽见浮紧之脉，亦不得认为是伤寒，而是水湿潴留肌肤间之风水病。用发汗的方法治疗，即可痊愈。水肿病如果发汗太过，损伤阳气而卫气不固，便会表现恶寒，所以说："恶寒者，此为极虚发汗得之。"

水湿壅遏于皮肤之中，影响到阳气通行，郁而化热，故口渴；外邪已解，故不恶寒。

身肿而冷，状如周痹，寒湿郁阻胸中阳气，故胸中窒塞而痛；寒湿在中，脾失健运，故不能食；至傍晚，阳气不能入阴，故暮躁不得睡眠；寒湿外淫，流注关节，故痛在骨节。

咳而喘，不渴，是水气在肺的症状，此为肺胀病。因寒水内闭肺气，肺失宣降，通调失职，故咳喘而面如浮肿，用发汗法治疗即可痊愈。

但应注意，诸病中若有渴而下利、小便数的症状出现，提示体内津液已伤，不可再用汗法。

【按】本条意在说明，病有疑似，证无定候，必须前后条文互参，综合分析，才能全面掌握。

【原文】里水（按：《脉经》卷八第八："一云皮水"）者，一身面目黄肿（按：《脉经》"黄肿"作"洪肿"），其脉沉，小便不利，故令病水。假如小便自利，此亡津液，故令渴也。越婢加术汤主之。方见下（按：《医统正脉》本作"方见中风"）。（5）

【提要】本条论皮水的证治。

【简释】皮水者，一身面目洪肿，即周身高度浮肿；水肿严重，其脉必沉；小便不利为水肿之根，缘肺病不能通调水道，脾病不能运化水湿，以致水湿不能下输膀胱，反溢于周身，故令病水。治用越婢汤发汗散水，兼清里热，加白术培土制水。文中"假如小便自利，此亡津液，故令渴也"三句为插笔。

【原文】趺阳脉（按：叶霖曰："'趺阳'二字，疑当作'少阴'。"）当伏，今反紧，本自[1]有寒，疝瘕，腹中痛，医反下之，下之即胸满短气。（6）

趺阳脉当伏，今反数，本自有热，消谷，小便数，今反不利，此欲作水。（7）

【注释】

[1] 本自：本、自，同义复用，即本来、本是。下条"本自"同此。

【提要】以上两条论本有宿疾欲发水肿的辨证。

【简释】趺阳脉是胃脉，脉道在足背二骨之间，所以当伏。今趺阳脉反紧，紧脉主寒，是腹中素有寒疾，如疝、瘕、腹中痛等，寒性病证按理当用温法治疗，若用苦寒攻下之剂，重伤阳气，即可发生胸满、短气等症状。

趺阳脉当伏，今反数，数脉主热，胃热则消谷，饮多偏渗膀胱则小便数，今小便反不利，可知水与热互结而不行，将要发生水肿。

【原文】寸口脉浮而迟，浮脉则热，迟脉则潜，热潜相搏[1]名曰沉。趺阳脉浮而数，浮脉即热，数脉即止，热止相搏，名曰伏。沉伏相搏，名曰水。沉则络脉虚，伏则小便难，虚难相搏，水走皮肤，即为水矣。（8）

【注释】

[1] 搏：通"傅"，即附着、加上之义。《释名·释床帐》："搏壁，以席搏着壁也。"这里是依附、依凭的意思，本条下文之"搏"均同此。

【提要】本条从脉象论水气病的病机。

【简释】尤在泾："热而潜，则热有内伏之势而无外发之机矣，故曰沉。热而止，则热有留滞之象而无运行之道矣，故曰伏。热留于内而不行，则水气因之而蓄，故曰沉伏相搏，名曰水。热留于内，则气不外行而络脉虚，热止于中，则阳不下化而小便难，以不化之水而当不行之气，则惟有浸淫躯壳而已，故曰虚难相搏，水走皮肤，即为水矣。此亦所谓阴气伤者，水为热蓄不下者也。"（《金匮要略心典》）

【原文】寸口脉弦而紧，弦则卫气不行，即恶寒，水不沾流，走于肠间。少阴脉紧而沉，紧则为痛，沉则为水，小便即难。（9）

【提要】本条论水气病与肺、肾密切相关。

【简释】寸口主肺，卫气通于肺。寸口脉弦而紧，是寒气外束；卫阳被郁，故恶寒。肺气不利，不能通调水道，下输膀胱，饮入之水反潴留于肠间，外溢肌肤，则形成水气病。

少阴主肾，紧脉主寒、主痛，沉脉主水、主里。少阴脉沉而紧，是肾阳不足，寒自内生之象；阳气不能化气行水，所以小便难而少。水湿不能排出体外，则形成水气病。

【按】本条意在说明，水气病与肺、肾密切相关。上段言外感而病水，与肺有关；下段言内伤而病水，与肾有关。

【原文】脉得诸沉[1]，当责[2]有水，身体肿重。水病脉出[3]者死。（10）

【注释】

[1] 脉得诸沉：脉，名词用作动词，指切脉。诸，指示代词，相当于其、那些。

[2] 责：有推求之意。《广韵·二十一麦》："责，求也。"

[3] 脉出：指脉暴出而无根。《伤寒论》第315条说："服汤（白通加猪胆汁汤）脉暴出者死，微续者生。"彼此义同。

【提要】本条论水气病的典型脉症及预后判断。

【简释】水气病的主脉是沉脉，主症是身体肿重，故曰"脉得诸沉，当责有水，身体肿重"。这说明，诊断水气病应脉症合参，但应以"身体肿重"为辨证要点。而脉沉不尽主水，水病亦不尽见沉脉。只有四肢肿甚，水气在皮中，则其脉必沉。还须明确，水肿病固然脉沉，但通过适当治疗，肿势渐消，脉象便会由沉变浮，这是病情好转的标志。若肿势不减，甚至加重，脉暴出者，此为真元之气衰竭而浮散于外，故曰"水病脉出者死"。尤在泾："出与浮迥（jiǒng 窘）异，浮者盛于上而弱于下，出则上有而下绝无也。"（《金匮要略心典》）

【原文】夫水病人，目下有卧蚕[1]，面目鲜泽[2]，脉伏，其人消渴[3]。病水腹大，小便不利，其脉沉绝[4]者，有水，可下之。（11）

【注释】

[1] 目下有卧蚕：形容眼睑严重浮肿之状。

[2] 面目鲜泽：面目肿甚而光亮。

[3] 其人消渴：有两种可能。一是由水气病引起的消渴症；二是消渴病日久继发水气病。

[4] 其脉沉绝：谓脉沉伏难寻。

【提要】本条论水气病重证的脉症及治法。

【简释】水肿病人，小便不利而尿少，为水湿内停；水气上泛于面目，则面目鲜泽、眼睑浮肿如卧蚕；水停腹中，则腹部胀大；其人消渴，为水湿内停，气不化津，津不上承所致，虽口干或渴，然饮水不多。其脉沉绝与脉伏皆由水肿严重，脉道被遏所致，并非真的脉绝，故曰"有水"。"可下之"，指逐水法。水肿病人见到上述脉症，如正虚不甚，可采用逐水法先治标，方如十枣汤、己椒苈黄丸等。

【按】此条对水气病重证采取"可下之"之逐水法，即《素问·汤液醪醴论篇》所谓"去宛陈莝（除掉水气的郁积，要像斩草一样而渐去之）"法。此外，《灵枢·小针》篇说："宛陈者，恶血也。"故治疗水气病可酌情配合活血化瘀法。

【原文】问曰：病下利后，渴饮水，小便不利，腹满因 （按：《脉经》卷八第八及《金匮要略直解》《金匮玉函经二注》《金匮要略方论本义》《医宗金鉴》"因"并作"阴"。丹波元简曰："据答语云'当病水',作'阴肿'为是。")肿者,何也?答曰:此法当病水。若小便自利及汗出者,自当愈。(12)

【提要】 本条论下利后可能发生水肿的机制。

【简释】 下利津伤,则渴而饮水;水走大肠,则小便不利(尿较少);无湿不作泻,脾不虚则湿不停,脾虚湿阻气滞则腹满。下利后水肿非必定出现,而是或然之症。若出现水肿,亦与脾虚湿停有关,水湿不循常道外溢肌肤则身肿。若小便利则水行,汗出则水散,虽不药而可自愈矣。

【原文】 心水者,其身重(按:《备急千金要方》卷二十一第四作"其人身体肿重")而少气,不得卧,烦而躁,其人阴肿。(13)

肝水者,其腹大,不能自转侧,胁下腹痛,时时津液微生,小便续通。(14)

肺水者,其身肿,小便难,时时鸭溏。(15)

脾水者,其腹大,四肢苦重,津液不生,但苦少气,小便难。(16)

肾水者,其腹大,脐肿腰痛,不得溺,阴下湿如牛鼻上汗,其足逆冷,面反瘦。(17)

【提要】 以上五条论五脏虚损所致五脏水病的病机。

【简释】 心水的发生,多因心阳虚衰。心为火脏,水赖之温化,若心阳衰惫,水气不行,则身重、少气;水气凌心,心阳被抑,则心悸,或心中烦乱、躁扰不宁,甚则不得卧;心阳虚不能下交于肾,肾水无制,水气外渗,则阴囊肿大。

肝水的发生,多因肝郁乘脾。肝为刚脏,喜条达,其经脉布于胁肋而气连少腹,若肝郁不舒,则胁下腹痛;肝郁乘脾,水湿不运,则气滞水停而腹部胀大,不能自转侧。"时时津液微生",津液指水液,即水肿渐渐加重,提示病程较长;"小便续通",是说小便时通而少,故而加重水湿内停。

肺水的发生,多因肺气不利。肺主气,为水之上源,若肺气不利,通调失职,则小便不利;小便不利,水无去路,泛溢肌表,则身肿;肺与大肠相表里,肺气不利,大肠传导失常,则大便如鸭粪之水粪杂下。

脾水的发生,多因脾虚。脾主湿,为水之中源。若脾失健运,水湿停留,则腹大、小便难(少);水泛四肢,则四肢沉重;脾虚水停,水精不布,则津液不生;脾虚中气不足,则少气。

肾水的发生,多因肾阳虚。肾主水,为水之下源。若肾阳虚衰,不能化气行水，水聚于内，则腹大、脐肿；"腰者肾之府"，肾虚外府失荣，则腰部疼痛；肾虚不能温化膀胱，则小便癃闭不行；水泛前阴，则阴囊冷湿如牛鼻上汗，总无干时；肾虚阳气不能下达，则两足厥冷；肾水者腹大，但面目不肿，故面部相对"反瘦"。

【按】以上五条所述五脏水病，是五脏病变（如风心病心力衰竭、肺心病心力衰竭、肝硬化、慢性肾炎及肾功能不全等）引起的水肿，即以五脏病（原发病）为本，水肿（继发病）为标。临床表现以腹水胀大为特征：肝水、脾水、肾水均言"其腹大"；心水、肺水均言"其身肿"，而病深日久，亦可致腹水。五脏水病的基本病机是脏真亏损，水湿浸淫。故治疗时应培植脏气以固本，攻逐水湿以治标。五脏水病病情深重，预后不良，但善加调治，亦可维持生机。

【原文】师曰：诸有（按：《备急千金要方》卷二十一第四"诸有"作"治"字）水者，腰以下肿，当利小便；腰以上肿，当发汗乃愈。（18）

【提要】本条论水气病的两种治法。

【简释】凡是治疗水气病，腰以下肿者，应当用利小便的方法，使潴留于下部的水从小便排出；腰以上肿者，当用发汗的方法，使潴留于上部的水从汗液排泄。此即《素问·汤液醪醴论篇》所提出的"开鬼门、洁净府"的治法，亦即因势利导之法。

【按】人体脏腑经络、内外上下都是密切联系的，患水气病之后亦常常互相影响。所以本条指出的利小便与发汗的方法，临床可视具体情况结合并用，以期取得更好疗效。

发汗、利小便的方法只适宜病初起的阳证、实证，如风水、皮水，而不适宜病程日久的阴证、虚证，如正水。正水病人以正虚为本，水盛为标，治当标本兼顾，以培补脾肾为主，佐以利水，方如肾气丸及后世之实脾饮、济生肾气丸等；若正水病人复感外邪，又当补正与发汗兼施，方如后文防己黄芪汤、麻黄附子汤之类。

【原文】师曰：寸口脉沉而迟，沉则为水，迟则为寒，寒水相搏（按：此可后似语义未完，恐有脱简）。趺阳脉伏[1]，水谷不化，脾气衰则鹜溏，胃气衰则身肿。少阳脉卑[2]，少阴脉细，男子则小便不利，妇人则经水不通；经为血，血不利则为水，名曰血分。（19）

【注释】

[1] 趺阳脉伏：指趺阳脉沉伏而弱，缺乏冲和之气。

[2] 少阳脉卑：少阳脉，指手少阳三焦经和髎（耳门）穴部位之脉，在上耳角根之前，鬓发之

后，即耳门前上方动脉。卑，《国语·周语》韦注："卑，微也。"此手少阳三焦经和脉髎穴部位之微，与下文足少阴肾经太溪穴部位之脉细上下相对。

【提要】本条以寸口、跌阳、少阳、少阴等脉的变化说明水气病发生的病机。

【简释】寸口脉迟主寒，沉主水。沉而迟是阳气被寒水所阻之脉象。跌阳脉是胃脉，因脾与胃相表里，胃主纳谷，脾主运化，今跌阳脉伏而不起，说明脾胃虚弱。脾胃气衰则水谷不化、大便如鹜溏状，精微不能运化，水湿浸于肌肤而致水肿。少阳脉主候三焦之气，《素问·灵兰秘典论篇》曰："三焦者，决渎之官，水道出焉。"少阳脉微，则三焦的决渎功能失常。少阴脉主候肾，少阴脉细，主肾气虚衰，寒水不化。故少阳脉微，少阴脉细，在男子则小便不利，在女子则经水不通。月经的来源是血，经闭后发生水肿病，显然与血有关，故称"血分"。

【原文】问曰：病有血分水分，何也？师曰：经水前断，后病水，名曰血分，此病难治；先病水，后经水断，名曰水分，此病易治。何以故？去水，其经自下。（按：本条宋代林亿本缺，据《脉经》及魏注本、尤注本补入。）(20)

【提要】本条论妇人病水有血分、水分之分。

【简释】妇人因有经血的特点，故其发生水肿较男子复杂。例如，先经闭而后水肿的，是瘀血阻滞水道所致，称为"血分"；若先患水气病，而后因水阻血滞发生经闭的，称为"水分"。治之之法，应本着"治病必求于本"的原则，血分病为先者，着重治血，使血脉调和，水肿自消；水分病为先者，着重治水，去水，则其经自下。所谓血分病"难治"，水分病"易治"者，"血病深而难通，故曰难治；水病浅而易行，故曰易治"（《金匮要略心典》）。

【按】从本条可以看出，水与血是互相影响的。受本条启发，在临床治疗肾炎水肿时，于利水剂中适当加入活血之品，可增强疗效。

【原文】问曰：病者苦[1]水，面目身体四肢皆肿，小便不利，脉之[2]，不言水，反言胸中痛，气上冲咽，状如炙肉，当微咳喘，审如[3]师言，其脉何类[4]？

师曰：寸口脉沉而紧，沉为水，紧为寒，沉紧相搏，结在关元[5]，始时当（按：享和本曰："'当'一作'尚'。"尤注本"当"作"尚"字）微，年盛不觉，阳衰之后，营卫相干[6]，阳损阴盛，结寒微动，肾气上冲，喉咽塞噎，胁下急痛。医以为留饮而大下之，气击[7]（按：尤注本"气击"作"气系"）不去，其病不除；后重吐之，胃家虚烦[8]，咽燥欲饮水，小便不利，水谷不化，面目手足浮肿。又与葶苈丸下水，当时如小瘥，食欲过度，肿复如前，胸胁苦痛，象若奔豚，其水扬溢，则浮（按：徐注本、尤注本"则"下并无"浮"字）咳喘逆。当先攻击冲气，令止，乃治咳；咳止，其喘自瘥。先治新病，病当在后[9]。（21）

【注释】

[1] 苦：病，病痛。此处用作动词，是"患"的意思。

[2] 脉之：联系下文"不言水，反言胸中痛"可知，此处为借代的修辞手法，代指诊察病人，非指切脉。

[3] 审如：确实像，果真像。

[4] 其脉何类：病人之脉当是何种脉象。

[5] 关元：泛指下焦。

[6] 营卫相干：是说营卫不和。

[7] 气击：气冲之互辞。

[8] 虚烦：谓经误吐误下之后，胃中空虚发烦。

[9] 先治新病，病当在后：是说先治冲气等新病，后治水肿。即第一篇第15条所谓"当先治其卒病，后乃治其痼疾"之意。

【提要】 本条论水气病误治而发生的变证，并指出先后主次的治法。

【简释】 全文可分作三段理解："其脉何类"以上为第一段，提出一个水气并发冲气的复杂病例；从"师曰"至"则浮咳喘逆"为第二段，是从脉诊、病史论述形成水气的过程和误治的变证；"当先攻击冲气"以下为第三段，指出治疗原则。尤在泾："此水气先得而冲气后发之证，面目肢体俱肿，咽喉噎塞，胸胁满痛，有似留饮而实挟冲气也。冲气宜温降，不宜攻下，下之亦未必去，故曰气系不去，其病不除。医乃不知而复吐之，胃气重伤，胃液因尽，故咽燥欲饮水，而小便不利，水谷不化，且聚水而成病也。是当养胃气以行水，不宜径下其水。水虽下，终必复聚，故暂瘥而寻复如前也。水聚于中，气冲于下（按："下"疑为"上"字之误），其水扬溢，上及肺位，则咳且喘逆，是不可攻其水，当先止其冲气。冲气既止，然后水气可去，水去则咳与喘逆俱去矣。先治新病，病当在后者，谓先治其冲气，而后治其水气也。"（《金匮要略心典》）

【按】 本条设立此案，目的是启发后人，对水肿病应审证求因，分清病情的主次、缓急，而施以先治、后治之法。

【原文】 风水，脉浮身重，汗出恶风者，防己黄芪汤主之。腹痛者加芍药。（22）

防己黄芪汤方：方见湿病中。

【提要】 本条论风水表气虚的证治。

【简释】风水脉浮，示病在表；汗出恶风，是卫气虚不能固表；身重，即前第 10 条所述"身体肿重"，为水湿泛滥肢体所致。用防己黄芪汤补卫固表、利水除湿。腹痛者加芍药以"除血痹……止痛"（《神农本草经》）。

【按】本条与《痉湿暍病脉证治》篇第 22 条，只有"水"与"湿"一字之异，而水与湿同类，两条文之病机、主症相同，故处方亦同。

【原文】风水恶风，一身悉肿，脉浮不渴，续[1]自汗出，无大热，越婢汤主之。（23）

越婢汤方：麻黄六两，石膏半斤，生姜三两，甘草二两，大枣十五枚。上五味，以水六升，先煮麻黄（按：《外台秘要》卷第二十《风水方》引《古今录验》"麻黄"下有"再沸"二字）。去上沫，内诸药，煮取三升，分温三服（按：《备急千金要方》卷十第五此下有"覆取汗"三字）。恶风者，加附子一枚，炮。风水加术四两。《古今录验》。

【注释】

[1] 续：接连不断。《说文解字·糸部》："续，连也。"

【提要】本条论风水初起证候与风水化热的证治。

【简释】尤在泾："此与上条证候颇同而治特异。麻黄之发阳气，十倍防己，乃反减黄芪之实表，增石膏之辛寒，何耶？脉浮不渴句，或作脉浮而渴。渴者热之内炽，汗为热逼，与表虚出汗不同，故得以石膏清热，麻黄散肿，而无事兼固其表也。"（《金匮要略心典》）

需要明确，麻黄虽发汗散水，但用之太过易伤卫阳而致恶风，故方后注曰"恶风者加附子"，以固护卫阳；风水泛滥，水湿太盛，宜加白术或苍术与麻黄配伍，表里同治，以增强消退水肿的作用。

【按】尤在泾等古代注家对本条"不渴"句，或含糊其辞，或避而不谈，皆智者之一失也。笔者见解如下。

第 23 条之证候中有两对矛盾必须明确：一是风水"一身悉肿"，必有"按其手足上，陷而不起"（第 3 条）且"寸口脉沉滑"（第 3 条），但为何曰其"脉浮"呢？二是既然曰"脉浮不渴"，为何越婢汤方中又用"石膏半斤"之重呢？笔者反复思索，恍然大悟！这是仲景将风水初起与风水加重化热两个阶段的证候写成一个条文使然。

风水初起，外邪束表，故见恶风、脉浮不渴，以及发热、无汗、眼胞微肿等证候；病情发展，风水泛滥，兼夹郁热，故见一身悉肿、口渴、续自汗出、表无大热，以及小便量少、脉由浮变成沉滑。越婢汤重用麻黄、石膏发汗散水，兼清里热；姜、枣调和营卫；甘草调和诸药（因其有恋湿之弊，水气病不可多用）。以方测证，可知本方为风水化热者而设。

【原文】皮水为病，四肢肿，水气在皮肤中，四肢聂聂动[1]者，防己茯苓汤主之。(24)

防己茯苓汤方：防己三两，黄芪三两，桂枝三两，茯苓六两，甘草二两。上五味，以水六升，煮取二升，分温三服 (按：《外台秘要》"三服"作"再服")。

【注释】

[1] 四肢聂聂动：四肢肌肉轻轻跳动。《集韵·二十九叶》："聂，木叶动貌。"

【提要】本条论皮水气虚的证治。

【简释】皮水为病，四肢肿甚而壅遏卫气，水气相搏于皮肤中，故四肢聂聂动。治宜防己茯苓汤益气通阳，利水消肿。本方重用茯苓为君，甘淡健脾利水消肿；防己"利大小便，通腠理"(《神农本草经》)；桂枝通表里之阳，助茯苓以利水；黄芪益表里之气，助茯苓以行水；少用甘草调和诸药。尤在泾："防己、茯苓善驱水气，桂枝得茯苓，则不发表而反行水，且合黄芪、甘草，助表中之气，以行防己、茯苓之力也。"(《金匮要略心典》)

【按】据报道，处方中重用茯苓 30～100g 治疗 55 例"三心病"心力衰竭所致的水肿取得了较好疗效 [康爱秋. 天津中医, 1989 (1): 14]。这正合防己茯苓汤重用茯苓本义。笔者亦曾听有经验的临床医生在学术报告中谈到，重用茯苓 60～120g 治疗各种心脏病心力衰竭所致的水肿疗效较好。茯苓甘、淡，性平，非大剂不足以健脾利水消肿。

【方歌】

防己茯苓芪桂草，皮水肢肿肌肉跳，
心力衰竭病水肿，重用茯苓有良效。

【原文】里水 (按：《外台秘要》卷第二十引范汪及《古今录验》并作"皮水")，越婢加术汤主之，甘草麻黄汤亦主之。(25)

越婢加术汤方：方见上，于内加白术四两，又见中风中。

甘草麻黄汤方：甘草二两，麻黄四两。上二味，以水五升，先煮麻黄，去上沫，内甘草，煮取三升，温服一升，重覆汗出，不汗，再服。慎风寒。

【提要】本条再论皮水的治疗。

【简释】皮水夹里热者，用越婢加术汤治疗，方义见第 5 条；病情较轻，无里热者，治用甘草麻黄汤，其剂量为麻黄倍于甘草，取"辛甘发散为阳"之义，以发汗散水消肿。

【原文】水之为病，其脉沉小，属少阴；浮者为风。无水虚胀者，为气。水，发其汗即已，脉沉者宜麻黄附子汤，浮者宜杏子汤。(26)

麻黄附子汤方：麻黄三两，甘草二两，附子一枚（炮）。上三味，以水七升，先煮麻黄，去上沫，内诸药，煮取二升半，温服八分，日三服。

杏子汤：方未见，恐是麻黄杏仁甘草石膏汤。

【提要】本条论水气病治疗大法及风水与正水的不同治疗方法。

【简释】水肿病，脉沉小，与少阴肾有关，属正水；脉浮者，与肺有关，属风水。两者皆可用发汗的方法治疗。没有水而虚胀者是"气"，虽与水病有相似之处，但属气病而非水病，故不可用汗法。正水脉沉，宜用麻黄附子汤温经发汗；风水脉浮，宜用杏子汤，此方未见，疑为麻杏甘石汤或为前条甘草麻黄汤再加杏仁。

【原文】厥而皮水者，蒲灰[1]散主之。方见消渴中。(27)

【注释】

[1] 蒲灰：即蒲黄。邹澍曰："曰蒲灰者，蒲黄之质固有似于灰也。"

【提要】本条论皮水阳郁的证治。

【简释】前第24条说"皮水为病，四肢肿，水气在皮肤中"，四肢肿甚，阻遏阳气，阳气不能达于四末，故手足厥冷。第19条说"血不利则为水"，而水病日久亦可致血病，故蒲灰散重用蒲黄七分，《神农本草经》谓能"利小便……消瘀血"；滑石三分，《神农本草经》谓其亦能"利小便"。二味杵为散，饮服方寸匕，日三服。该方活血利水，水肿消除，阳气得伸，则厥冷自可痊愈。叶天士有"通阳不在温，而在利小便"之名言。

【原文】问曰：黄汗之为病，身体肿一作重，发热汗出而渴，状如风水，汗沾衣（按：《备急千金要方》卷十第五作"汗染衣"），色正黄如柏汁，脉自沉。何从得之？师曰：以汗出入水中浴，水从汗孔入得之，宜芪芍桂酒汤主之。(28)

黄芪芍药桂枝苦酒汤方：黄芪五两，芍药三两，桂枝三两。上三味，以苦酒一升，水七升，相和，煮取三升，温服一升，当心烦，服至六七日乃解。若心烦不止者，以苦酒阻故也。

【提要】本条论黄汗的成因和证治。

【简释】黄汗病的症状与风水有类似之处，而黄汗病的主症特点是：汗出染衣，色正黄如柏汁。关于黄汗病的成因，本条指出与"汗出入水中浴"有关。用芪芍桂酒汤治疗，方中桂枝、芍药调和营卫以解郁遏；"古人称醋为苦酒"（魏荔彤），苦酒"主消痈肿，散水气"（《名医别录》）；黄芪实卫止汗，使营卫调和、气血畅通，则黄汗等症可愈。

【原文】黄汗之病，两胫自冷；假令发热，此属历节。食已汗出，又身常暮（按：《外台秘要》卷第四"暮"作"夜"字）卧盗汗出者，此劳气也。若汗出已反发热者，久久其身必甲错；发热不止者，必生恶疮。若身重，汗出已辄轻者，久久必身瞤，瞤即胸中痛，又从腰以上必汗出，下无汗，腰髋弛痛，如有物（按：《外台秘要》"物"作"虫"字）在皮中状，剧者不能食，身疼重，烦躁，小便不利，此为黄汗，桂枝加黄芪汤主之（按：《外台秘要》作"桂枝汤加黄芪五两主之"）。（29）

桂枝加黄芪汤方：桂枝、芍药各三两，甘草二两，生姜三两，大枣十二枚，黄芪二两。上六味，以水八升，煮取三升，温服一升，须臾饮热稀粥一升余，以助药力，温服（按：医统本作"温覆"）取微汗；若不汗，更服。

【提要】本条再论黄汗病的证治，并与历节、劳气进行鉴别。

【简释】黄汗与历节的鉴别要点：黄汗以"汗沾衣，色正黄如柏汁"为主症；历节以"诸肢节疼痛"为主症。当今黄汗病已罕见，对本条证候很难做出准确解释，故不释。至于桂枝加黄芪汤的功用，即以桂枝汤解肌调和营卫，加黄芪助正达邪，使阳郁得伸，营卫调和，而黄汗病自解。

【原文】师曰：寸口脉迟而涩，迟则为寒，涩为血不足。趺阳脉微而迟，微则为气，迟则为寒。寒气不足[1]，则手足逆冷；手足逆冷，则营卫不利；营卫不利，则腹满胁鸣（按：吉野本、享和本"胁鸣"并作"肠鸣"，魏注本同）相逐；气转膀胱，营卫俱劳；阳气不通即身冷，阴气不通即骨疼；阳前通[2]则恶寒，阴前通则痹不仁。阴阳相得，其气乃行，大气一转，其气乃散。实则失气[3]，虚则遗溺，名曰气分。（30）

【注释】

[1] 寒气不足：指寒气盛而气血不足。

[2] 前（jiǎn剪）通：即断绝流通之意。《说文解字注》："前，齐断也。……前，古假借用剪。"

[3] 失气：《伤寒论》第209条曰："少与小承气汤，汤入腹中，转矢气者，此有燥屎也，乃可攻之。"该条论述了实邪（燥屎）结聚而致"矢气"。故本条"失气"应理解为"矢气"。

【提要】本条论气分病的病机、脉症及治则。

【简释】条文以寸口、趺阳合诊，说明气血虚寒者，可出现手足逆冷、腹满、肠鸣等症状。阳气不通而不能温煦，则身冷、畏寒；阴气不通而不能濡养，则骨疼或麻木不仁。"阴阳相得，其气乃行，大气一转，其气乃散"，是论述气血的生理功能与病变的治疗原则。矢气与遗尿虽有虚实之分，而皆为气分病。尤在泾："微则为气者，为气不足也。寒气不足，该寸口趺阳为言，寒而气血复不足也。寒气不足，则手足无气而逆冷，营卫无源而不利。由是脏腑之中真气不充而客寒独盛，则腹满肠鸣相逐；气转膀胱，即后所谓失气、遗溺之端也。营卫俱劳者，营卫俱乏竭也。阳气温于表，故不通则身冷；阴气营于里，故不通即骨疼。不通者，虚极而不能行，与有余而壅者不同。阳前通则恶寒，阴前通则痹不仁者，阳先行而阴不与俱行，则阴失阳而恶寒，阴先行而阳不与俱行，则阳独滞而痹不仁也。盖阴与阳常相须也，不可失，失则气机不续而邪乃着，不失则上下交通而邪不容。故曰阴阳相得，其气乃行，大气一转，其气乃散。失气、遗溺，皆相失之征。曰气分者，谓寒气乘阳之虚而病于气也。"（《金匮要略心典》）

【按】本条说明气分病是由于阴阳失调，阳气虚衰，大气失其周流运转不息之功能。如此大气不转的病变，既可导致气分病，又可导致水气病。

"大气一转，其气乃散"的治则，对气分病、水气病的治疗都有指导意义。《景岳全书·杂证谟·肿胀》针对肿胀的辨证指出："验之病情，则惟在气、水二字，足以尽之……然水、气本为同类，故治水者当兼理气，盖气化水自化也。"运转大气法对各种杂病的证治有普遍指导意义。例如：下文气分病"水饮所作"治用桂枝去芍药加麻辛附子汤与枳术汤。此外，前后篇治肺痿虚寒证用甘草干姜汤以温肺气，治胸痹心痛用栝楼薤白白酒汤类以通心气，治虚劳病脾虚用建中汤以运脾气，治虚劳病肾虚用肾气丸以补肾气，治肝着用旋覆花汤以舒肝气，治妇人杂病崩漏用温经汤以利经气，等等，无不是运转本身正气（大气）以胜邪气，即"大气一转，其气乃散"。

【原文】气分，心下坚，大如盘，边如旋杯（按：尤注本"杯"作"盘"，且此句下无"水饮所作"四字），水饮所作，桂枝去芍药加麻辛附子汤主之。(31)

桂枝去芍药加麻黄细辛附子汤方：桂枝三两，生姜三两，甘草二两，大枣十二枚，麻黄、细辛各二两，附子一枚（炮）。上七味，以水七升，煮麻黄，去上沫，内诸药，煮取二升，分温三服，当汗出，如虫行皮中，即愈。

【提要】本条承上条补述气分病的证治。

【简释】此承上条对气分病大气不转，水饮结聚而出方治。阳虚阴凝，水饮结聚，积留于心下，痞结而坚，可表现为形大如盘、边缘像圆形的覆杯，治用桂枝去芍药加麻辛附子汤。该方诸药皆辛甘温之品，协同并用，功能温通阳气、宣散水气；芍药味苦微寒，非本证所宜，故去而不用。尤在泾："气分，即寒气乘阳之虚而结于气者。心下坚大如盘，边如旋盘，其势亦已甚矣。然不直攻其气，而以辛甘温药行阳以化气，视后人之袭用枳、朴、香、砂者，工拙悬殊矣。云'当汗出，如虫行皮中'者，盖欲使既结之阳复行周身而愈也。"（《金匮要略心典》）

【按】有的注家认为本条处方应承接上条。如吴谦说："'气分，心下坚，大如盘，边如旋杯，水饮所作'之十六字，当是衍文，观心下坚之本条自知。'桂枝去芍药加麻黄附子细辛汤主之'十五字，当在上条气分之下，义始相属，正是气分之治法，必是错简在此。"（《医宗金鉴》卷二十一）。

【原文】心下坚，大如盘 (按：《肘后备急方》作"碗")，边如旋盘[1]，水饮所作[2]，枳术汤主之。(32)

枳术汤方：枳实七枚，白术二两。上二味，以水五升，煮取三升，分温三服，腹中软即当散也。

【注释】

[1] 边如旋盘：《医灯续焰》云："旋，圆也。上盘字，当据《肘后》作碗，盖碗高于盘，盘大于碗，谓其坚大如碗，其边如圆盘。"

[2] 水饮所作：唐宗海曰："心下坚，大如盘，边如旋盘，本是气不散。然气积则为水，气积不散，水饮所由起也。作，即起字之义。"

【提要】本条论气分病的另一种证治。

【简释】脾弱气滞，失于转输，致水气痞结于胃部，故心下坚、高如碗、边如圆盘，可用枳术汤。方中枳实行气消痞，白术健脾益气，二药配合，能健运脾气以消除水湿。

附方

《外台》防己黄芪汤：治风水，脉浮为在表，其人或头汗出，表无他病，病者但下重，从腰以上为和，腰以下当肿及阴，难以屈伸。方见风湿中。

小　结

本篇论述水气病脉证并治。根据水气病之病因和临床表现的不同，将该病分为风水、皮水、正水、石水、黄汗五种；继而又根据水肿形成的五脏根源，论述了五脏水病肝水、心水、脾水、肺水、肾水的临床特征。此外，亦论及气分病、水分病、血分病及各种宿疾痼病引发的水肿。

关于水气病的治疗，本篇提出了发汗、利小便、逐水三大法则。这三法是针对水气病阳证、实证而设，临证之时可酌情结合运用。对于水气病正气虚者，法当标本兼治。

水气病的具体治疗方法：风水为病，表气虚而脉浮身重、汗出恶风者，用防己黄芪汤；表实化热，风水泛滥而一身悉肿、口渴、汗出、尿少者，用越婢汤。皮水为病，气虚而四肢肿，或聂聂动者，用防己茯苓汤；阳郁而手足逆冷者，用蒲灰散；重证而夹有郁热，一身面目洪肿、脉沉、小便不利者，用越婢加术汤；轻证而无郁热者，用甘草麻黄汤。正水脉沉小，宜用麻黄附子汤。

黄汗病以"汗沾衣，色正黄如柏叶"为特点，不属于水气病，故《诸病源候论》将黄汗归于"黄病候"。黄汗可辨证选用桂枝加黄芪汤与芪芍桂酒汤。

此外，于篇末指出，由于阳虚阴凝，表现心下痞坚等症状者，可用桂枝去芍药加麻辛附子汤；若因脾虚气滞而亦表现为心下痞坚者，则用枳术汤。

黄疸病脉证并治第十五

本篇为黄疸病专篇，系统论述了黄疸病的辨证论治。"疸"之为义，《说文解字》释为"黄病也"。《诸病源候论·黄病诸候》包括了本篇所述的黄疸、谷疸、酒疸、女劳疸、黑疸等各种黄疸证候"凡二十八论"，其中把水气病篇之"黄汗候"移入"黄病诸候"，是以类相从。

关于黄疸病的病因、病机、主症。其病因，第 8 条指出以"湿"为主，即"黄家所得，从湿得之"；其病机为湿毒蕴结化热，成为湿热疫毒，深入血分，血分瘀热溢于周身；其主症为"三黄"，即湿热下流膀胱而尿黄（呈浓茶水色），上泛于目而目黄，外熏皮肤而身黄。正如《素问·平人气象论篇》所说："溺黄赤安卧者，黄疸……目黄者，曰黄疸。"《临证指南医案·疸》更明确指出："黄疸，身黄、目黄、溺黄之谓也。"

关于黄疸病的分类，本篇分为谷疸、酒疸、女劳疸、黑疸四种类型。顾名思义，谷疸与饮食（不洁）有关，酒疸与嗜酒有关，女劳疸与房劳有关（其实与肝郁、劳倦、体弱均有关），黑疸则为诸疸恶化的晚期表现。此外，火劫发黄、燥结发黄及虚黄等，则为特殊的黄疸证候。后世医家对黄疸病的分类不同，张景岳说："黄疸一证，古人多言为湿热，及有五疸之分者，皆未足以尽之，而不知黄之大要有四：曰阳黄、曰阴黄、曰表邪发黄、曰胆黄也。知此四者，则黄疸之证，无余义矣……然总不出阴阳二证，大都阳证多实、阴证多虚，虚实弗失，得其要矣。"（《景岳全书·杂证谟·黄疸》）如此将黄疸病分为阳黄与阴黄两大类，便于掌握其诊治要点。

关于黄疸病的有关脏腑，《灵枢·经脉》篇曰："脾所生病者……黄疸。"又曰："肾所生病者……黄疸。"《素问·玉机真脏论篇》曰："肝传之脾，病名曰脾风，发瘅（按："瘅"与"疸"通）腹中热，烦心出黄（按：指小便黄）。"由上述可知，本篇及《内经》依据藏象理论及其病因病机和临床表现，认识到黄疸病与脾、胃、肾、肝有关。后世医家张景岳进一步认识到："胆伤则胆气败而胆液泄，故为此证（按：指"胆黄证"）。"

关于黄疸病的治法，第 16 条指出了"诸病黄家，但利其小便"的治疗常法，并根据表、里、寒、热、虚、实的不同，对"八法"都有应用。

本篇共 22 条：第 1、2、8、9、10 条论黄疸病的脉症、病机、分类；第 11、12 条论黄疸病预后；第 3、13 条论谷疸证治；第 4、5、6、15 论酒疸证治；第 16～22 条论黄疸病及其变证，或特殊证候的证治；第 7、14 条论黑疸证治；对女劳疸没有明确提出方治。

西医学之病毒性肝炎、肝硬化、胆囊炎、胆石症及消化系统肿瘤等疾病出现黄疸者，均可参考本篇辨证论治。

【原文】寸口脉浮而缓，浮则为风，缓则为痹。痹非中风[1]。四肢苦烦[2]，脾色必黄，瘀热以行。（1）

【注释】

[1] 痹非中风：此句为插笔，意在说明，黄疸病发生"三黄"之前，其临床表现类似外感病太阳中风。"痹"之为义与本书《中风历节病脉证并治》篇第1条"此为痹"之病机不同。

[2] 四肢苦烦：四肢苦于疲劳困倦。《广韵·二十元》"烦，劳也"；《六豪》"劳，倦也"。

【提要】本条论黄疸病的脉症和病机。

【简释】"寸口脉浮而缓，浮则为风"，浮脉主表，风乃泛指外邪；"缓则为痹"，缓为湿阻之脉象，痹言湿阻之病机。"痹非中风"一句为插笔，属于鉴别词。脾主四肢、肌肉，湿热困脾，故感到四肢沉重困乏；脾脏所蕴积的湿热疫毒深入血分，溢于体表，必然发生黄疸，所以说"脾色必黄，瘀热以行"。尤在泾："脾者四运之轴也，脾以其所瘀之热，转输流布，而肢体面目尽黄矣，故曰'瘀热以行'。"（《金匮要略心典》）

【按】综观《伤寒论》与《金匮要略》本篇，可知仲景将黄疸病的病因分为外感与内伤两大类。外感发黄散见于《伤寒论》太阳、阳明、太阴等各篇，内伤发黄则集中于本篇。须知黄疸病与西医学之急性黄疸型肝炎相类，而急性黄疸型肝炎的黄疸前期常以"太阳病"类似症状为特点。由此可见，仲景大论是对临床实践的总结。

本条"瘀热以行"四字是画龙点睛之笔，点明了黄疸病的基本病机。"瘀热"二字于《伤寒论》中凡三见：一见于第128条抵当汤证；二见于第238条茵陈蒿汤证；三见于第263条麻黄连轺赤小豆汤证。三者皆曰"瘀热在里"。须知"郁"与"瘀"二字概念不同，郁指气机郁滞，瘀（《说文解字》谓"积血也"）指血脉瘀积。黄疸病为血分病，即湿热疫毒瘀于血分而发病。联系病毒性肝炎的发病机制则更加明了。若湿热邪气只郁阻气机，与血分无干，则不会发黄，而为一般的湿热病证。明确了黄疸病的病机，可指导临床立法、处方、选药。

【原文】趺阳脉紧而数，数则为热，热则消谷，紧则为寒[1]，食即为满。尺脉浮为伤肾，趺阳脉紧为伤脾。风寒相搏[2]，食谷即眩，谷气不消，胃中苦浊[3]，浊气下流，小便不通[4]，阴被其寒[5]，热流膀胱，身体尽黄，名曰谷疸。

额上黑，微汗出，手足中热，薄暮即发[6]，膀胱急，小便自利[7]，名曰女劳疸^[8]；腹如水状^[9]，不治。

心中懊侬^[10]而热，不能食，时欲吐，名曰酒疸^[11]。（2）

【注释】

[1] 寒：指寒湿，联系下文可知为湿浊困脾也。

[2] 风寒相搏：风寒，泛指病邪。类似外邪袭表，而实际并非外感。

[3] 胃中苦浊：苦，意为"被……所苦"，此言被胃中湿热所苦。浊，指湿热。下文"浊气"亦为湿热。

[4] 小便不通：尤在泾曰："小便通则浊随去，今不通，则浊虽下流而不外出。"

[5] 阴被其寒：阴，指脾；寒，指湿。即脾受水湿之气。《素问·阴阳应象大论篇》王冰注："寒为水气。"

[6] 薄暮即发：薄暮，傍晚、太阳将落之时。李彣曰："薄暮属阴，薄暮即发，阴虚生内热也。"

[7] 小便自利：疑"自"应作"不"字。后第9条曰："小便不利者，皆发黄。"《伤寒论》第187条云："若小便自利者，不能发黄。"可知发黄者多有"小便不利"。最后第22条所谓"男子黄，小便自利"者，为虚劳萎黄证，非黄疸病也。

[8] 女劳疸：张璐："女劳之瘅，惟言额上（按：指眉上发下）黑，不言身黄，省文也。"后文第14条论述女劳疸证候，明文有"身尽黄"。

[9] 腹如水状：即鼓胀病水鼓之状。

[10] 心中懊侬（ào náo 傲挠）：指胃中烦闷。

[11] 酒疸：后文第4、5、6条亦论"酒黄疸"或"酒疸"证候，均未论及身黄。曰"酒"概指病因，曰"疸"已寓发黄。

【提要】 本条进一步论述黄疸病的病机、分类及主症。

【简释】 趺阳脉以候脾胃，紧脉主脾寒（湿），数脉主胃热；胃热则消谷善饥，但因寒湿困脾，运化失常，必致食后胀满。"尺脉浮为伤肾，趺阳脉紧为伤脾"两句是插笔，指出谷疸与女劳疸的不同脉象。风寒相搏之"风寒"泛指病邪，此指脾胃湿热；湿热内蕴，勉强进食，食后浊气上冲，蒙蔽清窍则头眩；浊气下流膀胱，气化失司则小便不利。湿热相搏，小便不利，于是形成黄疸。因为与饮食有关，所以称为谷疸。

女劳疸是由肾劳引起，故尺脉浮。尺浮不是表证，而是肾虚热浮的表现。"额上黑"是肾色外现；"微汗出，手足中热，薄暮即发"，皆是肾虚有热的证候；膀胱急、小便不利是肾虚气化失常所致。本证原属肾虚，若病至后期，出现腹如水状，是脾肾两败，故称不治。

酒疸是由饮酒过度所致。酒热伤胃，故"心中懊侬而热，不能食，时欲吐"。病因嗜酒而成，故称酒疸。

【原文】阳明病，脉迟[1]者，食难用饱[2]，饱则发烦头（按：《太平圣惠方》卷五十五《治黄汗诸方》"头"作"目"字）眩，小便必难（按：此二句《伤寒论》第195条作"饱则微烦头眩，必小便难"），此欲作谷疸[3]。虽[4]下之，腹满如故[5]，所以然者，脉迟故也。（3）

【注释】

[1] 脉迟：迟脉与缓脉相类，非为寒脉，实乃主湿。下文"脉迟故也"之"脉迟"同此。

[2] 食难用饱：难，不可；用饱，吃饱。

[3] 此欲作谷疸：欲，时间副词，可译作将要、将等。此句是说上述证候为将要发生谷疸的表现。

[4] 虽：连词。表示假设让步，相当于纵使、即使。

[5] 腹满如故：上文未言腹满，此曰"如故"者，为省文。误下之前必有腹满。

【提要】本条论欲作谷疸的证候特点。

【简释】谷疸病因为饮食不洁，邪从口入而损伤脾胃。脾胃受损，胃病则易化热，脉当滑数；脾病则不能运化水湿，湿浊困脾，脉当迟缓。条文曰"脉迟者"，可知以脾病为主。由于湿浊困脾，不能消化谷食，故"食难用饱"；若强食而饱，脾运迟滞，水谷不消，郁于中焦，则脘腹胀满；中气不运，清阳不升则头眩，浊气下流则小便必难；湿郁化热，上扰神明则心烦。以上脉症为将要发生谷疸的表现，故曰"此欲作谷疸"。若误诊、误治，苦寒攻下，必损伤中阳，则"腹满如故"，甚至使病情加重。所以然者，以脉迟为脾湿之征，只宜温化，不宜攻下。湿郁化热，而湿重于热者，亦应以利湿为主，清热为次，不可攻下也。

【按】本条并见于《伤寒论》第195条，只个别文字与此有出入。古今注家、注本多不明本条要领。必须明确，本条的关键句是"此欲作谷疸"，关键字是"欲"字。就是说，本条所述证候是将要发生谷疸的表现。联系前后条文分析会更加明了。若认定"脉迟"主寒，把本条解释为"谷疸从寒化的病机"，认为此即所谓"阴黄"之类，则有失本条原义。阳黄与阴黄之鉴别：急性期黄色鲜明，湿热疫毒虽盛而正气不衰，为阳黄；黄疸病失治或误治，病程日久，疫毒不去而正气渐衰，黄色晦暗，脉迟无力者，则为阴黄。

必须要明确：黄疸病的主要病因是饮食不洁，病从口入，先伤脾胃，按照原文的说法，即"黄家所得，从湿得之"。在该病的潜伏期，即仲景原文中"欲作谷疸"阶段，亦为西医学所称"黄疸前期"（病毒性肝炎之急性黄疸型肝炎病程经过，可分为黄疸前期、黄疸期和恢复期三个阶段）。其临床表现有两大特点：一是类似外感证候。例如，第1条曰"浮则为风"，第2条曰"风寒相搏"，第12条曰"发于阳部，其人振寒而发热也"。而《伤寒论》第260条所谓"伤寒七八日"之后，一旦"身黄如橘子色"，则暴露出黄疸病之真面目。二是湿浊困脾证候。例如，第2条曰"食即为满……食谷即眩，谷气不消，胃中苦浊"，第12条曰"发于阴部，其人必呕"，第13条曰"（寒热）不食，食即头眩"，以及本条所述脉症。抓住了黄疸病潜伏期这两大特点，再问清楚病因，"此欲作谷疸"无疑矣。见微知著者何？学而知之者何？经验之谈者何？中西医汇通者何？此之谓也。

【原文】夫病酒黄疸，必小便不利，其候心中热，足下热，是其证（按：《千金翼方》卷十八《黄疸候》"证"作"候"）也。（4）

酒黄疸者，或无热，靖言了了[1]，腹满，欲吐，鼻燥，其脉浮者先吐之，沉弦者先下之[2]。（5）

酒疸，心中热，欲呕者，吐之愈。（6）

【注释】

[1] 靖（jìng 静）言了了：心神安静，神志清楚。靖，通"静"；了了，清楚的意思。

[2] 其脉浮者先吐之，沉弦者先下之：李彣曰："浮脉属阳，病在膈上，故先吐之；沉弦脉属阴，病在腹里，故先下之。"

【提要】以上三条进一步论述酒疸的证候并指出治法。

【简释】尤在泾："酒之湿热，积于中而不下出，则为酒疸。积于中则心中热，注于下则足下热也。酒黄疸者，心中必热，或亦有不热，静言了了者，则其热不聚于心中，而或从下积为腹满，或从上冲为欲吐、鼻燥也。腹满者，可下之；欲吐者，可因其势而越之；既腹满，且欲吐，则可下亦可吐。然必审其脉浮者，则邪近上，宜先吐；脉沉弦者，则邪近下，宜先下也。"（《金匮要略心典》）

【原文】酒疸下之，久久为黑疸[1]，目青面黑[2]，心中如啖蒜齑状[3]，大便正黑[4]，皮肤爪之不仁[5]，其脉浮弱，虽黑微黄[6]，故知之。（7）

【注释】

[1] 黑疸：黑疸是诸疸恶化的晚期表现。

[2] 目青面黑：目青，指白睛青紫；面黑，即下文"虽黑微黄"之黑疸特点。

[3] 心中如啖（dàn 淡）蒜齑（jī基）状：啖，即吃；齑，指捣碎的姜、蒜、韭菜等。此言胃中如吃了蒜末等辛辣之物而有灼热不舒感。

[4] 大便正黑：乃黑疸晚期并发消化道出血的表现。正，纯、只。

[5] 爪之不仁：肌肤血痹，抓之不觉痛痒。爪之，《外台秘要》卷第四作"抓之"。古书"爪""抓"有时通用。《慧琳音义》卷二十七曰"爪有作抓"。

[6] 虽黑微黄：指面色晦暗并微微发黄，为黑疸最主要的特点。

【提要】本条论酒疸误治转变成黑疸的证候。

【简释】酒疸不当下而用下法，必然损伤正气，迁延日久则会演变成黑疸。"目青面黑""皮肤爪之不仁"，皆为黑疸血瘀之外象；大便色黑，为血溢肠道之危象；"心中如啖蒜薤状"，乃指胃中有辛辣灼热的感觉；"其脉浮弱"，为正气亏虚之象；"虽黑微黄"是黑疸最主要的特点。

【按】不仅酒疸误治、失治会变为黑疸，其他黄疸病日久皆有转变成黑疸的可能。《诸病源候论·黄病诸候·黑疸候》："夫黄疸、酒疸、女劳疸，久久多变为黑疸。"此条言酒疸日久为黑疸，后文第14条则言女劳疸日久为黑疸。

【原文】师曰：病黄疸，发热烦喘，胸满口燥者，以病发时，火劫其汗[1]，两热所得[2]。然黄家所得，从湿得之。一身尽发热而黄，肚（按："肚"字《说文解字》不载，而本书仅此一见；《慧琳音义》卷十五、《广韵·十姥》并释为"腹"）热，热在里，当下之。(8)

【注释】

[1] 火劫其汗：指用艾灸、温针或热熏法强迫出汗。

[2] 两热所得：谓病邪之热与误治之热相互搏结。

【提要】本条论火劫发黄的证候及治法。

【简释】本条所述"发热"为里证发热，治应清解。若误用火劫发汗，伤及津液，加之在里之热不得清解，反而增剧，故曰"两热所得"，表现为"一身尽发热而黄，肚热"及"烦喘，胸满口燥"等证候。热盛于里而成实，故曰"热在里，当下之"。应以攻下之方药通腑泄热，可用第19条之大黄硝石汤。"然黄家所得，从湿得之"一句为插笔。

【按】对条文"黄家所得，从湿得之"一语，历代医家有两种不同认识：一是认为此句紧接上文，说明火劫发黄，亦夹内湿；一是认为此句为插笔，说明黄疸病多得之于湿，但亦有与湿无关者，本条便是。笔者赞同"插笔"说法，结合《伤寒论》有关条文便可明了。如第111条说："太阳病中风，以火劫发汗，邪风被火热，血气流溢，失其常度。两阳相熏灼，其身发黄。"再从语法分析，其紧承上句，两个"所得"之间加之转折连词"然"，则两相对比之势立现。可见此句为插笔，与上文相对比，用一般（病之常）来强调特殊（病之变），这正是仲景行文之妙处。

【原文】脉沉，渴欲饮水，小便不利者，皆发黄。(9)

【提要】本条论湿热内蕴的发黄证。

【简释】尤在泾："脉沉者，热难外泄；小便不利者，热不下出，而渴饮之水

与热相得，适以蒸郁成黄而已。"（《金匮要略心典》）

【原文】腹满，舌痿黄（按：《卫生宝鉴》卷十四《黄疸论》"舌"作"面"。叶霖曰："'痿'当作'萎'。"），躁不得睡，属黄家。舌痿疑作身痿。（10）

【提要】本条承上条再论湿热发黄的证候。

【简释】尤在泾："脾之脉，连舌本，散舌下。腹满，舌痿，脾不行矣。脾不行者，有湿；躁不得睡者，有热。热湿相搏，则黄疸之候也。"

【原文】黄疸之病，当以十八日为期，治之十日以上瘥，反剧为难治。（11）

【提要】本条论黄疸消退的时期及预后。

【简释】尤在泾："土无定位，寄王于四季之末各十八日。黄者土气也，内伤于脾，故即以土王之数，为黄病之期。盖谓十八日脾气至而虚者当复，即实者亦当通也。治之十日以上瘥者，邪浅而正胜之，则易治；否则，邪反胜正而增剧，所谓病胜脏者也，故难治。"（《金匮要略心典》）

【按】黄疸病与"急性黄疸型肝炎"颇类似。该病之黄疸期，视病情的轻重，一般持续2~3周或更长时间。有两种转归：一方面，若治疗及时、方法得当，且病人注意休息、饮食有节等，可以缩短病程，促进病愈，进入恢复期。另一方面，若失治、误治，或病人饮食不当、纵酒、休息不好等，均会延长病程，甚至使病情加重，恶化"反剧为难治"，或转为慢性期。由此可知，仲景的预见是科学的，是以丰富实践经验为基础的。

【原文】疸而渴者，其疸难治；疸而不渴者，其疸可治。发于阴部，其人必呕；阳部（按：《脉经》卷八第九于"阳部"上有"发于"二字），其人振寒而发热也。（12）

【提要】本条再论黄疸病的预后及辨证。

【简释】黄疸口渴，意味着邪重热盛，病势方张，故治疗比较困难；口不渴是说明邪浅热轻，正能胜邪，故易治。阴部指里，病在里，胃气上逆，则其人必呕；阳部指表，"其人振寒而发热"，非外感太阳表证，而是正（人体抗病能力）邪（湿热疫毒）交争于里，营卫失和于表的临床表现。

【按】以上第11、12条均为推断预后的约略之辞，临证时要四诊合参，全面了解病情，方可做出准确的判断。

【原文】谷疸之为病，寒热[1]不食[2]，食即头眩，心胸不安，久久发黄为谷疸[3]，茵陈蒿汤主之。（13）

茵陈蒿汤方：茵陈蒿六两，栀子十四枚，大黄二两。上三味，以水一斗，先煮茵陈，减六升，内二味，煮取三升，去滓，分温三服。小便当利，尿如皂角汁状，色正赤，一宿腹减[4]，黄从小便去也。

【注释】

[1] 寒热：即前第12条所谓"振寒而发热"，此为湿热蕴结于里而营卫失和于表之证。魏荔彤："此寒热由内发外，与表邪无涉也。"

[2] 不食：为呕恶厌食，特别是厌食油腻。此为湿热蕴结脾胃所致脾失健运，胃失和降之症。

[3] 久久发黄为谷疸："久久"为多长时间？《伤寒论》第260条曰："伤寒七八日，身黄如橘子色，小便不利，腹微满者，茵陈蒿汤主之。"这说明，谷疸之病已从前第3条"欲作谷疸"发展至谷疸（发黄），大致经历"七八日"，这符合临床实际。

[4] 小便当利……一宿腹减：当，必定。从服药后的情况可推知，服药前必有小便不利、腹满等症。原文不言，省文也。

【提要】本条论谷疸湿热两盛的证治。

【简释】本条所述，实际为欲作谷疸与已发谷疸两个阶段的临床表现。欲作谷疸于前第3条已述及。本条所述"寒热不食，食即头眩，心胸不安"等，亦是欲作谷疸的表现。所谓寒热不食，即振寒发热、呕恶厌食，为湿热疫毒内蕴脾胃，正邪相搏，导致营卫失和之证候，此即第12条所谓"发于阴部，其人必呕；阳部，其人振寒而发热也"。不欲食而强食，食入则更助湿热，湿热上冲，故头眩、心胸不安。湿热疫毒困扰脾胃，蕴结日久，内瘀血分，弥漫三焦，外溢肌肤，则发为黄疸，故曰"久久发黄为谷疸"。茵陈蒿汤为主治之方。方中茵陈蒿味苦微寒，为清热利湿退黄专药，故重用为君；栀子苦寒，降中能升为其特点，既长于清上、中、下三焦之火，又善于清利湿热；少用大黄者，假其"推陈致新"之力，而助下趋之势，使"瘀热"从小便排出，故方后云："一宿腹减，黄从小便去也。"

【按】外感寒热者，恶寒发热，而饮食如故；内伤寒热者，振寒发热，必有饮食异常等表现。

茵陈蒿汤中茵陈与大黄的用量比例为3:1。古今不少名医、学者认为，临证应用本方可酌情重用大黄。例如，《温疫论·发黄》茵陈汤，即"茵陈一钱，山栀二钱，大黄五钱，加生姜煎服"，方中大黄用量反是茵陈的五倍。吴又可强调："设去大黄而服山栀、茵陈，是忘本治标，鲜有效矣。"关于单味大黄治疗重症肝炎及急性黄疸型病毒性肝炎之显著疗效，近几十年亦有较多报道。

以茵陈蒿汤为主治疗阳黄具有确切的疗效。茵陈善治"热结发黄"（《神农本草经》），以及"通身发黄，小便不利"（《名医别录》），但需辨证准确、剂量适当，方取良效。

【方歌】

茵陈蒿汤栀大黄，黄疸病症特专长，

湿热两盛血分毒；茵陈五苓湿盛良；

热盛栀子大黄汤；重证大黄硝石方。

【原文】 黄家（按：《千金翼方》卷十八《黄疸》第三作"黄疸之为病"），日晡所（按：，俞桥本、吉野本、宽保本、享和本"所"并作"时"字）发热，而反（按：《千金翼方》无"而反"二字）恶寒。此为女劳得之（按：《卫生宝鉴》卷十四《黄疸论》作"此女劳疸也"），膀胱急，少腹满，身尽黄（按：《诸病源候论》卷十二《女劳疸候》作"身目皆黄"），额上黑，足下热，因作黑疸[1]。其腹胀如水状，大便必黑[2]，时溏。此女劳之病，非水也[3]。腹满者，难治[4]。硝石矾石散主之。（14）

硝石矾石散方：硝石、矾石（烧）等份。上二味，为散，以大麦粥汁和服方寸匕，日三服。病随大小便去，小便正黄，大便正黑，是（按："是"下脱"其"字，应据魏注本、徐注本补）候也。

【注释】

[1] 因作黑疸：于是就发展成黑疸。因，连词，表示承继，相当于因而、于是。

[2] 大便必黑：与第7条"大便正黑"病机相同，皆为黑疸晚期消化道出血之症。

[3] 此女劳之病，非水也：此句意在提示后人，水气病与黄疸病严重者，都可出现腹水，但二者病因、病机、治法、处方均有所不同，应当鉴别。

[4] 腹满者，难治：非气滞腹满，而是瘀血水鼓而腹部胀满。此与前第2条所谓"腹如水状，不治"相类。

【提要】 本条论女劳疸发展成为黑疸的证治。

【简释】 黄疸病多在一日的申时发热恶寒较重。若病人表现为膀胱急、少腹满、身尽黄、额上黑、足下热等症，可知是由肾虚有热所导致的女劳疸。病势继续发展就成为黑疸，表现为腹胀如水状、大便色黑而溏。此为黑疸晚期脾肾两败，甚至出现消化道出血之危重病情。"此女劳之病，非水也"一句意在说明，本条所述"腹胀如水状"非水气病演变而成，而是因女劳疸演变为黑疸所致。女劳疸发展成黑疸，治疗难以奏效，故曰"难治"。可用硝石矾石散化瘀祛湿以治标。方中硝石于《神农本草经》中称"消石"，《本草纲目》中称"火硝"。矾石亦名明矾、白矾，煅后称为枯矾（古今医家有谓矾石是绿矾，亦名皂矾、青矾。实则白矾与绿矾为两种药，《本草纲目》："绿矾酸涌涩收，燥湿解毒，化涎之功与白矾同而力差缓。"）。用大麦粥汁和服，以缓解两石药的副作用，并能养胃。

【按】黑疸与肝硬化颇为相似。本条应与第 7 条综合分析。两条所述证候，有的属于黑疸轻证（早期肝硬化），病机以阴虚夹瘀为主。有的属于黑疸重证（晚期肝硬化），病机以瘀血水鼓为主。但不论轻证、重证，总以"虽黑微黄"为证候特点。《诸病源候论》总结说："夫黄疸、酒疸、女劳疸，久久多变为黑疸。"可知黑疸是诸疸失治、误治，迁延日久（十几年或几十年）而病情恶化的结果。早期尚可治，晚期则"难治"，甚至"不治"。硝石矾石散虽药仅三味，却体现了攻（活血消坚、利水排毒）补（健脾扶正）兼施的治则。但本方终究以攻为主，正如吴谦所说："此方治标固宜，非图本之治。"

【原文】酒黄疸，心中懊憹或热痛，栀子大黄汤主之。（15）

栀子大黄汤方：栀子十四枚，大黄一两，枳实五枚，豉一升。上四味，以水六升，煮取二升，分温三服。

【提要】本条论酒疸热重湿轻之轻证的证治。

【简释】心中懊憹，是酒疸必具症状；热痛，即心中懊憹进一步加重的结果，是里热太重所致。故用栀子大黄汤清泄实热。方中栀子、豆豉清心中之郁热，大黄、枳实除胃肠之积滞。酒疸或其他黄疸之偏于热盛者，均可用此方。

【按】本条与前第 2、4、5、6 条均论及酒疸证候。综合分析，酒疸除本条所述症状外，尚有小便不利、不欲食、食欲吐及"三黄"表现。

【原文】诸病黄家，但利其小便；假令[1]脉浮，当以汗解之，宜桂枝加黄芪汤主之。方见水气病中。（16）

【注释】

[1] 假令：假使，如果。唐宗海曰："但利其小便，是治黄正法，亦治黄定法也。此后汗下温补诸方，皆是变法，故其文法以'假令'二字别之。"

【提要】本条论黄疸病的治疗常法及变法之一。

【简释】利小便以排除血分中的湿热疫毒，是黄疸病的治疗常法，故曰"诸病黄家，但利其小便"。可是，黄疸病的病因病机复杂，如黄疸初起，有恶寒发热、脉浮自汗等表虚证，审其内热不重者，仍当汗解，宜用桂枝汤调和营卫以解表，加黄芪补卫气以固表。

【按】桂枝加黄芪汤只适用于黄疸病表虚而内热不重之候。若表实无汗而内热又重者，又宜仿《外台秘要》卷第四许仁则治疗急黄的麻黄五味汤（麻黄、葛根、石膏、茵陈、生姜）之例，"发汗以泄黄势"。

【原文】诸黄[1]，猪膏发煎主之。(17)

猪膏发煎方：猪膏半斤，乱发[2]如鸡子大三枚（按：《外台秘要》卷第四"三枚"作"二枚"）。上二味，和（按：《外台秘要》"和"作"纳发"二字）膏中煎之，发消药成（按：《外台秘要》作"发消尽，研，绞去膏细滓"），分再服。病从小便出。

【注释】

[1] 诸黄：吴谦曰："诸黄，谓一切黄也。皆主猪膏发煎，恐未必尽然，医者审之，此必有脱简也。"

[2] 乱发：即人之头发。李时珍说："发为血之余……今方家呼发为'血余'，盖本此义也……气味苦，微温，无毒。"（《本草纲目·人部》第五十二卷）

【提要】本条论燥结萎黄的证治。

【简释】沈明宗："此黄疸血分通治之方也。盖疸病皆因湿热郁蒸，相延日久，阴血必耗，不论气血二分，皆宜兼滋其阴，故云诸黄主之。"（《金匮要略编注》）《备急千金要方》《外台秘要》记载，本方证应有少腹急满、大便秘结等症。猪膏发煎用猪膏润燥、乱发消瘀，故而具润燥祛瘀之功，可用于治疗由燥结兼血瘀所引起的萎黄证。尤在泾："此治黄疸不湿而燥者之法。按《伤寒类要》云：男子、女人黄疸，饮食不消，胃胀，热生黄衣，在胃中有燥屎使然，猪膏煎服则愈。盖湿热经久，变为坚燥，譬如罨（yǎn 掩。紧密覆盖的意思）曲，热久则湿去而干也。《本草》：猪脂利血脉，解风热；乱发消瘀，开关格，利水道，故曰病从小便出。"（《金匮要略心典》）

【按】对方后注"病从小便出"，《外台秘要》《太平圣惠方》《沈氏尊生书》均谓服此方后，以燥粪得下而痊愈。联系《妇人杂病脉证并治》篇以本方治谷气实所致"阴吹而正喧"，可知猪膏发煎不仅能"消瘀……利小便"，并且可润燥通大便。

方中猪膏之异名有猪脂、猪脂膏、猪脂肪等，即猪的脂肪油。发为血之余，乱发入血有消瘀之功效。《金匮要略·杂疗方》治疗"马坠及一切筋骨损方"中用乱发可为佐证。

【原文】黄疸病，茵陈五苓散主之[1]。一本云：茵陈汤及五苓散并主之。(18)

茵陈五苓散方：茵陈蒿末十分，五苓散五分，方见痰饮中。上二物和，先食饮（按："饮"下疑脱"服"字。应据《卫生宝鉴》卷十四补）方寸匕[2]，日三服。

【注释】

[1] 茵陈五苓散主之：经方中以成方配某药和服者只二方：一是茵陈五苓散，其中一药一方，均为散末，二物和服；一是乌头桂枝汤，其中乌头蜜煎，桂枝汤水煎，亦为一药一方和服。二者剂型

不同，皆示人以法。

【提要】本条论黄疸病湿重热轻的治疗。

【简释】本条只曰"黄疸病"，既不言脉症，又不立治法，于病名之下，便处方药。如此条文，盖为以方略脉证之省笔法。茵陈五苓散，即以五苓散利水渗湿，茵陈清热利湿。以方测证，可知本条是论湿重而内热不甚的黄疸病。其舌脉特点为舌苔白腻或微黄，脉缓。

【按】据多篇报道，茵陈五苓散善治小儿黄疸病与胎黄。新生儿黄疸是新生儿常见的临床症状，既可以是生理现象，又可以是病理现象。临床上生理性黄疸不伴有其他症状，不需治疗。病理性黄疸由于病因不同，常伴随引起黄疸的原发病症状。中医学对新生儿黄疸早有认识，称之为"胎黄"或"胎疸"。如《证治准绳》说："小儿生下，遍体面目皆黄，状如金色，身上壮热，大便不通，小便如栀状，乳食不思，啼哭不止，此胎黄之候，皆因乳母受湿热而传于胎也。"故以茵陈五苓散为主方清利湿热，湿热得去则胎黄自除。

【原文】黄疸，腹满，小便不利而赤，自汗出，此为表和里实[1]，当下之，宜大黄硝石汤。(19)

大黄硝石汤方：大黄、黄柏、硝石各四两，栀子十五枚。上四味，以水六升，煮取二升，去滓，内硝，更煮取一升，顿服。

【注释】

[1] 表和里实：此言病机，即病位在里，病性为实。此病之实为邪热疫毒蕴结于里化燥而成实，与《伤寒论》阳明病"胃家实"之里实有别。

【提要】本条论黄疸病热重湿轻重证的证治。

【简释】黄疸病症见腹部胀满、小便不利而赤，是内热极盛、腑气不通的表现。"自汗出"，非表证之汗，乃里热熏蒸，逼汗外泄所致，故曰"此为表和里实"。以方测证，本条还会并见如下证候：胸胁满闷、烦躁、口渴、潮热、便秘、舌质绛红、苔黄燥、脉弦滑数有力等。大黄硝石汤方中栀子、黄柏苦寒清热，大黄、硝石攻下瘀热，合用清热攻瘀除黄。"顿服"则攻逐之力更峻。

【按】硝石矾石散之硝石多入丸散，而此方用四两入汤剂顿服之，实属罕见。《备急千金要方》卷第十《伤寒发黄》记载本条所述证候与此相同，而最后曰"大黄黄柏栀子芒硝汤"。方为："大黄三两，黄柏四两，栀子十五枚，芒硝四两。上四味，㕮咀，以水六升，煮取二升，去滓，内芒硝复煎，取一升，先食顿饮之。"《脉经》卷八多为仲景遗文，该卷《平黄疸寒热疟脉证》原文之一曰："黄疸腹满，小便不利而赤，自汗出，此为表和里实，当下之，宜大黄黄柏栀子芒硝汤。"据上述考证，此方之"硝石"当为"芒硝"。

【原文】黄疸病，小便色不变，欲自利[1]，腹满而喘[2]，不可除热，热除必哕[3]。哕者，小半夏汤主之。方见痰饮中。（20）

【注释】

[1] 欲自利：叶霖曰："'欲'字是衍文。自利，即小便自利。"还可理解为欲大便下利，如《痰饮咳嗽病脉证并治》第18条"其人欲自利"之例。

[2] 腹满而喘：李彣曰："腹满而喘，脾气虚而肺气不利耳。"

[3] 热除必哕：哕，呃逆也。李彣曰："用苦寒药攻里除热，则胃寒而虚气上逆。"

【提要】本条论黄疸病误治变证的证治。

【简释】凡黄疸病之属湿热者，小便色黄赤而不利。若小便清白、腹满、气喘或泄泻，为脾胃虚寒。若将虚寒证误认为实热证而用苦寒药除热，势必损伤胃气而发生哕逆。应用小半夏汤和胃止哕是治标之法，哕止则应辨证治疗黄疸。此时黄疸病若为后世所谓"阴黄"，可用茵陈术附汤，或理中汤加茵陈治之。

【原文】诸黄，腹痛而呕者，宜柴胡汤。必小柴胡汤，方见呕吐中。（21）

【提要】本条论黄疸病肝邪犯胃的证治。

【简释】在黄疸病发病过程中，如见腹痛而呕，辨证是肝邪犯胃所致者，宜柴胡汤疏肝和胃、止痛止呕。《伤寒论》第231条曰："一身及目悉黄……与小柴胡汤。"

【按】关于原文所述"柴胡汤"，尤在泾主张用小柴胡汤，程林主张用大柴胡汤，吴谦主张辨证选用二方之一。若用小柴胡汤，则应如《伤寒论》该方之方后注所云："腹中痛者，去黄芩，加芍药三两。"

临床中发现，在黄疸前期，即前第3条所述"欲作谷疸"阶段，个别病人腹痛甚剧，易误诊为"急腹症"。本条论述表明，古人早已认识到这种特殊证候及治法。

【原文】男子黄，小便自利，当与虚劳小建中汤。方见虚劳中。（22）

【提要】本条论虚劳所致萎黄的证治。

【简释】黄疸病由湿热内蕴引起，其证多有小便不利。今小便自利而黄不去，知非湿热黄疸，而为脾胃气血虚弱的萎黄证。此证不仅男子，凡妇人患月经病，或产后，或大失血之后，皆可因气血虚损不能外荣而致萎黄。病由脾胃气血不足所致者，当用小建中汤，从脾胃着手，益生化之源，使气血充盈、气血外荣，则萎黄自退。

瓜蒂汤：治诸黄。方见暍病中。

【简释】 赵以德："古方多用此治黄，或作散，或吹鼻，皆取黄水为效。"（《金匮方论衍义》）

【按】 瓜蒂汤与瓜蒂散不同：前《痓湿暍病脉证治》篇中之一物瓜蒂汤，为瓜蒂一味水煎服；瓜蒂散载于《伤寒论》第171条与前《腹满寒疝宿食病脉证治》篇，以瓜蒂、赤小豆等份，杵为散，香豉水煎取汁，和散服之（两书用法略有不同），为吐法之代表方。

古书载黄疸之治，多用瓜蒂，认为其能祛湿除黄。近年来多项临床观察及实验研究表明，以瓜蒂研末搐鼻或水煎口服治疗黄疸，可取得较好疗效。

《千金》麻黄醇酒汤：治黄疸。

麻黄三两。上一味，以美清酒五升，煮取二升半，顿服尽。冬月用酒、春月用水煮之。

【按】 本方可用于黄疸表实证，使湿热之邪从汗而出。古今临床鲜有用之。

小　结

本篇论述黄疸病脉证并治。黄疸病的成因以湿毒为主，如第8条曰："黄家所得，从湿得之。"其治法宜利小便，以排除血中之瘀毒，如第16条曰："诸病黄家，但利其小便。"由于黄疸病的病情复杂多变，故治法亦随证而变，治病八法于本篇都有应用。例如，第16条的汗法，用桂枝加黄芪汤；第5、6条的吐法，用附方瓜蒂汤；第5、8、19条的下法，用大黄硝石汤；第21条的和法，用柴胡汤；第20条的温法，可用《伤寒论》理中汤；第15条的清法，用栀子大黄汤；第14条的消法，用硝石矾石散，第13、18条"利小便"用茵陈蒿汤、茵陈五苓散；第22条的补法，用小建中汤。此外，还有治变证之方法，如润燥通便的猪膏发煎、和胃降逆的小半夏汤等。上述诸方诸法，或顺势退黄，或扶正治本，或应变调理，总以辨证论治，随证变法为准则。

仲景对黄疸病（症）的辨证论治，除《金匮》设立专篇之外，还有不少内容散载于《伤寒论》中。《伤寒论》有关发黄证治的条文按其病因而分，大体可归纳为以下四类：一是湿热发黄，如第236、260、261、262条；二是火逆发黄，如第6、111、114、115、116条；三是瘀血发黄，如第125条；四是寒湿发黄，如第187、259、278条。这四类发黄病症，除寒湿发黄外，都具有瘀热在里和邪热伤血的特点。总之，《伤寒论》所述发黄与《金匮要略》黄疸病存在着密切的联系，都反映了仲景对黄疸辨证论治的理论和经验。所以叶天士说："伤寒发黄、金匮黄疸，立志虽异，治法多同。"（《临证指南医案》）

惊悸吐衄下血胸满瘀血病脉证治第十六

本篇论述惊悸、吐血、衄血、下血、瘀血病证治，而胸满仅是瘀血的一个症状。由于这些疾病皆与心和血脉有密切联系，所以合为一篇讨论。

本篇只有 17 条原文。其中第 1、12、13 条论惊悸证治；第 2~9 条论血证的病因、脉症、辨证及预后；第 14、17 条论吐血、衄血证治；第 15、16 条论下血证治；第 10、11 条论瘀血脉症及治法。

西医学中消化道出血等疾病，可参考本篇辨证论治。

【原文】寸口脉动而弱[1]，动即为惊，弱则为悸。（1）

【注释】

[1] 寸口脉动而弱：动，谓脉急搏击动摇；弱，乃脉缓沉细无力；而，选择连词，可译作或者。

【提要】本条从脉象论惊与悸的病机。

【简释】"动"与"弱"，不是并见的脉象。二者的成因不同：惊自外来，惊则气乱，所以脉动不宁；悸自内生，血虚不能养心，所以脉弱无力。受惊之人必心悸脉动。体健神旺者，心悸脉动会渐渐平复；但体弱神怯者，常因惊而脉动不宁，甚则不因惊亦心悸。

【原文】师曰：尺脉浮，目睛晕黄[1]，衄未止。晕黄去，目睛慧了[2]，知衄今[3]止。（2）

【注释】

[1] 目睛晕黄：《广韵·二十三问》："晕，日月旁气。"即日月四边光影为"晕"。此条为引申义，是说望诊可见病人的黑睛周围出现黄晕。

[2] 目睛慧了：谓视物明爽。"慧""了"同义。《广韵·二十九条》："了，慧也。"《慧琳音义》卷二《便慧》条引《轺轩使者绝代语释别国方言》云："慧，明也。"

[3] 今：时间副词，可解作将、将要。《古今虚字注释》卷五："今，犹将。"

【提要】本条论内伤衄血在脉症上的预后诊断。

【简释】尤在泾："尺脉浮，知肾有游火；目睛晕黄，知肝有蓄热。衄病得此，则未欲止。盖血为阴类，为肝肾之火热所逼而不守也。若晕黄去，目睛且慧了，知不独肝热除，肾热亦除矣，故其衄今当止。"（《金匮要略心典》）

【原文】又曰：从春至夏衄者太阳，从秋至冬衄者阳明。（3）

【提要】本条论衄血与季节的关系。

【简释】春夏阳气上升，秋冬阳气内藏，故从春至夏衄血者为太阳病，从秋至冬衄血者为阳明病。与《伤寒论》互参，表邪不从汗解，阳郁而为衄者有之，如第46条曰："太阳病……剧者必衄，衄乃解。所以然者，阳气重故也。"里热不从下泄，热灼血络而为衄者亦有之，如第207条曰："阳明病……此必衄。"尤在泾："就三阳言，则太阳为开，阳明为阖，少阳之脉不入鼻颈，故不主衄也。或问衄皆在阳是已，然所谓尺脉浮，目睛晕黄者，非阴中事乎？曰：前所谓尺脉浮，目睛晕黄者，言火自阴中出，非言衄自阴中来也。此所谓太阳、阳明者，言衄所从出之路也。谁谓病之在阳者，不即为阴之所迫而然耶？"（《金匮要略心典》）

【原文】衄家不可汗（按：《伤寒论》第86条"不可"下有"发"字），汗出，必额上陷脉紧急，直视不能眴，不得眠。（4）

【提要】本条论衄家禁汗及误汗伤阴的变证。

【简释】尤在泾："血与汗皆阴也，衄家复汗，则阴重伤矣。脉者血之府，额上陷者，额上两旁之动脉因血脱于上而陷下不起也。脉紧急者，寸口之脉，血不荣而失其柔，如木无液而枝乃劲也。直视不眴、不眠者，阴气亡则阳独胜也。经云：夺血者无汗，此之谓也。"（《金匮要略心典》）

【按】本条亦见于《伤寒论》第86条。对于条文中"额上陷脉紧急"六字，有的注本作一句而解，如《医宗金鉴》；有的分两句而解，如《金匮要略心典》。

【原文】病人面无血色，无寒热，脉沉弦者，衄；浮弱（按：《脉经》卷八第十三、尤注本"浮"上有"脉"字），手按之绝者（按：《诸病源候论》卷二十七《大便下血候》无"手"字），下血；烦咳者，必吐血。（5）

【提要】本条论内伤衄血、下血和吐血的不同脉症。

【简释】尤在泾："面无色，血脱者色白不泽也；无寒热，病非外感也；衄因外感者，其脉必浮大，阳气重也；衄因内伤者，其脉当沉弦，阴气厉也，虽与前尺脉浮不同，其为阴之不靖（jìng 静。靖，安静之义）则一也。若脉浮弱，按之绝者，血下过多而阴脉不充也。烦咳者，血从上溢而心肺焦燥也。此皆病成而后见之诊也。"（《金匮要略心典》）

【按】《血痹虚劳病脉证并治》篇第4条说："男子面色薄者，主渴及亡血，卒喘悸，脉浮者，里虚也。"接着第5条又说："男子脉虚沉弦，无寒热，短气里急，小便不利，面色白，时目瞑，兼衄，少腹满，此为劳使之然。"联系两条所论，可知本条为内伤失血，与虚劳病可互为因果。

【原文】夫吐血，咳逆上气，其脉数而有热，不得卧者，死。（6）

【提要】本条论咯血不止之危候。

【简释】尤在泾："脉数，身热，阳独胜也；吐血，咳逆上气，不得卧，阴之铄（shuò 硕。消损）也。以既铄之阴，而从独胜之阳，有不尽不已之势，故死。"（《金匮要略心典》）

【按】上条曰"烦咳者，必吐血"，本条亦咳逆与吐血并论，可知其血必随咳而出，即"咳血"，病变在肺无疑。联系"其脉数而有热，不得卧者，死"之危候，可知类似西医学之"肺结核"大咯血。如此危候，古无良方，而由于咯血"有不尽不已之势，故死"。

【原文】夫酒客咳者，必致吐血，此因极饮过度所致也。（7）

【提要】本条论酒客吐血的病机。

【简释】嗜酒为吐血的原因之一。酒客极饮过度，热毒积聚于胃，灼伤胃络，必致吐血；热毒上蒸于肺，久之肺络伤，其血随咳而出者，为咳血。要判断本条所述是吐血，还是咳血，应四诊合参，综合分析。治病求本，当治其酒热，不当治其血与咳也。

【原文】寸口脉弦而大，弦则为减，大则为芤，减则为寒，芤则为虚，寒虚相搏，此名为革。妇人则半产、漏下，男子则亡血。（8）

【提要】本条论精血亏虚，阴损及阳的脉象。

【按】本条并见前《血痹虚劳病脉证并治》篇第 12 条。唯此专为失血立论，所以条文末尾删去"失精"二字。

【原文】亡血不可发其表，汗出即寒栗而振。（按：《伤寒论》第87条作"亡血家，不可发汗，发汗则寒栗而振"。）（9）

【提要】本条论亡血误汗伤阳的变证。

【简释】亡血家，阴血已伤，虽有表邪，亦不可单纯发汗以攻表。若发汗太过，不仅阴血更伤，并且阳气亦随津外泄而有亡阳之变。阴血内损，阳气外亡，失其滋养卫外的作用，故"寒栗而振"。

【按】本条与前第 4 条均论亡血忌汗，但汗后的变证，有伤阴与伤阳的不同。之所以有不同的病理改变，是因为人的体质有偏阴、偏阳的差异。若阴本虚而更发汗，势必使阴液更伤；若阳本虚而再误汗，则必然使阳气愈损。

还应该明确，汗虽为津液所化而属阴，但汗出于外依赖于阳气的蒸化，此即《素问·阴阳别论篇》所谓"阳加于阴，谓之汗"。若不当汗而汗，或发汗太过，不仅伤阴液，而且伤阳气，应慎重对待。

【原文】病人胸满[1]，唇痿[2]舌青[3]，口燥，但欲漱水不欲咽，无寒热，脉微大来迟[4]，腹不满，其人言我满，为有瘀血。(10)

病者如热状，烦满，口干燥而渴，其脉反无热[5]，此为阴伏[6]，是瘀血也，当下之。(11)

【注释】

[1] 胸满：胸满的原因很多，联系下文可知为瘀血碍气，气行不利所致。

[2] 唇痿：唇干不泽。痿，似应作"萎"。

[3] 舌青：舌为心窍，正常时，其色红活，血瘀则舌青紫不泽。

[4] 脉微大来迟：李彣曰："微大者，稍大之意，非微而又大也。来迟者，血瘀脉涩也。"尤在泾谓"脉涩不利"。

[5] 其脉反无热：徐彬曰："里有热则脉应数。反无热，谓不见洪数之脉也。"

[6] 阴伏：血为阴，此指热伏于阴。徐彬曰："阴者何？瘀血也。"

【提要】以上两条论瘀血的证候及治法。

【简释】瘀血阻滞于上焦，心气不畅，肺气不利，气机痞塞，故见胸满；其病不在于肠胃之气滞，而在于瘀血之内结，故腹部虽外形不满，而病人却感觉胀满；瘀血留滞，故舌青；血不外荣，故唇痿；津不上润，故口燥、但欲漱水不欲咽。"无寒热"句，与第5条同义，说明并非外感。"脉微大来迟"难解。据临床经验，瘀血病之脉常见弦硬或涩滞。

若病人有心烦胸满、口舌干燥、渴欲饮水等热状，但诊其脉，却无热象，此热伏阴分之故，为瘀血郁热之特征。瘀血不去，则郁热不解，当用攻逐瘀血法治疗。

【按】第10条云"口燥，但欲漱水不欲咽"，第11条又云"口干燥而渴"，前后似不一致，其实这是瘀血郁热的轻重不同而已。瘀热不甚，故但欲漱水不欲咽；瘀热加重，则口干燥而渴。

【原文】火邪[1]者，桂枝去芍药加蜀漆牡蛎龙骨救逆汤主之。(12)

桂枝救逆汤方：桂枝三两（去皮），甘草二两（炙），生姜三两，牡蛎五两（熬），龙骨四两，大枣十二枚，蜀漆三两（洗去腥）。上为末（按：《伤寒论》第112条作"上七味"），以水一斗二升，先煮蜀漆，减二升，内诸药，煮取三升，去滓，温服一升。

【注释】

[1] 火邪：上古治病，用针灸者多，用方药者少，读《内经》可知。烧针、艾灸、火熏等，用之得当，确能治病；用之不当，便为"火邪"。黄元御曰："火邪者，以火劫发汗而中火邪也，因之而惊生狂作。"

【提要】 本条论火邪致惊的治疗。

【简释】 "火邪者"句，概指致惊之因。太阳中风，以火劫发汗，则为风邪加火邪，即《伤寒论》所谓"两阳相熏灼"之候。汗为心之液，劫汗而损伤心阳，神气浮越，故出现惊狂、卧起不安等证候。方用桂枝汤去芍药之酸，加蜀漆之辛，使邪风火气从外而解，为"火郁发之"之意，且能助心阳以治本；加龙骨、牡蛎镇静安神，并收敛浮越之阳气以治其标。

【按】 本条方证，亦见于《伤寒论》第112条。

【原文】 心下悸者，半夏麻黄丸主之。(13)

半夏麻黄丸方：半夏、麻黄各等份。上二味，末之，炼蜜和丸小豆大，饮服三丸，日三服。

【提要】 本条论水饮致悸的治疗。

【简释】 本条"心下悸"与本篇首条所说的"弱则为悸"之病机不同。首条之"悸"病位在心，为血不养心所致心动悸，治宜养心定悸；本条之"悸"病位在胃，为水饮停聚所致心下悸，治宜蠲饮和胃。尤在泾："此治饮气抑其阳气者之法。半夏蠲饮气，麻黄发阳气。妙在作丸与服，缓以图之，则麻黄之辛甘，不能发越津气，而但升引阳气；即半夏之苦辛，亦不特蠲除饮气，而并和养中气。非仲景神明善变者，其孰能与于此哉？"(《金匮要略心典》)

【原文】 吐血不止者，柏叶汤主之。(14)

柏叶汤方：柏叶、干姜各三两，艾三把。上三味，以水五升，取马通汁一升，合煮取一升，分温再服。

【提要】 本条论中气虚寒吐血不止的证治。

【简释】 吐血不止，若为中气虚寒，气不摄血所致者，必并见便血如漆、面白无华、心悸、头晕、气短、舌淡、脉虚等证候。治宜柏叶汤。方中柏叶微寒清降，折其上逆之势而止血；马通汁（《外台秘要》卷第二曰："马通，是马屎汁也。"）微温，引之下行而止血；干姜、艾叶温阳守中，使气能摄血。四味合用，标本兼治，具有温中止血之效。马通汁一味，后世已不用，古今方书常改用童便止血，确有功效。

【按】柏叶汤不只治吐血，临床中若辨证用之，适当加减，治鼻衄亦有奇效（干姜、艾叶炒黑）。

另据报道，童便止吐衄诸血证有特效。治疗方法：取七岁以下健康男孩的新鲜中段尿液100ml，兑陈醋10ml，加适量白糖炖温顿服，每日服2～4次，血止后用量减半巩固1～2天。[新中医,1988（3）：36]

【方歌】

> 柏叶汤与泻心汤，彼为三黄此艾姜，
>
> 虚寒实热出血证，童便止血应急良。

【原文】下血，先便后血，此远血也，黄土汤主之。（15）

黄土汤方：亦主吐血、衄血。甘草、干地黄（按：《备急千金方》卷十二第六无"干地黄"），白术、附子（按：《备急千金要方》作"干姜"）（炮）、阿胶、黄芩各三两，灶中黄土半斤（按：《外台秘要》卷第二作"釜灶下黄焦土半升"）。上七味，以水八升，煮取三升，分温二服。

【提要】本条论中气虚寒便血的证治。

【简释】下血，先便后血，即大便时先为粪便后为血，为胃肠出血后第一次大便的特征。由于出血部位距肛门远，故称为远血。脾气虚寒，统摄无权所致下血，治宜黄土汤温脾摄血。方中灶心黄土，又名伏龙肝，有温中止血的作用；配附子、白术温阳健脾以摄血，地黄、阿胶滋阴养血以止血，甘草甘缓以和中；黄芩作为反佐，以防温燥动血之弊。

【按】陈修园说："愚每用此方，以赤石脂一斤代黄土如神，或以干姜代附子，或加鲜竹茹、侧柏叶各四两。"（《金匮要略浅注》）唐宗海："血者，脾之所统也。先便后血，乃脾气不摄，故便行气下泄，而血因随之以下，方用灶土、草、术健补脾土，以为摄血之本。气陷则阳陷，故用附子以振其阳。血伤则阴虚火动，故用黄芩以清火。而阿胶、熟地（按：原方为干地黄）又滋其既虚之血。合计此方，乃滋补气血，而兼用温清之品以和之，为下血崩中之总方。古皆目为圣方，不敢加减。吾谓圣师立法，指示法门，实则变化随宜。故此方热症可去附子再加清药，寒症可去黄芩再加温药。"（《血证论》卷八）

【方歌】

> 吐衄便血黄土汤，白术附子干地黄，
>
> 阿胶黄芩与甘草，温脾摄血为良方。

【原文】下血，先血后便，此近血也，赤小豆当归散主之。方见狐惑中。（16）

【提要】本条论述大肠湿热便血的证治。

【简释】下血，先血后便，即大便时先见下血而后为粪便，出血病位在直肠或肛门，故称为近血。其证多因湿热蕴结大肠，迫血下行所致。治宜赤小豆当归散，清利湿热，活血化瘀。

【按】本条所论之近血，即后世所称"肠风下血"及"脏毒"，与痔疮、肛裂等疾病相关，特别是痔疮感染而成脓肿者，可用赤小豆当归散治疗。此方与《妇人产后病脉证治》篇附方《千金》三物黄芩汤（生地黄、黄芩、苦参）合用，再加清热解毒凉血之品，效果更好。

【原文】心气不足，吐血、衄血，泻心汤主之。(17)

泻心汤方：亦治霍乱。大黄二两，黄连、黄芩各一两。上三味，以水三升，煮取一升，顿服之。

【提要】本条论热盛吐血、衄血的证治。

【简释】肺胃热盛，迫血妄行，肺络伤则衄血，胃络伤则吐血；出血过多，累及于心，心血亡失，心气遂虚，故曰"心气不足"。吐血、衄血之前及之初，必见面赤、心烦、便秘、舌红苔黄、脉滑数有力等热盛证候；吐衄之后，失血过多，则见面白、心悸、便血、眩晕、乏力、汗出、舌淡苔微黄、脉数无力或弱等心气不足证候。泻心汤为审因论治之法。方中三黄苦寒清降，直折其热，热清火降，血亦自止，血止则心气（血）渐生。唐宗海说："泻心即是泻火，泻火即是止血。得力大黄一味，逆折而下，兼能破瘀逐陈，使不为患……方名泻心，乃仲景探源之治。能从此悟得血生于心，心即是火之义，于血证思过半矣。"(《血证论》卷七)

【按】陈修园注《十药神书》谓："余治吐血，诸药不止者，用《金匮》泻心汤百试百效，其效在生大黄之多，以行瘀也。"《寿世保元》即用一味大黄酒拌，九蒸九晒，为末，制成将军丸，"治吐血不止"。唐宗海指出："大黄一味，既是气药，即是血药，止血而不留瘀，尤为妙药。"(《血证论》卷二)

小　结

本篇论述惊悸吐衄下血胸满瘀血病脉证并治。首条从脉象论述惊与悸的病机。对惊悸的治疗只提出两方：一是用桂枝去芍药加蜀漆牡蛎龙骨救逆汤治火邪致惊；二是用半夏麻黄丸治停饮致悸。

本篇内容以血证为重点，有吐血、衄血、下血、瘀血四种。对于出血性血证的治疗，分别用柏叶汤治虚寒吐血不止，用泻心汤治实热吐血、衄血，用黄土汤治虚寒远血，用赤小豆当归散治湿热近血。四方寒温不同，各具法度，临证之时一定要分清病情是虚寒，还是实热或湿热，辨证运用。瘀血证有法无方，仲景治瘀诸方及后世治瘀之方，都可以随证选用。此外，本篇对于吐血、衄血的预后，如亡血家忌汗、酒客必吐血等，亦均有所论述。

呕吐哕下利病脉证治第十七

本篇论述呕吐、哕、下利三种病的辨证论治，是《金匮》的重点篇章之一。下利包括泄泻和痢疾。

此三种病，在病机上，主要是脾、胃、肠功能失常，或与肾阳不足有关，或与肝胆病变有关。在治则上，属于实证、热证者，多治以和胃降逆、通腑祛邪；属于虚证、寒证者，多治以温补脾肾。这种治则源于《素问·太阴阳明论篇》"阳道实，阴道虚"的理论

本篇第1~6、8~21条论呕吐证治；第7、22、23条论哕病证治；第24~47条论下利证治。共47条原文，23首方，其中有24个条文，12条方证与《伤寒论》重复（或只个别文字有出入），应与《伤寒论》互参，以便于系统研究、全面掌握。

本篇所述呕吐类似于西医学急性胃炎、幽门梗阻、食物中毒、消化不良等以呕吐为主症的疾病，或高位肠梗阻伴呕吐者；下利类似于急、慢性肠炎，急、慢性痢疾，以及部分肠梗阻；哕即呃逆，为膈肌痉挛所致。

【原文】夫呕家有痈脓，不可治呕，脓尽自愈。(按：《伤寒论》第376条作"呕家有痈脓者"，后文八字同)（1）

【提要】本条论呕家有痈脓的治则。

【简释】呕吐的原因很多，其治法有可止与不可止之分。若体内某一脏腑生痈成脓，脓毒邪气影响胃气而呕，不可治呕，应治其痈脓。痈脓去，邪不扰胃则呕自愈。若因胃中有痰饮或宿食，或误食毒物等邪气扰胃而呕，为正气驱邪外出之象，不仅不可止呕，还应催吐，使胃中邪气随吐而出，吐亦自止。

【原文】先呕却 (按：《外台秘要》卷第六《杂疗呕吐哕方》"却"作"后") 渴者，此为欲解；先渴却 (按：前《痰饮咳嗽病脉证并治》篇第41条"却"作"后") 呕者，为水停心下，此属饮家。

呕家本渴，今反不渴者，以心下有支饮故也，此属支饮。(2)

【提要】本条论胃有停饮致呕的辨证。

【简释】上段的先呕后渴，呕是水饮由呕吐排出，渴是饮尽津伤之象，可"少少与饮之，令胃气和则愈"（《伤寒论》第71条），故曰"此为欲解"。又曰"先渴却呕者，为水停心下，此属饮家"，此句之渴非津伤之渴，乃饮阻气滞，津不上承之口

渴。渴而饮水，饮入之水不能转化为津液，反停而为饮，使饮阻更甚，胃气上逆而呕。前《痰饮咳嗽病脉证并治》篇第41条于"此属饮家"后，有"小半夏加茯苓汤主之"。

下段曰"呕家本渴"，是说呕吐必然损伤胃中阴液，故有口渴症状；若反不渴，是胃中停饮未尽去，或新饮又生，故曰"以心下有支饮故也，此属支饮"。

【原文】问曰：病人脉数，数为热，当消谷引食，而反吐者，何也？师曰：以发其汗，令阳微，膈气虚，脉乃数，数为客热[1]，不能消谷，胃中虚冷故也。(按：《伤寒论》第122条与本段类似，只少数文字有出入。)

脉弦者，虚也[2]，胃气无余，朝食暮吐，变为胃反[3]。寒在于上，医反下之，今脉反弦，故名曰虚。(3)

【注释】

[1] 客热：非人体固有之热，常称之为虚热或假热。

[2] 脉弦者，虚也：脉弦多主邪实，而此言"虚"者，必脉弦而少力。

[3] 胃反：于本篇有两种含义。一种是指反复呕吐之症状，如后第18条所述；另一种是指病名，如本条及后第5、16条所述。

【提要】本条论误汗、误下而致胃反的病机。

【简释】脉数本主热，理应消谷善饥，但病人不能食而反呕吐，是误汗损伤胃阳所致。此时脉数，非胃有邪热，乃胃中虚所致虚热，虚热亦能令脉数，但必数而少力。

下段所述"脉弦者，虚也"，联系下文可知为虚寒之象。"寒在于上"，即胃气虚寒，法当温之，反用寒药攻下而更损胃阳，以致不能消化谷食，成为"朝食暮吐"的胃反病，所以说"胃气无余"。尤在泾："读此知数脉、弦脉，均有虚候，曰热、曰寒，盖浅之乎言脉者耳。"(《金匮要略心典》)

【原文】寸口脉微而数，微则无气，无气则营虚，营虚则血不足，血不足则胸中冷。(4)

【提要】本条论胸中冷的成因。

【简释】尤在泾："此因数为客热，而推言脉微而数者，为无气而非有热也。气者营之主，故无气则营虚；营者血之源，故营虚则血不足；营卫俱虚，则胸中之积而为宗气者少矣，故胸中冷。

"合上两条言之，客热固非真热，不可以寒治之；胸中冷亦非真冷，不可以热治之，是皆当以温养真气为主。真气，冲和纯粹之气，此气浮则生热，沉则生冷；

温之则浮焰自收，养之则虚冷自化。若热以寒治，寒以热治，则真气愈虚，寒热内贼，而其病益甚矣。"（《金匮要略心典》）

【按】尤氏补出"客热""胸中冷"的治本之法，即"温养真气"。如此注释，深得仲师心法矣！

【原文】趺阳脉浮而涩，浮则为虚，涩则伤脾，脾伤则不磨^[1]，朝食暮吐，暮食朝吐，宿谷不化，名曰胃反。脉紧而涩，其病难治。(5)

【注释】

[1] 脾伤则不磨（mó 模）：磨，指运化。唐宗海曰："脾为阴土，主润以化谷，脉涩则阴液虚，不能濡化谷食。"

【提要】本条再论胃反的病机、主症及预后。

【简释】趺阳脉候脾胃之气，胃以降为和，故趺阳脉不应浮，浮为胃阳虚浮而不降，所以说"浮则为虚"；脾以升为健，故趺阳脉不当涩，涩为脾阴受损而不健，所以说"涩则伤脾"。由于脾胃两虚，不能消化谷食，宿食在胃，经久不化，胃气上逆而吐，故形成以"朝食暮吐，暮食朝吐，宿谷不化"为特点的胃反病。胃反病出现脉紧而涩，紧为寒盛，涩属津亏，既紧且涩，病属脾阴、胃阳两虚。如此病机，助阳则易伤阴，滋阴则易损阳，所以说"难治"。

【按】本条所述为久病之后，胃阳与脾阴两虚的胃反病。临床表现除条文所述"朝食暮吐，暮食朝吐，宿谷不化"等主症外，尚有身体消瘦、粪燥如羊屎等特点。可用大半夏汤治之，详见后第 16 条。

以上三条应前后联系，综合分析，才能明确胃反的病因病机及脉症特点。

【原文】病人欲吐者，不可下之。(6)

【提要】本条论欲吐者禁下。

【简释】病人欲吐，是正气有驱邪上出之势，法当因势利导，"其高者因而越之"（《素问·阴阳应象大论篇》）。如果使用下法，是逆正气祛邪的自然趋势，不但不能治病，反而挫伤正气、加重病情，所以说"不可下之"。

【原文】哕而腹满，视（按：《金匮玉函经》作"问"字）其前后^[1]，知何部不利，利之即愈。（按：《伤寒论》第 381 条"哕而腹满"前冠"伤寒"二字，其余文字同。）(7)

【注释】

[1] 前后：此指大便与小便而言。

【提要】本条论哕而腹满的辨证及治法。

【简释】呃逆与腹满的辨证，要分辨是虚证，还是实证。本条强调"利之即愈"，可知其腹满为实邪内阻，气机壅滞所致，而呃逆则是实邪壅遏气机，胃气上逆也。所述"视其前后，知何部不利，利之即愈"，是强调治病求本，或通大便，或利小便。尤在泾："哕而腹满者，病在下而气溢于上也，与病人欲吐者不同，故当视其前后二阴，知何部不利而利之，则病从下出而气不上逆，腹满与哕俱去矣。"（《金匮要略心典》）若病久正气虚衰而出现呃逆者，多为脾肾衰败之危候，补之唯恐不及，绝不可"利之"。

【原文】呕而胸满者，茱萸汤主之 (按：据《伤寒论》"茱"上脱"吴"字)。（8）

茱萸汤方：吴茱萸一升，人参三两，生姜六两，大枣十二枚。上四味，以水五升，煮取三升，温服七合，日三服。

干呕[1]，吐涎沫，头痛[2]者，茱萸汤主之。方见上。(按：此条与《伤寒论》第378条同。)（9）

【注释】

[1] 干呕：俗称"恶心"，有声无物，为呕吐之先兆。黄元御曰："胃气上逆，浊气翻腾，则生干呕。"

[2] 头痛：李彣曰："太阴、少阴经从足至胸，俱不上头，二经并无头痛证。厥阴经上出额，与督脉会于巅，故干呕。吐涎沫者，里寒也；头痛者，寒气从厥阴经脉上攻也。不用桂、附用吴茱萸者，以其入厥阴经故耳，余皆温补散寒之药。"

【提要】以上两条论肝胃虚寒，浊阴上逆的证治。

【简释】肝胃虚寒，胃气上逆，故干呕、吐涎沫；阴寒上犯于胸，胸中满闷，上逆于颠顶，故头痛。遂用吴茱萸汤暖肝温胃降浊。以上两条，除原文所述症状外，还可见心下痞满、脉弦而少力、舌淡苔白腻。

【按】吴茱萸汤于《伤寒论》中凡三见：一为阳明病篇第243条："食谷欲呕，属阳明也，吴茱萸汤主之；得汤反剧者，属上焦也。"二为少阴病篇第309条："少阴病，吐利，手足逆冷，烦躁欲死者，吴茱萸汤主之。"三为厥阴病篇第378条，文字与上第9条同。

吴茱萸汤的临床应用相当广泛，可用于肝胃虚寒，浊阴上逆所致内、妇、儿、眼科等各科病症，具有良好的止呕、止痛等疗效。若方证相对，即用原方，并应采用原方剂量比例，必要时可适当加味。少数病人在服本方之后出现头痛反剧，或眩晕，或欲呕，应提前告之静养，不必惊慌。

【原文】呕而肠鸣，心下痞者，半夏泻心汤主之。（10）

半夏泻心汤方：半夏半升（洗），黄芩三两，干姜三两，人参三两，黄连一两，大枣十二枚，甘草三两（炙）。上七味，以水一斗，煮取六升，去滓，再煮取三升，温服一升，日三服。

【提要】本条论中气虚而寒热错杂的证治。

【简释】脾胃同居中焦，胃为阳土，脾为阴土。若中气不足，内邪或外邪干扰脾胃，则胃病而从热化，脾病而从寒化，形成胃热脾寒之寒热错杂证。脾胃升降功能失常，气机不通，故"心下痞"；胃气不降则恶心或呕吐；脾气不升则肠鸣或下利。半夏泻心汤以半夏、干姜之辛温散寒开结，黄芩、黄连之苦寒清热降逆，人参、炙甘草、大枣之甘补中益气。

【按】半夏泻心汤并见于《伤寒论》第149条，原文指出了柴胡汤证误下之后的三种病变，其中"但满而不痛者，此为痞，柴胡不中与也，宜半夏泻心汤。"

半夏泻心汤是治疗脾胃病的常用方之一，本方提示了一个调补中焦的大法，即寒热并用，辛开苦降，调补中焦法。此法用寒药以清胃热，热药以温脾寒，辛开以升运脾气，苦降以承顺胃气，甘味药以补中（偏阳气不足者重用人参、干姜，少用芩、连；偏阴血不足者可加甘寒养阴药，如麦冬、石斛、沙参等），其用量应灵活变通，方药可适当加减。男女老幼，用之得当，皆获良效。

【原文】干呕而利者，黄芩加半夏生姜汤主之。(11)

黄芩加半夏生姜汤方：黄芩三两，甘草二两（炙），芍药二两，半夏半升，生姜三两，大枣十二枚。上六味，以水一斗，煮取三升，去滓，温服一升，日再夜一服。

【提要】本条论热利与干呕并见的证治。

【简释】本证是热邪内犯肠胃证候。邪热在肠，肠热下迫则下利、腹痛；胃气上逆则干呕，甚则呕吐。以下利为主，故用黄芩汤清肠热以止利，加半夏、生姜降逆和胃以止呕。如不呕，应去生姜、半夏。

【按】《伤寒论》第172条说："太阳与少阳合病，自下利者，与黄芩汤；若呕者，黄芩加半夏生姜汤主之。"该方证实为急性肠炎或急性胃肠炎之证候。

【原文】诸呕吐，谷不得下者，小半夏汤主之。方见痰饮中。(12)

【提要】本条论停饮呕吐的证治。

【简释】呕吐，谷不得下，是指呕吐颇剧，不能进食，故用小半夏汤降逆止呕。尤在泾："呕吐谷不得下者，胃中有饮，随气上逆，而阻其谷入之路也。故以

半夏消饮，生姜降逆，逆止饮消，谷斯下矣。"（《金匮要略心典》）

【按】小半夏汤为止呕之专方。本方治停饮呕吐可标本兼治。治诸病呕吐，应辨别寒热、虚实以治本，合用本方以治标。

小半夏汤证应联系本篇第 2 条与《痰饮咳嗽病脉证并治》篇第 28、30、41 条综合研究。

【原文】呕吐而病在膈上，后思水者，解，急与之。思水者，猪苓散主之。（13）

猪苓散方：猪苓、茯苓、白术各等份。上三味，杵为散，饮服方寸匕，日三服。

【提要】本条论呕吐后饮水多而致停饮的证治。

【简释】停饮引起的呕吐、呕吐后思水，是饮去阳复的表现，故曰"思水者，解"，此时应"少少与饮之，令胃气和则愈"。在"思水"之时，用猪苓散健脾利水，善后调理，以防水饮复聚。

【原文】呕而脉弱[1]，小便复利[2]，身有微热，见厥者[3]，难治，四逆汤主之。（14）

四逆汤方：附子一枚（生用），干姜一两半，甘草二两（炙）。上三味，以水三升，煮取一升二合，去滓，分温再服。强人可大附子一枚，干姜三两。（按：本条与《伤寒论》第 377 条同）。

【注释】

[1] 脉弱：此指微细欲绝之脉，非气血不足之脉弱。

[2] 小便复利：此指小便失禁，由阳气虚衰，不能统摄水液，膀胱失约所致。

[3] 身有微热，见厥者：微热者，其肌肤初按则热，久按反不热，此"热在皮肤，寒在骨髓也"，显然为病重之候；厥，谓四肢厥冷，是阳虚不能温养四肢也。

【提要】本条论阳虚寒盛致呕的证治。

【简释】中阳虚衰，胃气上逆，故呕而脉弱；小便复利，是肾阳虚衰，膀胱失约而致小便失禁；身有微热，乃阴盛于内，格阳于外；见厥者，为阳气大虚，不能温养四肢。由于病势危急，所以说"难治"，法当急用四逆汤回阳救逆。

【按】四逆汤为回阳救逆的代表方剂，古今医家用之皆广，对阳衰阴盛所致危急重证，四逆汤类方大法确有起死回生之功效。

【原文】呕而发热者，小柴胡汤主之。（15）

小柴胡汤方：柴胡半斤，黄芩三两，人参三两，甘草三两，半夏半升，生姜三两，大枣十二枚。上七味，以水一斗二升，煮取六升，去滓，再煮取三升，温服一升，日三服。（按：本条与《伤寒论》第379条同。）

【提要】本条论少阳邪热犯胃的证治。

【简释】以方测证可知，呕而发热者，呕为胆热犯胃，胃气上逆也；发热为枢机不利，正邪交争之反应。故用小柴胡汤调和枢机，清透邪热，降逆止呕。《伤寒论》第101条说："伤寒中风，有柴胡证，但见一证便是，不必悉具。"本条可为例证。

【按】小柴胡汤为和解少阳之主方，临床用途广泛，疗效卓著，古今医家多喜用此方。由于小柴胡汤具有助正祛邪之功效，故所有外感、内伤之患，五脏、六腑之疾，凡属于正虚邪恋者，皆可以本方变通治之。

【原文】胃反呕吐者，大半夏汤主之。《千金》云：治胃反不受食，食入即吐。《外台》云：治呕，心下痞硬者。（16）

大半夏汤方：半夏二升（洗完用），人参三两，白蜜一升。上三味，以水一斗二升，和蜜扬之二百四十遍，煮取二升半，温服一升，余分（按：在《证类本草》卷十中《本草图经》引张仲景"余分"作"日"字）再服。

【提要】本条论胃反呕吐的治疗。

【简释】尤在泾："胃反呕吐者，胃虚不能消谷，朝食而暮吐也。又胃脉本下行，虚则反逆也。故以半夏降逆，人参、白蜜益虚安中。东垣云：辛药生姜之类治呕吐，但治上焦气壅表实之病。若胃虚谷气不行，胸中闭塞而呕者，惟宜益胃推扬谷气而已，此大半夏汤之旨也。"（《金匮要略心典》）

【按】前第3、4、5条已具体论述了胃反呕吐的病机、脉症及预后，其中第5条明确指出胃反呕吐的主症特点是"朝食暮吐，暮食朝吐，宿谷不化"。由于脾阴、胃阳两虚，不能消化谷食，故吐出物为宿谷不化。此外，由于饮食在胃中潴留，可见心下痞闷饱胀；脾阴不能濡润大肠，故便燥如羊屎；反复呕吐，进食减少，精微乏源，则身体日渐消瘦。大半夏汤以半夏降逆止呕，人参补虚安中，白蜜润燥通便。

胃反证与西医学所谓"幽门梗阻"颇类似。幽门梗阻有功能性与器质性的不同，功能性幽门梗阻符合本方证者，治之有良效；器质性幽门梗阻者使用本方不一定有疗效，必要时需要外科手术治疗。此外，胃部肿瘤或术后化疗、放疗等，亦可辨证选用本方。

【原文】食已即吐者，大黄甘草汤主之。《外台》方又治吐水。（17）

大黄甘草汤方：大黄四两，甘草一两（按：《备急千金要方》卷十六第五、《外台秘要》卷八"一两"并作"二两"；《外台秘要》"两"下有"炙"字）。上二味，以水三升，煮取一升（按：《备急千金要方》"升"下有"半"字），分温再服。

【提要】本条论胃肠实热所致食已即吐的治疗。

【简释】食已即吐由胃热上冲或肠腑不通所致者，必舌红苔黄、脉滑有力，治用大黄甘草汤。本方重用大黄为君，少用甘草为佐药，功能通大便、泄实热，肠通腑清，浊气下行，则呕吐自止。

【按】前第6条提出"病人欲吐者，不可下之"，是因邪有外出上越之机，故当因势利导而使用吐法，即《内经》所谓"其高者，因而越之"；本条是邪热冲逆证，因实热阻于胃肠，腑气不通，胃气上逆而呕吐，故当用攻下，即所谓"欲求南熏（和暖的风），先开北牖（yǒu友。窗户）"之意。可见仲景治呕，是随机立法，变化灵活，学者自当融会贯通，不可执一而论。

【原文】胃反，吐而渴欲饮水者，茯苓泽泻汤主之。（18）

茯苓泽泻汤方：《外台》云：治消渴脉绝，胃反吐食者，有小麦一升。茯苓半斤，泽泻四两，甘草二两，桂枝二两，白术三两（按：《备急千金要方》卷十六第四作"半夏四两"），生姜四两。上六味，以水一斗，煮取三升，内泽泻，再煮取二升半，温服八合，日三服。

【提要】本条论反复呕吐又渴饮水停的证治。

【简释】本条所谓"胃反"，是指反复呕吐，与大半夏汤所治胃反证不同。"吐而渴欲饮水者"，何也？陈修园的解释很有道理，他说："此为胃反之因于水饮者，而出其方治也。此方治水饮，人尽知之，而治胃反则人未必知也，治渴更未必知也。……胃反病为胃虚挟冲脉而上逆者，取大半夏汤之降逆，更取其柔和以养胃也。今有挟水饮而病胃反，若吐已而渴，则水饮从吐而俱出矣；若吐未已而渴欲饮水者，是旧水不因其得吐而尽，而新水反因其渴饮而增，愈吐愈渴，愈饮愈吐，非从脾而求输转之法，其吐与渴，将何以宁，以茯苓泽泻汤主之。"（《金匮要略浅注》）茯苓泽泻汤为苓桂术甘汤加泽泻、生姜而成，全方健脾渗湿、化饮止呕。

【原文】吐后，渴欲得水而贪饮者，文蛤汤主之。兼主微风，脉紧，头痛。（19）

文蛤汤方：文蛤五两，麻黄、甘草、生姜各三两，石膏五两，杏仁五十枚，大枣十二枚。上七味，以水六升，煮取二升，温服一升，汗出即愈。

【提要】本条论吐后渴饮的证治。

【简释】尤在泾："吐后，水去热存，渴欲得水，与前猪苓散证同。虽复贪饮，亦止热甚而然耳，但与除热导水之剂足矣。乃复用麻黄、杏仁等发表之药者，必兼有客邪郁热于肺不解故也。观方下云"汗出即愈"，可以知矣。曰兼主微风，脉紧，头痛者，以麻、杏、甘、石，本擅驱风发表之长耳。"（《金匮要略心典》）

【原文】干呕，吐逆，吐涎沫，半夏干姜散主之。(20)

半夏干姜散方：半夏、干姜*等份*。上二味，杵为散，取方寸匕，浆水一升半，煮取七合，顿服之。

【提要】本条论胃寒气逆的证治。

【简释】尤在泾："干呕，吐逆，胃中气逆也；吐涎沫者，上焦有寒，其口多涎也。与前干呕、吐涎沫、头痛不同，彼为厥阴阴气上逆，此是阳明寒涎逆气不下而已。故以半夏止逆消涎，干姜温中和胃，浆水甘酸，调中引气止呕哕也。"（《金匮要略心典》）

【原文】病人胸中似喘不喘[1]，似呕不呕，似哕不哕，彻心中愦愦然无奈者[2]，生姜半夏汤主之。(21)

生姜半夏汤方：半夏*半升*，生姜汁*一升*。上二味，以水三升，煮半夏，取二升，内生姜汁，煮取一升半，小冷，分四服，日三夜一服。止，停后服。

【注释】

[1] 似喘不喘：似，谓有其象而无其实。吴谦曰："喘者，呼吸气急也。似喘不喘，谓胸中似喘之不快，而不似喘之气急也。"

[2] 彻心中愦愦然无奈者：病人心中昏乱不安，无可奈何的样子。彻，遍、满。愦然，昏乱不安的样子，《广韵·十八队》："愦，心乱也。"

【提要】本条论寒饮在胃，正邪相搏的证治。

【简释】病人似呕不呕，似哕不哕，为寒饮在胃，正邪相搏之状；中焦寒饮上逆，影响肺气肃降，故似喘不喘；彻心中愦愦然无奈者，为寒饮凌心，心阳被遏之状。生姜半夏汤之生姜用汁而倍于半夏，辛散寒饮，以舒展肺胃之阳气。

【按】应用生姜半夏汤时，应注重其煎服法，特别是"小冷，分四服"句。"小冷"与一般的方药之"温服"法相对，为温药凉服法。因生姜汁热服则辛辣走窜更甚，易致呕吐加重。"分四服"的含义，乃避免因服药量稍大而引起呕吐。凡止呕药皆应仿此少量频服法。

【原文】 干呕，哕，若手足厥（按：《备急千金要方》卷十六第五"厥"下有"冷"字）者，橘皮汤主之。(22)

橘皮汤方：橘皮四两，生姜半斤。上二味，以水七升，煮取三升，温服一升，下咽即愈。

【提要】 本条论胃寒性干呕、哕的证治。

【简释】 干呕与哕的临床表现不同：干呕，为恶心欲吐之状；哕，为胃气上逆动膈，喉间气逆，呃呃连声。二者不会同时出现。至于手足厥，指手脚发凉，是胃气上逆，中阳失布，不能达于四末所致，为或然症。橘皮汤之橘皮辛苦而温，《神农本草经》《名医别录》均谓主"下气"，止呕逆，并用生姜之辛温，共奏宣通阳气、和胃降逆之功。气行胃和，则干呕或哕自止，手足自温。方后说"下咽即愈"，可知病轻易治。

【按】 据报道，取鲜生姜片放口中咀嚼，边嚼边咽姜汁，可止哕。一般嚼 1~3 片后可止。[吕秉义.《新中医》, 1985 (2)：6]

【原文】 哕逆者，橘皮竹茹汤主之。(23)

橘皮竹茹汤方：橘皮二升（按：医统本、尤注本均作"二斤"），竹茹二升，人参一两，甘草五两，生姜半斤，大枣三十枚。上六味，以水一斗，煮取三升，温服一升，日三服。

【提要】 本条论胃中虚热性哕逆的证治。

【简释】 本方证以"哕"为主症，还可见食少、口干、虚乏等症状，且舌红少苔，脉细无力或偏数。尤在泾："胃虚而热乘之，则作哕逆。橘皮、生姜和胃散逆，竹茹除热止呕哕，人参、甘草、大枣益虚安中也。"（《金匮要略心典》）

【按】 "哕"自明代之后统称"呃逆"，俗称"打嗝儿"。西医学认为是"膈肌痉挛"所致。《素问·宣明五气篇》说："胃为气逆为哕。"故其主要病位在胃。临床表现以喉间气逆上冲而作声为特点（或频频相连，或时断时续）。辨证论治要分清寒热虚实：第 22 条所述为胃寒气逆，治宜温胃散寒、降逆止哕；第 23 条所述为虚热气逆，治宜补虚清热、降逆止哕；前第 7 条所述为腑实为患，以通利为要。

关于哕病的治疗，《灵枢·杂病》篇记载了非药物疗法，指出："哕，以草刺鼻，嚏，嚏而已；无息而疾迎引之，立已；大惊之，亦可已。"即取嚏以通肺气，气达则哕止，或采取闭气及惊吓疗法。上述非药物疗法简便易行，对于呃逆病轻者，确有效果。

"哕"对危重疾病的预后判断很有意义。《素问·宝命全形论篇》曰："病深者，其声哕。"《济生拔萃》更具体指出："大抵老人、虚人、久病人及妇人产后有此证者，皆是病深之候，非佳兆也。"《医碥》并说："病重得此，多为气脱。"笔者在临证中曾遇一名"心肌病"病人，男性，52岁。曾3次住院，逐年加重。最后1次住院时出现呃逆时断时续、呃声低微，用大补元气、温阳止呃方药，延续20余日而病故。

【方歌】

哕逆橘皮竹茹汤，人参甘草枣生姜，

寒热虚实应分辨，病深声哕不治象。

【原文】夫六腑气绝[1]于外者，手足寒，上气，脚缩；五脏气绝于内者，利不禁，下甚者，手足不仁。(24)

【注释】

[1] 气绝：指脏腑之气虚衰。后同。

【提要】本条承前启后，总论呕吐、哕、下利病的病机和预后。

【简释】人体以脏腑为本，五脏六腑各司其职。六腑属阳，阳主卫外，其气行于表；五脏属阴，阴主内守，其气行于里。所谓"六腑气绝于外""五脏气绝于内"，是指脏腑之气衰竭，外不足以行于表，内不能固守封藏的病机。六腑以胃为本，诸腑皆受气于胃，故六腑之气虚衰主要是由于胃气虚衰；五脏以肾为先天之本，脾为后天之本，诸脏之气发源于肾，并受后天脾气的充养，故五脏之气不充，主要是脾肾气衰。若胃气虚衰，则诸腑之气不达于表，故手足寒冷；胃失和降，故呕吐、哕；上焦不能受气于中焦，宗气亦随之虚弱，故上气喘促；筋脉失于阳气温煦，故蜷卧脚缩。若脾肾气衰，肾气不能固藏而下利，初期以脾病为主，脾虚失运，清气下陷，故泄泻；久必及肾，肾阳虚衰，故下利尤甚；阴液随利而下泄，以致四肢筋脉失其濡养，故手足麻木不仁。

【按】本条列于本篇呕吐、哕与下利原文中间，承上启下，旨在阐明呕吐、哕、下利病变的一般规律。从总的病机来说，三者之初病在脾胃，终必及肾，是其病变的基本规律。因此，治疗呕吐、哕病的初期以治胃为主，而病至后期，病性属虚的，则要重视脾肾。

【原文】下利脉沉弦者，下重；脉大者，为未止；脉微弱数者，为欲自止，虽发热，不死。（按：本条与《伤寒论》第365条同，唯彼于"下重"后有"也"字。）(25)

【提要】本条从脉象上判断下利的病情及预后。

【简释】尤在泾："沉为里、为下，沉中见弦，为少阳之气滞于下而不得越，故下重；大为邪盛，又，大则病进，故为未止。徐氏曰：微弱者，正衰邪亦衰也。数为阳脉，于微弱中见之，则为阳气将复，故知利欲自止，虽有身热，势必自已，不得比于下利、热不止者死之例也。"（《金匮要略心典》）

【原文】下利，手足厥冷，无脉者，灸之不温，若脉不还，反微喘者，死。少阴负趺阳者，为顺也。（按：本条与《伤寒论》第362条同。）（26）

【提要】本条论下利危候。

【简释】尤在泾："下利，厥冷，无脉，阴亡而阳亦绝矣。灸之所以引既绝之阳，乃厥不回，脉不还，而反微喘，残阳上奔，大气下脱，故死。下利为土负水胜之病，少阴负趺阳者，水负而土胜也，故曰'顺'。"（《金匮要略心典》）

【原文】下利，有微热而渴，脉弱者，今自愈。（按：本条与《伤寒论》第360条同。）（27）

【提要】本条论虚寒下利病情向愈的脉证。

【简释】尤在泾："微热而渴者，胃阳复也；脉弱者，邪气衰也；正复邪衰，故令自愈。"（《金匮要略心典》）

【原文】下利，脉数，有微热，汗出，今自愈；设脉紧，为未解。（按：本条与《伤寒论》第361条同，唯彼"设脉紧"之"脉"作"复"。据成注应作"设脉复紧"。）（28）

【提要】本条论虚寒下利向愈与未解的脉证。

【简释】尤在泾："脉数，亦阳复也；微热，汗出者，气方振而势外达，亦为欲愈之候。设脉紧则邪尚盛，必能与正相争，故为未解。"（《金匮要略心典》）

【原文】下利，脉数而渴者，今自愈；设不瘥，必圊脓血，以有热故也。（按：本条与《伤寒论》第367条同，唯彼"圊"作"清"。）（29）

【提要】本条承上两条论虚寒下利而阳复太过的病机。

【简释】尤在泾："脉数而渴，阳气已复，亦下利有微热而渴之意。然脉不弱而数，则阳之复者已过；阴寒虽解而热气转增，将更伤阴而圊脓血也。"（《金匮要略心典》）

【原文】下利，脉反弦，发热，身汗者，自（按：徐注本、尤注本、魏注本并无"自"字）愈。（30）

【提要】本条论虚寒下利自愈的证候。

【简释】虚寒下利，其脉沉弦，甚则脉微欲绝。经积极救治，阳气渐复者，发热汗出，为将愈的征象。尤在泾："弦脉阴阳两属，若与发热、身汗并见，则弦亦阳也，与脉数、有微热、汗出正同，故愈。"（《金匮要略心典》）

【按】以上六条（第25～30条）所论述的下利病，多为虚寒证候，故手足厥冷，甚至无脉。在本病中，以阳气恢复为病情好转的关键，故以口渴、脉数、微热、汗出为正气胜邪之征。虚寒下利，脉象微弱，是正衰邪亦微之候，故知病将愈。反之，如脉大则为邪盛，故知病未解；脉紧与弦皆为寒象，如汗出后脉仍紧或弦，亦可知病邪未解。总之，下利病预后，主要是根据邪正消长的病机来判断，正衰邪胜则病进，正胜邪衰则病愈。邪正消长的情况，首先体现于脉象，故从脉象上可以窥测病机，但必须脉证合参，不可遽下结论。上文说过，阳气恢复是病情好转的关键，但也有阴寒虽解，但因阳复太过，内热转增，热伤阴分而发生下利脓血者，如第29条。

尤在泾综合分析以上六条说："上数条，皆是伤寒邪气入里之候。故或热，或渴，或汗出，或脉数，阳气既复，邪气得达则愈。若杂病湿热下利之证，则发热、口渴、脉数，均非美证。《内经》云：'下利，身热者死。'仲景云：'下利，手足不逆冷，反发热者，不死。'盖《内经》所言者，杂病湿热下利之证；仲景所言者，伤寒阴邪内入之证，二者不可不分也。"（《金匮要略心典》）

【原文】下利气者，当利其小便。(31)

【提要】本条论下利而湿气偏盛的治法。

【简释】下利气，即大便溏泻而便下不爽，同时伴有矢气频作。多是湿气偏盛，气滞于大肠所致。法当利其小便，以分利肠中之湿邪，利小便即能实大便，此喻昌所谓"急开支河"之法。若"久利则为气陷于大肠而不上举，又当于升补中兼利小便也"（《医宗金鉴》卷二十二）。

【原文】下利，寸脉反浮数，尺中自涩者，必圊脓血。（按：本条与《伤寒论》第363条同，唯彼"圊"作"清"。）(32)

【提要】本条从脉象论述热利脓血的病机。

【简释】尤在泾："寸浮数者，阳邪强也；尺中涩者，阴气弱也。以强阳而加弱阴，必圊脓血。"（《金匮要略心典》）

【原文】下利清谷，不可攻其表，汗出必胀满。（按：本条与《伤寒论》第364条同，唯彼"攻其表"作"攻表"。）(33)

【提要】本条论虚寒下利的治禁。

【简释】尤在泾："清与圊同，即完谷也，是为里虚气寒，乃不温养中土，而反攻令汗出，则阳气重虚，阳虚者气不化，故胀满。"（《金匮要略心典》）

【原文】下利，脉沉而迟，其人面少赤，身有微热，下利清谷者，必郁冒，汗出而解，病人必微热。所以然者，其面戴阳，下虚故也。（按：本条与《伤寒论》第366条同，唯彼"必微热"作"必微厥"。）（34）

【提要】本条论虚寒下利而虚阳浮越的病机。

【简释】尤在泾："喻氏曰：下利，脉沉迟而面少赤、身微热者，阴盛而格阳在上、在外也。若其人阳尚有根，其格出者终必复返。阳返而阴未肯降，必郁冒少顷，然后阳胜而阴出为汗，阴出为汗，阴邪乃解，自不下利矣。阳入阴出，敢有龙战于野，其血玄黄之象，病人能无微厥乎？"（《金匮要略心典》）

【原文】下利后脉绝，手足厥冷，晬时脉还，手足温者生，脉不还者死。（按：本条与《伤寒论》第368条同。）（35）

【提要】本条论虚寒下利而阳微欲绝的转归。

【简释】尤在泾："下利后脉绝，手足厥冷者，阴先竭而阳后脱也。是必俟其晬时，经气一周，其脉当还，其手足当温；设脉不还，其手足亦必不温，则死之事也。"（《金匮要略心典》）

【原文】下利腹胀满，身体疼痛者，先温其里，乃攻其表。温里，宜四逆汤；攻表，宜桂枝汤。（36）

四逆汤方：方见上。

桂枝汤方：桂枝三两（去皮），芍药三两，甘草二两（炙），生姜三两（按：《伤寒论》"两"后有"切"字），大枣十二枚（按：《伤寒论》"枚"后有"擘"字）。上五味，㕮咀，以水七升，微火煮取三升，去滓，适寒温，服一升。服已须臾，啜稀粥一升，以助药力，温覆令一时许，遍身漐漐微似有汗者益佳，不可令如水淋漓。若一服汗出病瘥，停后服。

【提要】本条论虚寒下利兼有表证的证治。

【简释】尤在泾："下利腹胀满，里有寒也；身体疼痛，表有邪也。然必先温其里而后攻其表，所以然者，里气不充，则外攻无力；阳气外泄，则里寒转增，自然之势也。而四逆用生附，则寓发散于温补之中；桂枝有甘、芍，则兼固里于散邪

之内，仲景用法之精如此。"（《金匮要略心典》）

【按】本条与《伤寒论·厥阴病》篇第 372 条相同，与《伤寒论·太阳病》篇第 91 条相类。《伤寒论》第 12 条桂枝汤方后煮服法与此条文字出入较多，以《伤寒论》为详、为善。

【原文】下利三部脉皆平（按：《千金翼方》卷十"平"作"浮"字。《备急千金要方》卷十五第七细注"一作浮"），按之心下坚者，急下之，宜大承气汤。（37）

下利脉迟而滑者，实也，利未欲止（按：《备急千金要方》作"利为未止"），急下之，宜大承气汤。（38）

下利脉反滑者，当有所去，下乃愈，宜大承气汤。（39）

下利已瘥，至其年月日时复发者，以病不尽故也，当下之，宜大承气汤。（40）

大承气汤方：见痉病中。

下利谵语者，有燥屎也，小承气汤主之（按：《伤寒论》第 374 条作"宜小承气汤"，前九字同）。（41）

小承气汤方：大黄四两，厚朴二两（炙），枳实大者三枚（炙）。上三味，以水四升，煮取一升二合，去滓，分温二服，得利则止。

【提要】以上五条论述实热下利的证治。

【简释】尤在泾："下利有里虚脏脱者，亦有里实腑闭者，昔人所谓利者不利是也。按之心下坚，其证的矣，脉虽不实大，而亦未见微弱，自宜急下，使实去则利止，通因通用之法也。

"脉迟为寒，然与滑俱见，则不为寒而反为实，以中实有物，能阻其脉行之机也。夫利因实而致者，实不去则利不已，故宜急下。

"病已瘥而至其时复发者，陈积在脾也。脾主信，故按期复发，是当下之，令陈积去，则病本拔而愈。

"谵语者，胃实之征，为有燥屎也，与心下坚、脉滑者大同。然前用大承气者，以因实而致利，去之惟恐不速也；此用小承气者，以病成而适实，攻之恐伤及其正也。"（《金匮要略心典》）

【按】下利而闻之谵语，"按之心下坚"，脉之滑或迟而有力，望之舌苔黄燥，等等，实证无疑矣。故用承气汤攻下，此乃"通因通用"法，即《内经》所云"实者泻之"之意。倘若邪实而正气已虚，则又当采用攻补兼施法为宜。

【原文】下利，便脓血者，桃花汤主之。(42)

桃花汤方：赤石脂一斤（一半锉，一半筛末），干姜一两，粳米一升。上三味，以水七升，煮米令熟，去滓，温服七合，内赤石脂末方寸匕，日三服；若一服愈，余勿服。（按：本条与《伤寒论》第306条同，唯"下利"前有"少阴病"三字。）

【提要】本条论虚寒下利便脓血的证治。

【简释】尤在泾："此治湿寒内淫，藏气不固，脓血不止者之法。赤石脂理血固脱，干姜温胃驱寒，粳米安中益气。崔氏去粳米加黄连、当归，用治热利，乃桃花汤之变法也。"（《金匮要略心典》）

【原文】热利，下重者，白头翁汤主之。(43)

白头翁汤方：白头翁二两，黄连、黄柏、秦皮各三两。上四味，以水七升，煮取二升，去滓，温服一升；不愈，更服。（按：本条与《伤寒论》第371条同，唯彼于"更服"下有"一升"二字。）

【提要】本条论湿热利的证治。

【简释】尤在泾："此治湿热下注，及伤寒热邪入里作利者之法。白头翁汤苦以除湿，寒以胜热也。"（《金匮要略心典》）

【原文】下利后，更烦，按之心下濡者，为虚烦也，栀子豉汤主之。(44)

栀子豉汤方：栀子十四枚，香豉四合（绵裹）。上二味，以水四升，先煮栀子，得二升半，内豉，煮取一升半，去滓，分二服，温进一服，得吐则止。（按：本条与《伤寒论》第375条同，唯彼曰"宜栀子豉汤"。）

【提要】本条论下利后虚烦的证治。

【简释】尤在泾："下利后更烦者，热邪不从下减而复上动也；按之心下濡，则中无阻滞可知，故曰虚烦。香豉、栀子，能撤热而除烦，得吐则热从上出而愈，因其高而越之之意也。"（《金匮要略心典》）

【原文】下利清谷，里寒外热，汗出而厥者，通脉四逆汤主之。(45)

通脉四逆汤方：附子大者一枚（生用），干姜三两（强人可四两），甘草二两（炙）。上三味，以水三升，煮取一升二合，去滓，分温再服。（按：本条与《伤寒论》第370条同。）

【提要】本条论虚寒下利，阴盛格阳的证治。

【简释】"下利清谷，里寒外热"，即阴盛于内，格阳于外的真寒假热证。如此证候，在上则表现为"其人面少赤"(第34条)；在下则为下利清谷；在外由于阳气浮散则"外热"(肌肤虽热，但久按不热)，阳气不能温煦四肢则"厥"(厥冷至肘达膝)，阳气不固，阴液外泄则"汗出"(冷汗不止，如珠如油)。此外，脉必微细欲绝或浮大无根，舌质淡胖或淡紫。急用通脉四逆汤回阳救逆。

【原文】下利肺痛，紫参汤主之。(46) (按：唐宗海谓："'肺痛'二字，不见他处，《内经》亦无此文，其证不明，当阙疑。")

紫参汤方：紫参半斤，甘草三两。上二味，以水五升，先煮紫参，取二升，内甘草，煮取一升半，分温三服。疑非仲景方。

【按】对于本条之"肺痛"，古今注家的见解归纳有四：一是不知肺痛为何证而存疑；二是认为确系肺痛；三是认为肺痛即胸痛；四是认为肺痛为腹痛之误。究竟哪种说法为是，有待进一步考证。《神农本草经》曰："紫参味苦、辛，寒。治心腹积聚，寒热邪气，通九窍，利大小便。"紫参为何物，笔者尚无考证结果。

【原文】气利，诃梨勒散主之。(47)

诃梨勒散方：诃梨勒十枚(煨)。上一味，为散，粥饮和，顿服。疑非仲景方。

【提要】本条论气虚久利的治疗。

【简释】气利，即矢气时大便随之而出，是气虚不固所致。治以诃梨勒散，方中诃子收敛固脱，粥饮和服安中补虚。

【按】诃梨勒之"煨"法，《证类本草》卷十四"诃梨勒"条《本草图经》引张仲景作"以诃梨勒面裹塘灰火中煨之，令面黄熟"。"为散"，《证类本草》中《图经》引张仲景作"去核，细研为末"。

附方

《千金翼》小承气汤：治大便不通，哕数谵语。方见上。

【按】大便不通而引起哕与谵语，其病机与前第7条相同，是由于阳明热实，腑气不通，浊气上逆所致。治以小承气汤，通腑泄热，浊气下行，则哕与谵语均可自止。

《外台》黄芩汤：治干呕下利。

黄芩、人参、干姜各三两，桂枝一两，大枣十二枚，半夏半升。上六味，以水七升，煮取三升，温分三服。

【按】《外台》黄芩汤，即《伤寒论》黄连汤以黄芩易黄连而去甘草，为泻心汤的变法。主治干呕下利，当属寒热互结于中，影响及于上下，且中焦虚寒。

小　结

本篇论述呕吐哕下利病脉证并治。呕吐与下利是消化系统常见病。

本篇所论呕吐，其病因病机可分为实热、虚热、虚寒、寒热错杂、水饮停蓄五种。其治疗方法，有化饮以止呕者，如半夏、生姜等所组成的方剂；有祛邪以止呕者，如小柴胡汤、大黄甘草汤、茯苓泽泻汤之类；有温润以止呕者，如大半夏汤；有温脾肾以止呕者，如四逆汤；有暖肝温胃以止呕者，如吴茱萸汤；亦有不可见呕而止呕者，如"呕家有痈脓，不可止呕"之例。此皆"治病必求于本"之旨。

本篇所论哕，后世称为呃逆，临证应分辨寒热、虚实以治之。胃寒者，宜橘皮汤；虚热者，宜橘皮竹茹汤；邪实所致者，宜通大便，或利小便，下窍通则上逆止。此外，病深呃逆，为预后不良之兆。

本篇所论下利，包括泄泻、痢疾两病。从病机上可概括为虚寒和实热两种证候。表里皆寒而泄泻者，治宜先里后表，温里宜四逆汤，攻表宜桂枝汤；阳衰阴盛之寒泻，宜通脉四逆汤；热结旁流之泄泻，宜大承气汤、小承气汤；虚寒滑脱，宜桃花汤；热利下重，宜白头翁汤；泻后余热不尽所致虚烦，宜栀子豉汤。此外，下利气因湿滞大肠者，当利其小便，可用五苓散；气利因气虚不固者，以诃梨勒散收敛止泻。

总之，呕吐、哕、下利之属于实证、热证者，多与胃肠有关；属于虚证、寒证者，多与脾肾有关。本篇所用方剂，如桂枝汤、小柴胡汤、四逆汤、大承气汤等，为汗、和、温、下诸法的代表方；其他方剂，如吴茱萸汤、半夏泻心汤、白头翁汤等，亦非常实用。

疮痈肠痈浸淫病脉证并治第十八

本篇所论述的疾病均属外科范畴，所以合为一篇。其中"疮"指金疮，即刀斧所伤；"痈"指痈肿，为体表痈疡之一；"肠痈"为内痈的一种；"浸淫疮"是一种皮肤病。

全篇只有8条：第1、2条论痈肿的诊断；第3、4条论肠痈的证治；第5、6条论金疮证治，第7、8条论浸淫疮的证治。

【原文】诸浮数脉，应当发热，而反洒淅恶寒[1]，若有痛处，当发其痈（按：《备急千金要方》卷二十二"发其"作"结为"）。（1）

【注释】

[1] 洒（xiǎn 显）淅恶寒：即"振寒"之貌，乃热毒内郁，正邪相争之症，始为振寒，继则发热。《素问·调经论篇》王冰注："洒淅，寒貌也。"李彣说："洒淅恶寒者，是火伏于内，不克外泄，乃热极似水之象。"

【提要】本条论痈肿初起的脉证。

【简释】凡浮数脉象，一般应有发热之症，但病人"反洒淅恶寒"，且伴身体某处疼痛，为邪热内郁，正邪交争之象，据此即可判断其将发痈肿。

【按】此条简要论述了痈肿的诊断方法，意在告诫医者，诊病必须四诊合参，否则只凭"脉浮数"，如何分辨是外感病邪，还是痈肿内发呢？"若有痛处"才是辨证的关键。

【原文】师曰：诸痈肿，欲知有脓无脓，以手掩肿上，热者为有脓，不热者为无脓。（2）

【提要】本条论痈肿有脓无脓的触诊方法。

【简释】凡诊痈肿，欲知其有脓或无脓，可用手触按于痈肿上，若有热感，即为有脓的征象；反之，即为无脓。《灵枢·痈疽》篇说："热盛则肉腐，肉腐则为脓。"尤在泾："痈肿之候，脓不成则毒不化，而毒不聚则脓必不成。故以手掩其肿上，热者毒已聚，则有脓；不热者毒不聚，则无脓也。"（《金匮要略心典》）

【按】以上两条仅仅是原则性提示，后世医家在本条的基础上，又有许多补充和发展，均须参考。如陈实功之《外科正宗》、齐德之之《外科精义》、王肯堂之《证治准绳·疡医》等外科专著，除验其"痛处"热与不热之外，还从痈肿的软硬、陷起、疼痛、颜色等方面进行诊察。

痈肿一般分为痈和疽两类：大抵燉肿色赤，痛剧热甚，其皮薄亮，其脓易化，疮口易敛者，为痈；平塌白陷，坚硬木痛，皮色不变，按之不热，化脓收口迟缓者，为疽。痈属阳证，多为风火热毒所致；疽属阴证，多因寒湿凝滞而成。本篇所论，为阳证痈肿，至于阴疽的诊法及痈肿的治疗，需要参考后世方书。

【原文】肠痈之为病，其身甲错[1]，腹皮急[2]，按之濡，如肿状[3]，腹无积聚，身无热，脉数，此为肠内有痈脓，薏苡附子败酱散主之。(3)

薏苡附子败酱散方：薏苡仁十分，附子二分，败酱五分。上三味，杵为末，取方寸匕，以水二升，煎减半，顿服，小便当下[4]。

【注释】

[1] 其身甲错：指周身皮肤粗糙如鳞甲状。此种表现可见于慢性肠痈（急性发作）等久病者。若素体健康，突发肠痈成脓，则不会有如此表现。

[2] 腹皮急：指腹皮紧张。急，有"紧"之义。尤在泾曰："气虽外鼓，而病不在皮间也。"

[3] 按之濡，如肿状：濡者，软也。因"肠内有痈脓"，故按之濡软如体表痈肿化脓之状。此与"积聚"之坚硬者不同，故曰"腹无积聚"，以示鉴别。

[4] 小便当下：服该方后可使脓毒瘀浊从大便排出，则肠痈可愈。此云"小便当下"，恐有错简。

【提要】本条论肠痈脓已成的证治。

【简释】急性肠痈没有及时根治，可转为慢性。慢性肠痈急性发作，可发展成热毒结聚，肉腐化脓证候。其腹部表现为按之腹皮紧张、拘急，如肿状，脓肿濡软，与腹内"积聚"之坚硬者不同。由于热毒聚于局部而影响血分，故脉数而全身发热不明显。至于"其身甲错"，则为营血内耗，不能营养肌肤所致。治用薏苡附子败酱散，方中薏苡仁、败酱草皆甘而微寒，重用之清热解毒排脓；少用附子为佐药，尤在泾说："假其辛热，以行郁滞之气尔。"(《金匮要略心典》) 当然，久病阳气虚衰者，可适当加大附子用量，全在临证时变通用之。

【原文】肠 (按：尤注本作"肿") 痈者，少腹肿痞 (按：《脉经》卷八第十六"肿"下无"痞"字)，按之即痛，如淋，小便自调 (按：《脉经》及《诸病源候论》卷三十三《肠痈候》"如淋，小便自调"并作"小便数如淋")，时时发热，自汗出，复恶寒[1]。其脉迟紧[2]者，脓未成，可下之，当有血 (按：尤注本无此三字。李彣、程林等注家并认为下文"大黄牡丹汤主之"七字，当移在"当有血"句下)。脉洪数[2]者，脓已成，不可下也。大黄牡丹汤主之。(4)

大黄牡丹汤方：大黄四两，牡丹一两 (按：《备急千金要方》卷二十三第二作"三两")，桃仁五十个，瓜子（按：尤注本作"冬瓜仁"）半升（按：《备急千金要方》作"一升"），芒硝三合。上五味，以水六升，煮取一升，去滓，内芒硝，再煎沸，顿服之，有脓当下；如无脓，当下血。

【注释】

[1] 时时发热，自汗出，复恶寒：时时发热，谓发热时轻时重，非时发时止也；自汗出，乃热蒸而汗出，非表虚也；复恶寒，与肺痈之"振寒"同理，非表证也。总之，肠痈邪郁于内，病现于外，故振寒发热。

[2] 脉迟紧，脉洪数：脉迟，绝非主寒，而是相对"数"脉而言；脉紧，为肠痈初起正邪交争之象。若肠痈化脓，邪毒壅盛，则脉洪数也。

【提要】 本条承上条论肠痈脓未成的证治。

【简释】 肠痈者，营血瘀结于肠中，致少腹肿痞；经脉不通，不通则痛，所以少腹拘急、拒按，按之有压痛及反跳痛；病在肠中，与膀胱邻近，热毒影响膀胱，可致小便数，像淋病一样，但膀胱无病，故曰"小便自调"，意在与淋病鉴别；正邪相争于里，营卫失调于表，故时时振寒发热，或汗出；"其脉迟紧"，乃肠痈初起，郁热壅结肠中之象。"脓未成，可下之"，治用大黄牡丹汤通腑泄热、凉血解毒。迟则生变，一旦热盛肉腐，痈脓已成，脉洪数者，则应当慎用攻下法。尤在泾："肿痈，疑即肠痈之在下者。盖前之痈在小肠，而此之痈在大肠也。大肠居小肠之下，逼处膀胱，致小腹肿痞，按之即痛如淋，而实非膀胱为害，故仍小便自调也……云可下者，谓可下之令其消散也。脉洪数者，毒已聚而营气腐；云不可下者，谓虽下之而亦不能消之也。大黄牡丹汤，肠痈已成、未成皆可主之，故曰：有脓当下，无脓当下血。"（《金匮要略心典》）

【按】 大黄牡丹汤与薏苡附子败酱散均为治肠痈之良方，但前者适用于脓未成证，后者适用于脓已成证。但关于大黄牡丹汤的适应证，古今注家有不同见解：一是认为本方仅适宜治肠痈脓未成者；二是认为本方对肠痈脓已成或脓未成均可应用；三是认为本方最适宜脓未成的肠痈实热证，也可用于有脓的实热证，却不可用于脓已成而正气虚者。根据辨证论治的原则及原文所述精神，笔者认为第三种见解较为切实。不过，对于肠痈脓已成者，应当慎用攻下，以免造成阑尾穿孔，或引起腹膜炎等危险病变。

肠痈与西医学急性阑尾炎相似，是外科常见病。其发病率居各种急腹症的首位，各种年龄均可发病。70%～80%的阑尾炎病人表现为典型的转移性腹痛（即腹痛先起于上腹部或脐周，数小时后转移并固定在右下腹部）。不同临床类型的阑尾炎之腹痛有差异：单纯性阑尾炎是轻度隐痛；化脓性阑尾炎呈阵发性剧痛和胀痛；坏疽性阑尾炎腹痛剧烈呈持续性，穿孔后则可引起弥漫性腹膜炎。阑尾炎常伴有恶心、呕吐等胃肠道症状，病重者有发热等全身中毒症状。急性阑尾炎出现化脓、坏疽时，可导致阑尾周围脓肿及瘘管等并发症。西医治疗以抗生素及对症处理为主，强调早期手术，但阑尾切除术后可有并发症。中医学认为其病因包括寒温失调、饮食失节、情志失常、糟粕积滞等。病机为气滞血瘀，瘀而化热，甚则阑尾肉腐化脓。据临床报道，以大黄牡丹汤及其变通方治疗急性阑尾炎有良好效果。另有研究表明，中西医结合治疗本病能够大大减少手术率及并发症发生率。

【方歌】

肠痈初起脓未成，大黄牡丹可建功，

芒硝桃仁冬瓜仁，消瘀泄热效力宏。

薏苡附子败酱散，主治肠内有痈脓。

【原文】 问曰：寸口脉浮 （按：《脉经》卷八第十六及《金匮玉函经二注》《金匮要略广注》并无"浮"字）微而涩，法当亡血，若汗出[1]。设[2]不汗者云何？答曰：若身有疮[3]，被刀斧 （按：《脉经》作"刀器"）所伤，亡血故也。(5)

【注释】

[1] 若汗出：若，表示选择关系的连词，可译为或、或者。

[2] 设：连词。常用在假设复句中的第一分句，可译为假如、如果、假设。

[3] 若身有疮：若，与"若汗出"之"若"不同，为表示假设关系的连词，可译为如果、假若。疮，即下条之"金疮"，为刀斧所伤。疮，创也，下条同。《广雅·释诂四》："创，伤也。"

【提要】 本条论金疮出血的脉症。

【简释】 寸口脉浮微而涩，"脉微，气夺也；脉涩，血夺也"（《医宗金鉴》），"脉浮者，里虚也"（《血痹虚劳病脉证并治》篇），如此脉象为气血亏虚的表现。一般而言，上述脉象应有失血或汗出过多的可能。假如没有误汗的因素，而身有疮，则知是被刀斧所伤而亡血之故。

【按】 本条说明，不同之病可见相同之脉，辨别病因需要四诊合参。

【原文】 病金疮，王不留行散[1]主之。(6)

王不留行散方：王不留行十分 （八月八日采），蒴藋细叶十分 （七月七日采），桑东南根白皮[2] （按：用东南阴湿之地的桑根白皮）十分 （三月三日采），甘草十八分 （按：宽政本及《本草纲目》卷十六引并作"十分"），川椒三分 （除目及闭口，去汗），黄芩二分，干姜二分，厚朴二分，芍药二分。上九味，桑根皮以上三味烧灰存性，勿令灰过；各别杵筛，合治之为散，服方寸匕。小疮即粉之，大疮但服之[3]，产后亦可服。如风寒，桑根勿取之。前三物皆阴干百日。

【注释】

[1] 王不留行散：《本草纲目》王不留行条云："王不留行散，治身被刀斧伤，亡血。"

[2] 桑东南根白皮：《神农本草经》《名医别录》皆称之为"桑根白皮"，今人简称桑白皮。《神农本草经》："味甘，寒。主伤中，五劳，六极，羸瘦，崩中，脉绝，补虚益气。"《名医别录》谓"可以缝金疮"。《本草图经》："白皮作线以缝金创肠出者，更以热鸡血涂之。唐·安金藏剖腹，用此法便愈。"桑白皮之纤维难折断，故可"作线"。

[3] 小疮即粉之，大疮但服之：小疮则外敷治疗，大疮只是内服。粉，涂抹、粉刷。《集韵·问韵》："粉，傅也，饰也。"之，指代制成的王不留行散；即，连词，表示承接关系，同"则"；但，亦为连词，表转折，译为只是。但联系临床，大疮转重，应内服与外敷并用为宜。

【提要】 本条论金疮的治疗。

【简释】 "金疮"是指被刀斧等金属器械所伤，属外科疾患。由于经脉、皮肤受创，局部气血瘀滞，法当祛瘀活血、行气化滞。王不留行散主之。方中王不留行功能祛瘀活血，"治金疮，止血逐痛"（《神农本草经》），故为主药；蒴藋细叶"行血通经，消瘀化凝"（《长沙药解》）；桑白皮续绝脉，愈伤口。以上三味烧灰存性，取入血止血之意。黄芩、芍药清血热；川椒、干姜、厚朴温运血脉，利气行滞；甘草补中生肌，调和诸药。此方寒温相配，气血兼顾，既可外用，亦可内服。"小疮即粉之"，指损伤不大，外敷即可；"大疮"则须内服。"产后亦可服"者，取其化瘀止血、行气活血之功。风寒者去桑白皮，是嫌其过于寒凉之故。

【按】 王不留行散治金疮之功，后人已很少用之。其原因是对该方缺乏认识。例如，方中之桑白皮，今人只知能清肺热，而何人还知能疗金疮呢？由此可见，中医学宝库尚需努力挖掘。

笔者学生谭展望博士受到方后注"产后亦可服"的启发，曾以王不留行散适当加减（重用炒王不留行30g）治疗产后恶露不绝，取得一二剂恶露即净之良效。

【原文】 排脓散方：枳实十六枚，芍药六分，桔梗二分。上三味，杵为散，取鸡子黄一枚，以药散与鸡黄相等，揉和令相得，饮和服之，日一服。

排脓汤方：甘草二两，桔梗三两，生姜一两，大枣十枚。上四味，以水三升，煮取一升，温服五合，日再服。

【按】 《金匮要略今释》说："二方皆有方无证，又不见于《千金》《外台》诸书，不知是否仲景方。"后世较少应用，有待研究。

【原文】 浸淫疮[1]，从口（按：《脉经》卷八第十六"口"下有"起"字）流向四肢者，可治；从四肢流来入口者，不可治。(7)

浸淫疮，黄连粉主之。方未见。（8）

【注释】

[1] 浸淫疮："浸淫"二字叠韵，渐渍也，渐染也。巢元方说："浸淫疮，是心家有风热，发于肌肤。初生甚小，先痒后痛而成疮。汁出侵溃肌肉，浸淫渐阔乃遍体。其疮若从口出，流散四肢者轻；若从四肢生，然后入口者则重。以其渐渐增长，因名浸淫也。"（《诸病源候论》卷三十五《疮病诸候》）

【提要】以上两条论浸淫疮的预后和治疗。

【简释】浸淫疮是一种皮肤病。起病时，病灶范围很小，先痒后痛。由于分泌物浸淫皮肤，逐渐扩大，遍于全身，故称为浸淫疮。如果疮从口起而向四肢蔓延，离心性发展，是病邪由内向外发散，故易治；如果疮发于四肢而流向口部，向心性发展，是病邪内攻，故病重难治。但这种预后判断，仅是基于内外、浅深之理的假设，不能绝对看待。本病由心火热毒所致，正如《素问·至真要大论篇》所说："诸痛痒疮，皆属于心。"故以黄连粉泻心火、解热毒，邪去毒消则疮即可愈。

【按】黄连粉方未见，古代注家多认为即黄连一味，为粉外敷之，甚者亦可内服之。

小　结

本篇论述了疮痈肠痈浸淫病脉证并治。其中对于痈肿只提出了简要的诊断方法。对于肠痈的阐述比较详细，所用大黄牡丹汤与薏苡附子败酱散是历代医家治疗肠痈的主方，将二者用于治疗急、慢性阑尾炎，以及阑尾周围脓肿等疾病，能够取得显著疗效。随后论述：金疮，用王不留行散主治；浸淫疮，用黄连粉主治。此外，还载有排脓散、排脓汤两方。

跌蹶手指臂肿转筋阴狐疝蛔虫病脉证治第十九

本篇所述五种病证之间没有联系，但皆内容简略，不宜各自成篇，故合为一篇。

全篇共 8 条原文：第 1~4 条分别论述跌蹶、手指臂肿、转筋、阴狐疝气四种病的证治；第 5~8 条重点论述蛔虫病证治。

【原文】师曰：病跌蹶[1]，其人但能前，不能却[2]，刺腨[3]入二寸，此太阳经伤也。（1）

【注释】

[1] 跌蹶（jué 厥）：有两种解释。①跌，同"跗"（fū 肤）；蹶，《说文解字》曰"僵也"。跌蹶是一种足背强直、不便行动的疾病。②在《医宗金鉴》等注本中"跌"作"趺"。趺与蹶谐声同义。《昭明文选·射雉赋》善注引贾逵："蹶，走也。"《尔雅·释诂》郭注："蹶，摇动。"跌蹶，即走路时摇动。下文"但能前，不能却"正是对"跌蹶"的描绘。

[2] 却：后退。

[3] 腨（shuàn 涮）：即腓肠肌部位，俗称小腿肚子。

【提要】本条论跌蹶的证治。

【简释】病人脚背僵直，足跟不能落地，但能前行不能后退，走路蹒跚。此为足太阳经筋受伤，牵引不利所致，可刺足太阳经承山穴以舒缓筋脉。针刺承山等穴，可治疗步履艰难。尤在泾："人身经络，阳明行身之前，太阳行身之后，太阳伤，故不能却也。太阳之脉，下贯腨内，刺之所以和利其经脉也。腨，足肚也。"（《金匮要略心典》）

【原文】病人常以手指臂肿动，此人身体𥆧𥆧者，藜芦甘草汤主之。（2）

藜芦甘草汤方：未见。

【提要】本条论手指臂肿的证治。

【简释】尤在泾："湿痰凝滞关节则肿，风邪袭伤经络则动。手指臂肿动，身体𥆧𥆧者，风痰在膈，攻走肢体。陈无择所谓痰涎留在胸膈上下，变生诸病，手足项背，牵引钓痛，走易不定者是也。藜芦吐膈上风痰，甘草亦能取吐，方未见，然大略是涌剂耳（李氏）。"（《金匮要略心典》）

【原文】转筋之为病，其人臂脚直，脉上下行，微弦。转筋入腹者，鸡屎白散主之。(3)

鸡屎白散方：鸡屎白 (按：药量缺。据《圣济总录》卷四十《霍乱转筋》鸡白汤方有"炒，一两"三字)。上一味，为散，取方寸匕，以水六合，和，温服 (按：《肘后备急方》《外台秘要》"和，温服"均作"煮三沸，顿服之，勿令病者知之")。

【提要】本条论转筋的证治。

【简释】转筋，俗称抽筋，表现为四肢拘挛作痛，脉象劲急强直，与痉病脉之"直上下行"相同。转筋严重时，其痉挛牵引小腹部作痛，称为"转筋入腹"，可用鸡屎白散治之。鸡屎白性寒下气，通利二便。本条所述转筋是湿浊化热伤阴所致，泻其致病之因，则转筋随之而愈。

【按】"转筋"，常见于霍乱吐泻严重，体液耗损过多者。后世王孟英用蚕矢汤治热性霍乱转筋，即受本方的启发。若为寒性霍乱，吐下过多，体液消耗，阳气亡失，筋脉失于煦养者，须用通脉四逆汤、白通汤等急救回阳法。

【原文】阴狐疝气者，偏有小大，时时上下，蜘蛛散主之。(4)

蜘蛛散方：蜘蛛十四枚 (熬焦)，桂枝半两。上二味，为散，取八分一匕，饮和服，日再服。蜜丸亦可。

【提要】本条论阴狐疝气的证治。

【简释】阴狐疝气的主症特点是阴囊偏大偏小、时上时下。其"偏有小大"是相对而言，偏小是健康之常，偏大为病态之变。所谓时上，即平卧时缩入腹内；所谓时下，即起立走动时坠入阴囊而偏大，并有痛胀或重坠之感。治用蜘蛛散，方中蜘蛛有破结通利的作用，并配以桂枝通阳化气。

【按】"阴狐疝气"即西医学所谓"腹股沟斜疝"等疾病，与前第十篇所述"寒疝"不同。于任何年龄均可发病，在临床中可分为易复性、难复性、嵌顿性、绞窄性四种。西医治疗本病以手术为主。多篇报道与验案表明，蜘蛛散治疗疝气确有疗效，尤其对小儿疝气效果较好。关于蜘蛛的治疗作用高学山形象地解释说："蜘蛛腹大，为下入少腹之专药，且性主提携束缚，以辛温生气之桂枝为配，则温补关元、气海之阳神，以驱客寒，得开举收煞之功用，以坚弛坠，阴狐疝病宁有不愈者哉？"(《高注金匮要略》)

关于蜘蛛的毒性问题，古人认识不一。例如，《本草衍义》认为"蜘蛛品亦多，皆有毒"；陶弘景说"蜘蛛类数十种"，有的有毒，有的无毒。总之，应用蜘蛛散时要选用无毒之黑色大蜘蛛，并要注意炮制方法与用量，以慎重为宜。

此外，后世治疗本证常用疏肝理气药，如川楝子、延胡索、木香、茴香、香附、乌药之类，亦有一定效果。

【原文】问曰：病腹痛有虫，其脉何以别之？师曰：腹中痛，其脉当沉若弦，反洪大，故有蛔虫。（5）

【提要】本条论蛔虫腹痛的脉象。

【简释】蛔虫病的主症特点是阵发性脐周腹痛，多于空腹时发作。但腹痛又见于多种疾病，应全面分析，加以鉴别。腹痛若为阳虚脏寒所致，其脉当沉或弦；若脉反洪大，又具有蛔虫病的特点，应考虑为蛔虫腹痛。

【按】本条与后两条，都是论述蛔虫病的证候特点，临证时应前后互参，从而做出正确诊断。除上述症状外，蛔虫病可并见面有虫斑、巩膜虫影、指甲白斑、睡中龂齿、鼻孔瘙痒、嗜食异物、大便不调及皮肤瘙痒等表现。若在病人的粪便中检查出蛔虫虫卵更有助于正确诊断。

【原文】蛔虫之为病，令人吐涎，心痛[1]，发作有时，毒药不止，甘草粉蜜汤主之。（6）

甘草粉蜜汤方：甘草二两，粉一两，蜜四两。上三味，以水三升，先煮甘草，取二升，去滓，内粉、蜜，搅令和，煎如薄粥，温服一升，瘥即止。

【注释】

[1] 心痛：指胃脘部疼痛，可能是肠道蛔虫上窜，钻入胆道或胰管之临床表现，这与上条脐周腹痛病位有别。参见第十篇第14条。

【提要】本条论蛔虫病的证治。

【简释】吐涎是指吐出清水，心痛是指胃脘部疼痛。吐涎、心痛是蛔虫扰动所致，蛔动则痛作，蛔静则痛止，所以发作有时是蛔虫病心腹痛的特点。甘草粉蜜汤为主治方之一。尤在泾："吐涎，吐出清水也；心痛，痛如咬啮，时时上下是也；发作有时者，蛔饱而静则痛立止，蛔饥求食则痛复发也。毒药，即锡粉、雷丸等杀虫之药。毒药者，折（shé 舌。损之，杀之）之以其所恶也；甘草粉蜜汤者，诱之以其所喜也。白粉即铅白粉，能杀三虫，而杂于甘草、白蜜之中，诱使虫食，甘味既尽，毒性旋发，而虫患乃除，此医药之变诈也。"（《金匮要略心典》）

【按】关于甘草粉蜜汤中"粉"为何物，古今注家、学者有两种认识：一种认为是铅粉。毒药不止，是说蛔虫病已用过一般杀虫药不应，所以用铅粉杀虫，与甘草、白蜜同服，诱使虫食，甘味既尽，毒性旋发，而虫患乃除，但铅粉毒性甚剧，不宜多服，故方后云"瘥即止"。另一种认为是一般米粉。本证已经用过毒药而痛不止，故不能再用，所以用甘草粉蜜汤，方中的甘草、粉、蜜不是杀虫之药，仅有安蛔缓痛、甘平和胃的作用。上述两种解释谁是谁非，尚难定论。秦伯未先生在50年代后期曾参加"对甘草粉蜜汤中'粉'的讨论"（《秦伯未医文集》第47页），在充分论证后表明"本方的粉应作铅粉"。古今主张用铅粉者虽有一定理由，但铅粉内服，用量要适当，以防中毒致害。

【原文】蛔厥者，当吐蛔，令病者静而复时烦，此为脏寒[1]，蛔上入膈，故烦，须臾复止，得食而呕，又烦者，蛔闻食臭[2]出，其人当自吐蛔。（7）

蛔厥者，乌梅丸主之。（8）

乌梅丸方：乌梅三百个，细辛六两，附子六两（炮），黄连一斤，当归四两，黄柏六两，桂枝六两，人参六两，干姜十两，川椒（按：《伤寒论》作"蜀椒"）四两（去汗）。上十味，异捣筛，合治之，以苦酒渍乌梅一宿，去核，蒸之五升（按：《伤寒论》"升"作"斗"）米下，饭熟捣成泥，和药令相得，内臼中，与蜜杵二千下，丸如梧子大，先食饮服十丸，日三服，稍加至二十丸。禁生冷滑臭等食（按：《伤寒论》此句作"禁生冷、滑物、臭食等"）。

【注释】

[1] 脏寒：应理解为"肠寒"。

[2] 食臭：指食物的气味。

【提要】以上两条论述蛔厥病的证治。

【简释】蛔厥病的主症特点是阵发性心腹剧痛，痛发时吐涎沫，或吐出蛔虫，并伴有烦躁不安、手足厥冷等。蛔虫寄生在肠中，喜温而恶寒，如果肠寒，不适于蛔虫的生存，则蛔动不安而上扰胸膈。治用乌梅丸。尤在泾："蛔厥，蛔动而厥，心痛、吐涎、手足冷也。蛔动而上逆，则当吐蛔；蛔暂安而复动，则病亦静而复时烦也。然蛔之所以时安而时上者何也？虫性喜温，脏寒则虫不安而上膈；虫喜得食，脏虚则蛔复上而求食。故以人参、姜、附之属，益虚温胃为主，而以乌梅、椒、连之属，苦酸辛气味，以折其上入之势也。"（《金匮要略心典》）

【按】以上两条与《伤寒论》第338条所述，只个别文字有出入。但第338条"蛔厥者"之前有"伤寒，脉微而厥，至七八日肤冷，其人躁无暂安时者，此为脏厥，非蛔厥也"一段文字。此外，《伤寒论》把"蛔厥者，乌梅丸主之"置于"其人常自吐蛔"之后，且于"乌梅丸主之"之后尚有"又主久利"。但二者方药用量及制丸法同。

丰富的临床资料表明，乌梅丸不仅是治疗蛔厥的主方，而且对于内、外、妇、儿科疾病表现为寒热错杂，虚实并见者，均有良效。

小   结

本篇论述了跌蹶手指臂肿转筋阴狐疝蛔虫病脉证治。所述五种病证，跌蹶一证，有论无方，治法亦不详明；手指臂肿证治亦不详；转筋用鸡屎白散，且该方治热性霍乱转筋及痉病（破伤风）亦有疗效；阴狐疝气治以蜘蛛散；对蛔虫病论述较详，主治方为甘草粉蜜汤与乌梅丸。鸡屎白散与蜘蛛散都有一定的研究价值。

妇人妊娠病脉证并治第二十

本篇论述妇人妊娠病的辨证论治。全篇虽仅 11 条，却对妊娠期常见病都做了简要论述，并提出了卓有疗效的治疗方法，为后世诊治妊娠病奠定了基础。

原文第 1 条论妊娠的早期证治；第 2 条论妊娠宿有癥病的证治；第 3、5 条论妊娠腹痛证治；第 4 条论妊娠下血证治；第 6 条论妊娠呕吐证治；第 7、8 条论妊娠小便不利证治；第 9、10 条论胎动不安等病症的证治；第 11 条为养胎说。

徐大椿：“妇人一切外感内伤等症，与男子同，无庸另立治法。惟经、带、胎、产、癥瘕等疾，病变多端，必从调经、种子等法，探本索源而后可施用。今因《金匮要略》有治妇人方论一卷，故亦略载妇人常用之方数十首，至其全体，仍当取唐宋以来专门之书详考之。”（《兰台轨范》卷八《妇人》）

【原文】师曰：妇人得平脉[1]，阴脉小弱[2]，其人渴（按：尤注本“一作呕亦通”），不能食，无寒热，名妊娠，桂枝汤主之。方见下利中。于法（按：《脉经》卷九第二无“法”字）六十日当有此证[3]（按：《脉经》“当有此证”作“当有娠”），设有医治逆者，却[4]一月加吐下者，则绝之[5]。（1）

【注释】

[1] 平脉：即平和无病之脉。

[2] 阴脉小弱：指尺脉细弱或沉取细弱。

[3] 当有此证：程门雪说：“妊娠二月最常见者，莫如恶阻，则呕吐，喜酸，恶食是也……女子以肝为先天，受胎之后，血养胎而不涵木，肝体亏则肝用强，犯胃则呕，胃受克则恶食；肝体虚，求助于外则喜酸。孕则经停，经停之后，精华则养胎元，其中浊气无从发泄，乘肝之逆而犯于胃，胃虚正不胜邪，则呕吐作矣。”

[4] 却：副词。表示继续或重复，相当于“再”“还”。

[5] 则绝之：此句是张仲景针对医者误治采取的断然措施。之，指代前医的错误治法；绝，即断绝、全部抛弃的意思。

【提要】本条论妊娠早期的诊治及误治的处理。

【简释】妇人妊娠之初脉象多平和如常人，若尺脉细弱或沉取细弱，非妊娠常脉，而多见于体弱或滑胎者；呕吐耗伤津液，故其人渴；不能食，指厌食（但喜酸食或辛辣之物），或因吐而不能进食；妊娠之后，其生理功能发生变化，可感到微热（体温稍高）、体倦等，似外感而非外感，不属表证，故曰“无寒热”，以示鉴别。若病人有上述表现且月经不再按期来潮，便可诊断为"妊娠"，可以用桂枝汤调和之。一般妊娠两个月为发生恶阻之期，故曰"于法六十日当有此证"，假如庸医不知为妊娠恶阻而误治，势必损伤正气，应立即抛弃错误治法。"娄全善云：尝治一二妇恶阻病吐，前医愈治愈吐，因思仲景'绝之'之旨，以炒糯米汤代茶，止药月余渐安。"（《金匮要略心典》）

【按】妊娠初期，无外感，却用桂枝汤治疗，这与《伤寒论》的用法不同。须知桂枝汤应用很广：外感用此，可以解肌、调和营卫；杂病用此，又能化气、调和阴阳。妊娠恶阻，寒热、虚实皆不明显，或偏于胃气虚弱者，可用桂枝汤变通剂量，或适当加味治之；胃热者，则不适合用此方。

"阴脉小弱"一句，尤在泾解释为"初时胎气未盛，而阴方受蚀，故阴脉比阳脉小弱"。据临床观察，妊娠总以滑脉为特点，故《素问·平人气象论篇》说："妇人手少阴（新校正云："按全元起本作'足少阴'。"）脉动甚者，妊子也。"《备急千金要方》卷二《妊娠恶阻》说："三部脉沉浮正等，按之无绝者，有娠也……三月而尺数也"。所谓"脉动甚""尺数"，皆滑脉之类也。妊娠 3 个月以上则滑脉更加典型。

【原文】妇人宿有癥病[1]，经断未及三月，而得漏下不止，胎动在脐上者，为癥痼害。妊娠（按：《脉经》卷九第二从"妇人"至"妊娠"三十字，作"妇人妊娠，经断三月而得漏下，下血四十日不止，欲胎动，在于脐上，此为妊娠"）六月动者，前三月经水利时，胎也。下血者，后断三月[2]衃[3]也。所以血（按：《脉经》"血"上有"下"字）不止者，其癥不去故也，当下[4]其癥，桂枝茯苓丸主之。（2）

桂枝茯苓丸方：桂枝，茯苓，牡丹（去心）（按：《金匮玉函经二注》《金匮要略直解》《金匮要略心典》《金匮要略正义》并无"去心"二字），芍药、桃仁（去皮尖，熬）各等份。上五味，末之，炼蜜为丸，如兔屎大，每日食前服一丸。不知，加至三丸。

【注释】

[1] 宿有癥（zhēng 征）病：指素有癥积之病。《广韵·一屋》："宿，素也。"

[2] 下血者，后断三月：此为倒叙笔法，指"后断三月，下血者"。

[3] 衃（pēi 胚）：《说文解字》："衃，凝血也。"《素问·五脏生成论篇》王冰注："衃血，败恶凝聚之血，色赤黑。"

[4] 当下：《广韵·三十五马》："下，去也。"当下，与上"不去"对文。

【提要】本条论癥病证治及癥病与妊娠的鉴别。

【简释】经停未及 3 个月而漏下不止，一般要考虑是否为胎漏。若妊娠 3 个月（宫体未出骨盆），不会感到胎动，更不可能"胎动在脐上"。今动在脐上，可能为较大之癥瘕阻碍气机，气机不畅而致悸动，实非妊娠之胎动，故曰"为癥瘕害"。若停经前的三个月经水如期来潮，已停经六个月而感到胎动，是妊娠胎动；若因宿有癥病导致月经不调，经停3个月，出现下血，此可能是"衃也"，即癥积瘀血为病，当用桂枝茯苓丸以祛其癥。方中桂枝温通血脉，牡丹皮、芍药、桃仁活血化瘀，茯苓健脾渗湿。诸药炼蜜为丸，小剂量服用。若患有癥病者又妊娠，以此方、此法下其癥则不伤胎。

【按】本条较令人费解，故吴谦认为"此条文义不纯，其中必有阙文，姑存其理可也"。古今注家对本条有不同见解，其争议的关键点是：本条所述是妇人宿有癥病而类似妊娠，还是宿有癥病而确实妊娠？其下血是妊娠下血（详见后第4条），还是癥病衃血？《医宗金鉴·妇科心法要诀·嗣育门》论述了一个简单的鉴别点："妇人经水不至，不分是孕是病者，五个月之后，以孕妇乳房辨之，若乳房升大有乳者是胎，若乳房不大无乳者是病也。"当然，目前可采用B超辨别。

本条所述桂枝茯苓丸除治疗癥病下血外，还可用于治疗瘀血所致妇科病等。

【方歌】

> 癥病桂枝茯苓丸，桃仁芍药与牡丹，
>
> 通治瘀血诸般病，辨证为主与经验。

【原文】妇人怀娠六七月，脉弦发热，其胎愈胀，腹痛恶寒者，少腹如扇[1]（按：《脉经》卷九第三作"小腹如扇之状"），所以然者，子脏[2]开故也，当以附子汤温其脏。方未见。（3）

【注释】

[1] 少腹如扇（shān 山）：谓小腹阵阵作冷，像用扇子扇一样。

[2] 子脏：即胞宫。

【提要】本条论妊娠阳虚寒盛腹痛的证治。

【简释】妊娠至六七个月时，其脉当滑，今见脉弦、腹痛恶寒，并自觉胎胀、少腹作冷，是阳虚寒盛，阴寒侵犯胞胎之故。尤在泾："脉弦发热，有似表邪，而乃身不痛而腹反痛，背不恶寒而腹反恶寒，甚至少腹阵阵作冷，若（按：用作动词，译为如、象）或（按：用作副词，译作有时）扇之者然。所以然者，子脏开不能合，而风冷之气乘之也。夫脏开风入，其阴内胜，则其脉弦为阴气，而发热且为格阳矣。胎胀者，胎热则消、寒则胀也。附子汤方未见，然温里散寒之意，概可推矣。"（《金匮要略心典》）

【按】附子汤方未见，前人注解，皆谓即《伤寒论·少阴病》篇附子汤（炮附子二枚，茯苓、芍药各三两，白术四两，人参二两）。

古人认为附子有堕胎之弊（《名医别录》曰："附子味甘，大热，有大毒……堕胎，为百药长。"），而阳虚又必须用此者如何是好？周连三先生对如何正确运用附子及附子汤做了具体分析，他说："此方为温阳峻剂，附子又为有毒之品，妊娠三四月时要慎用。仲景在妊娠六七月时用附子是因为胎元已成，此时用附子则无堕胎之弊，何况胞宫虚寒，失于温煦，有是证则用是药，有故无殒也。其辨证须严格掌握，主要有腹痛发冷，入夜痛甚，喜按喜暖，小便清长，恶寒身倦，胎胀脉弦，舌淡苔白多津等症，方可以本方加减施治。附子乃扶阳止痛之佳品也。"［唐祖宣. 中医杂志, 1981（11）：39］

【原文】师曰：妇人有漏下[1]者，有半产[2]（按：《脉经》卷九第二作"中生"）后因续下血都不绝者，有妊娠下血[3]者，假令妊娠腹中痛，为胞阻[4]，胶艾汤主之。（4）

胶艾汤方：一方加干姜一两。胡氏治妇人胞动，无干姜。芎䓖、阿胶、甘草各二两，艾叶、当归各三两，芍药四两，干地黄（按：宽保本于"干地黄"下有"六两"，《金匮要略论注》《金匮玉函经二注》《金匮要略心典》并同；《备急千金要方》卷二《下血》第七作"四两"；《金匮要略广注》作"三两"）。上七味，以水五升，清酒三升，合煮取三升，去滓，内胶（按：《备急千金要方》此下有"更上火"三字），令消尽，温服一升，日三服。不瘥，更作。

【注释】

[1] 漏下：指妇人不在行经期而阴道持续下血，淋漓不断者。若阴道大量出血，来势骤急者，称为"崩中"。

[2] 半产：亦称"小产"，指妊娠三个月后，胎儿已经成形而流产。古人对"半产"的时间见解不一，程林曰："半产者，以四五月堕胎。"吴谦曰："五六月堕胎者，谓之半产。"

[3] 妊娠下血：后世称之为"漏胞""胞漏""胎漏"，即西医学之"先兆流产"。

[4] 假令妊娠腹中痛，为胞阻："假令"二字，是承上文而言，曰假使妊娠期间出现腹中痛，为胞脉阻滞所致，需尽早调治。若痛久不止，痛势日甚，难免发展为"妊娠下血"，甚至"半产"。吴谦说："孕妇腹痛，名为胞阻。"（《医宗金鉴·妇科心法要诀》）

【提要】本条论妇人三种下血的证治。

【简释】妇人下血，常见三种病情：一是淋漓不断之漏下；二是半产后继续下血不止；三是妊娠下血。尤在泾概括三者病机与治法："皆冲任脉虚，而阴气不能内守也。是惟胶艾汤为能补而固之。"方中地、芍、归、芎养血和血，阿胶养胎止血，艾叶温经暖胞，甘草调和诸药，清酒以"行药势"。合而用之，可以和血止血、暖宫调经。假如妊娠期间出现腹中痛，此为"胞脉阻滞，血少而气不行也"（《金匮要略心典》），亦可用胶艾汤治之。"然加减又必从宜，若脉迟缓，阴胜于阳，则加干姜；或见数大，阳胜于阴，则加黄芩，可不

言而喻矣。"（《张氏医通》）

【按】本条原文所述，三种妇人下血证皆以胶艾汤治之，实乃"异病同治"之范例。胶艾汤是治疗妇人下血虚证的祖方，原方应用或随证加减，疗效显著。

【方歌】

胶艾汤中四物草，暖宫调经止血好，

妇人多种下血证，冲任脉虚或阻胞。

【原文】妇人怀妊，腹中疞痛[1]，当归芍药散主之。（5）

当归芍药散方：当归三两，芍药一斤，芎䓖半斤，一作三两，茯苓四两，泽泻半斤，白术四两。上六味，杵为散，取方寸匕，酒和，日三服。

【注释】

[1] 疞（jiǎo 绞）痛：尤在泾说："按《说文》疞音绞，腹中急也。"徐彬说："疞痛者，绵绵而痛。"可见"疞痛"有两种解释。

【提要】本条论肝脾不和而致妊娠腹痛的治疗。

【简释】妇人怀孕期间，胎儿的发育需要母体血气的营养。而血气的来源，与肝脾的关系最为密切。肝藏血、喜条达，若肝血不足，则肝气或郁结，或横逆；脾藏营，主生化，若脾失健运，则气血乏源，且水湿停留。如此肝脾不和，可见腹中拘急而痛，或绵绵作痛，以及小便不利、下肢浮肿等症。治以当归芍药散。方中重用芍药泻肝木而安脾土，合归、芎调肝养血；白术补脾燥湿，合苓、泽渗湿泄浊。尤妙在作散以酒和服，能通气血、调肝脾，故腹痛等症可愈。

【按】后《妇人杂病脉证并治》篇第17条曰："妇人腹中诸疾痛，当归芍药散主之。"前后合参，可知本方可广泛用于治疗妇人病以腹痛为主者，并可治疗肝脾不和所致其他疾病。

【方歌】

当归芍药与川芎，泽泻白术与茯苓，

血虚肝郁木克土，脾虚水停诸般病。

【原文】妊娠呕吐不止，干姜人参半夏丸主之。（6）

干姜人参半夏丸方：干姜、人参各一两，半夏二两。上三味，末之，以生姜汁糊为丸，如梧桐子大，饮服十丸，日三服。

【提要】本条论妊娠胃虚寒饮恶阻的证治。

【简释】妇人妊娠时常有恶心欲吐等早孕反应，一般时间不长，可不药而自行消失。而条文所述"妊娠呕吐不止"，乃指妊娠恶阻重症。其呕吐物以清稀为特点，或口中上泛清涎，舌质淡、苔白滑，脉虚弦。病属胃虚兼有寒饮，浊气上逆所致，治用干姜人参半夏丸。方中干姜温中散寒，人参扶正益气，半夏蠲饮降逆，而生姜汁不仅加强止呕之功，还可解半夏之毒性。恶阻呕吐不止者，往往不能受药，药入即吐，故该方以丸剂小量服之。

【按】 古有妊娠忌用半夏之说。考其根源，盖始于金元时期之张元素，他说："半夏动胎，妊妇忌之，用生姜则无害。"后世有医者断章取义，不明先圣后贤治妊娠恶阻用半夏之法。亦有不少医家对"半夏动胎"之说持否定态度，如陈修园《金匮要略浅注》曰："半夏得人参，不惟不碍胎，且能固胎。"程林《金匮要略直解》引娄全善曰："余治妊阻病，屡用半夏，未尝动胎，亦有故无殒之义，临床之工，何必拘泥。"总之，仲景方法为万世之法门。辨证论治，依法处方，可保万全。

何氏根据20多年的临床体会，认为妊娠恶阻的治疗，应以辨证为依据而选用适当的方药。例如：寒则温之，用生姜、砂仁、干姜、丁香之类；虚则补之，用人参、茯苓、白术、山药之类；热则清之，用黄芩、黄连、栀子、芦根、竹茹之类；气郁则疏理之，用苏梗、枳壳、藿香、木香之类；气血不和则调之，用当归、白芍、柴胡、枳壳之类。不一定每方都用半夏，但半夏止呕，确有殊功，所以对于妊娠恶阻，使用机会很多。[何绍奇.广西中医药，1983（3）：34]

若妊娠恶阻属于胃热呕吐，"宜用川连三四分，苏叶二三分，两味煎汤，呷下即止"（薛生白《湿热病篇》第17条）。王孟英说："余用以治胎前恶阻，甚妙。"笔者曾用连苏饮治湿热呕吐，确有良效。若胃热呕吐而见伤阴者，宜用尤在泾所引述之《外台》方。尤氏说："妊娠之体，精凝血聚，每多蕴而成热者矣。按《外台》方：青竹茹、橘皮、半夏各五两，生姜、茯苓各四两，麦冬、人参各三两，为治胃热气逆呕吐之法，可补仲景之未备也。"（《金匮要略心典》）

【方歌】

干姜人参半夏丸，生姜汁糊妙难言！
妊娠呕吐总不止，胃虚寒饮此方安。
胎前多热恶阻病，宜用苏叶与川连。

【原文】 妊娠，小便难，饮食如故，当归贝母苦参丸主之。（7）

当归贝母苦参丸方：男子加滑石半两。当归、贝母、苦参各四两。上三味，末之，炼蜜丸如小豆大，饮服三丸，加至十丸。

【提要】 本条论妊娠血虚热郁而小便难的证治。

【简释】 尤在泾："小便难而饮食如故，则病不由中焦出，而又无腹满、身重等证，则更非水气不行，知其血虚热郁，而津液涩少也。《本草》当归补女

子诸不足；苦参入阴利窍，除伏热；贝母能疗郁结，兼清水液之源也。"（《金匮要略心典》）

【按】据名医经验，当归贝母苦参丸既治"小便难"，又治大便难。

【原文】妊娠有水气，身重[1]，小便不利，洒淅恶寒[2]，起即头眩，葵子茯苓散主之。（8）

葵子茯苓散方：葵子一斤，茯苓三两。上二味，杵为散，饮服方寸匕，日三服，小便利即愈。

【注释】

[1] 身重：联系上下文，是指因身肿而致身重。《傅青主女科·妊娠浮肿》："妊娠有至五个月，肢体倦怠，饮食乏味，先两足肿，渐至通身头面俱肿。"

[2] 洒淅恶寒：于前第十八篇痈肿初起亦见，但彼此病机有所不同。彼为热毒内郁，正邪相争所致；此因水气在皮肤中，卫外之阳气被阻遏所致。故彼此"洒淅恶寒"者，均非外感也。

【提要】本条论妊娠水气内停的证治。

【简释】妊娠有水气，多发生在妊娠的中晚期。妊娠之后，胎儿逐月增大，母体气化失常，故小便不利（尿少）；水气内停，外溢体表，故身体肿重；皮肤水肿，阻遏卫气，营卫失调，故"洒淅恶寒"；清阳不升，故起则头眩。治宜利小便，通阳气。用葵子茯苓散通窍行水，使小便通利，水有去路，阳气伸展则诸症自除，故曰"小便利则愈"。

【按】妊娠中晚期见该条所述证候，后世称为"子肿"，甚者为"子痫"。如此证候，与西医学之"妊娠期高血压疾病"相类似，应积极治疗，不可掉以轻心。谭日强说："葵子通窍，若系体质虚弱的妊妇，则当慎用，后世医家对此等证，每用五皮饮加紫苏治疗，效果良好。"（《金匮要略浅述》）

【原文】妇人妊娠，宜常（按：《脉经》卷九第二无"常"字）服当归散主之（按：《脉经》无"主之"二字）。（9）

当归散方：当归、黄芩、芍药、芎䓖各一斤，白术半斤。上五味，杵为散，酒饮服方寸匕，日再服。妊娠常服即易产，胎无疾苦，产后百病悉主之。

【提要】本条论血虚湿热胎动不安的证治。

【简释】妇人妊娠，最应重视肝脾二脏。肝主藏血，血以养胎；脾主健运，化饮食而输精微。妊娠之后，血虚生热，脾不健运则湿浊停留，血虚湿热留聚影响胎儿，而致胎动不安等症，宜服当归散。方中当归、芍药补肝养血，合川芎调理气血，又有白术健脾除湿、黄芩清热坚阴，合而用之，可以养血健脾、清化湿热，以奏安胎之效。

【按】为了加深对原文"常服"的理解，引述三家见解如下：①《丹溪心法·附余》说："此方养血清热之剂也。瘦人血少有热，胎动不安，素曾半产者，皆宜服之，以清其源而后无患也。"②《医宗金鉴》曰："妊娠无病，不须服药；若其人瘦而有热，恐耗血伤胎，宜常服当归散以安之。"③《金匮要略阐义》曰："妊娠血以养胎，血为胎夺，虚而生热，是其常也。'宜常服'，谓不病亦宜常服也。当归、芍药，一动一静以养血，川芎调达肝阳，黄芩清热和阴，白术健脾胜湿，酒服方寸匕，从血分以和其肝脾也。"

方后"妊娠常服即易产，胎无疾苦"之说，有待研究；所谓"产后百病悉主之"，亦未确。

【原文】妊娠养胎，白术散主之。(10)

白术散方：见《外台》。白术、芎䓖、蜀椒 (去汗)、牡蛎各三分。上四味，杵为散，酒服一钱匕，日三服，夜一服。但苦痛，加芍药；心下毒痛[1]，倍加芎䓖；心烦吐痛 (按：《外台秘要》卷三十三此句作"吐唾"二字)，不能饮食，加细辛一两，半夏大者二十枚。服之后，更以醋浆水[2]服之。若呕，以 (按：《外台秘要》"以"上有"亦"字) 醋浆水服之；复不解者，小麦汁服之。已后渴者，大麦粥服之。病虽愈，服 (按：《外台秘要》"服"上有"尽"字) 之勿置。

【注释】

[1] 毒痛：即苦痛，与上文"苦痛"异文同义。《广韵·二沃》："毒，苦也。"

[2] 醋浆水：高学山曰："即米饮所作之酸水也。"

【提要】本条论脾虚寒湿胎儿不长的证治。

【简释】妊娠养胎，是说胎儿不长，应当服药以利胎儿生长，非无故而服药。妇人体质有差异，有消瘦而多火者，有肥胖而多湿者，故在妊娠以后，也会出现相应寒化或热化的病变。前条是为湿热不化出其方治，本条则属脾虚寒湿而出其方治。脾虚而寒湿中阻，可见脘腹时痛、口吐清涎、不思饮食、白带清稀、腹痛绵绵等症。故治以白术散健脾温中，除寒湿以养胎。方中"白术主安胎为君，芎䓖主养胎为臣，蜀椒主温胎为佐，牡蛎主固胎为使"(《金匮要略直解》)。

【原文】妇人伤胎 (按：《脉经》卷七第十三"伤胎"作"伤寒")，怀身腹满，不得小便，从腰以下重，如有水气状，怀身七月，太阴当养不养，此心 (按：余无言曰："'心'应作'水'，以刺之'小便微利则愈'证之，'心'与'水'误，无疑。") 气实，当刺泻劳宫及关元[1]，小便微利 (按：《脉经》"利"上无"微"字) 则愈。见《玉函》。(11)

【注释】

[1] 劳宫及关元：劳宫、关元，穴名。劳宫在手掌中，为手厥阴心包经之荥穴；关元在脐下三寸，为任脉经穴，亦即小肠之募穴。

【提要】 本条论妊娠七月伤胎的证候及针法。

【简释】 尤在泾："伤胎，胎伤而病也。腹满，不得小便，从腰以下重，如有水气而实非水也。所以然者，心气实故也。心，君火也，为肺所畏，而妊娠七月，肺当养胎，心气实则肺不敢降，而胎失其养，所谓太阴当养不养也。夫肺主气化者也，肺不养胎，则胞中之气化阻，而水乃不行矣，腹满便难身重，职是（按：难解，若将"是"改为"失"，则前后文义可释）也。是不可治其肺，当刺劳宫以泻心气，刺关元以行水气，使小便微利则心气降，心降而肺自行矣。劳宫，心之穴；关元，肾之穴。"（《金匮要略心典》）

【按】 本条为后世逐月分经养胎说之本源。《脉经》卷九："妇人怀胎，一月之时足厥阴脉养。二月足少阳脉养。三月手心主脉养。四月手少阳脉养。五月足太阴脉养。六月足阳明脉养。七月手太阴脉养。八月手阳明脉养。九月足少阴脉养。十月足太阳脉养。诸阴阳各养三十日活儿。手太阳、少阴不养者，下主月水，上为乳汁，活儿养母。怀娠者，不可灸刺其经，必堕胎。"此论最后一句切不可忽视。关于这一点程林在《金匮要略直解》中也指出："关元穴在脐下，为小肠之募，泻之则小便通利矣。此穴不可妄用，刺之能落胎。"关元穴如此，对孕妇使用灸刺法时，都应知其宜忌。

北齐徐之才著《逐月养胎法》，较系统地论述了胚胎生长过程、孕妇卫生保健（调摄饮食、调怡心神、适当劳逸、节制房室、调燮寒温）和孕期疾病防治等问题，为后世医家所推崇。其基本内容与西医学之胚胎学和围产医学颇有相似之处，具有现实意义。[周朝进．上海中医药杂志，1982（6）：22]

笔者认为，对妊娠逐月养胎的学说，既不能全盘否定，也不能机械套用，应以科学的态度，在实践中探索其实用价值，从而更好地防治疾病、保护胎儿。

小　结

本篇论述了妇人妊娠病脉证并治。将其证治归纳如下：①妊娠呕吐，因脾胃虚弱者，用桂枝汤；因脾胃虚寒夹饮者，用干姜人参半夏丸。②妊娠腹痛，因阳虚寒盛者，用附子汤；因冲任脉虚者，用胶艾汤；因肝脾不和者，用当归芍药散。③妊娠下血，因冲任脉虚者，用胶艾汤；因癥积者，用桂枝茯苓丸。④妊娠小便不利，因血虚热郁而小便难者，用当归贝母苦参丸；因气化受阻而小便不利者，用葵子茯苓散。⑤养胎，因血虚湿热而胎动不安者，用当归散；因脾虚寒湿而胎儿不长者，用白术散。所谓"常服""养胎"的说法，不可拘泥，有病则治之，无病则不必服药。

徐彬："妊娠篇凡十方，而丸、散居七，汤居三。盖汤者，荡也。妊娠当以安胎为主，则攻补皆不宜骤，故缓以图之耳。若（按：此用作动词，可译作"如""象"）药品无大寒热，亦不取泥膈之药，盖安胎以养阴调气为急也。"（《金匮要略论注》）本篇所述桂枝茯苓丸、胶艾汤、当归芍药散等方剂，为妇科病之要方，用之得当，不仅能治妊娠病，还可治疗其他妇科及内科杂病。

妇人产后病脉证治第二十一

本篇论述妇人产后常见病的辨证论治。对于产后病的治疗，本篇既照顾到新产妇人气血两虚的特点，又以临床证候为依据，处处体现辨证论治的原则。

全篇共11条原文：第1、2、3条论新产三病证治；第4、5、6条论产后腹痛证治；第7条论产后瘀热证治；第8、9条论产后中风证治；第10条论产后呕逆证治；第11条论产后下利证治。

【原文】问曰：新产[1]妇人有三病，一者病痉，二者病郁冒[2]，三者大便难，何谓也？师曰：新产血虚，多汗出，喜中风[3]，故令病痉；亡血复汗，寒多[4]，故令郁冒；亡津液，胃燥，故大便难[5]。(1)

【注释】

[1] 新产：对于新产的时间，张仲景没有明文。《女科证治约旨》曰："孕妇分娩之后，三候内，名曰新产；三候外，当属产后。"十天为一候，三候为一个月。由此可知，产后一个月之内名曰"新产"。

[2] 郁冒：郁，心胸郁闷不舒；冒，头目眩晕不明。总之为郁闷昏冒。

[3] 喜中风：喜，在此引申为容易。中风，非太阳中风，而是后世所谓"产后风痉"，详见本条之【按】。

[4] 寒多：寒，外感寒邪。联系前文分析，新产"亡血复汗"，外感寒邪，则表现为寒邪束表与血气里虚的虚实夹杂证候，"故令郁冒"。

[5] 大便难：便难，与便秘不同。便难为排便时间延长，所排之便先硬后软，多为虚证；便秘则大便整体干燥，便下费力，多为实证。

【提要】本条论新产三病的成因与主症。

【简释】新产妇人有三种常见病症：一是以口噤、项背强急为主症的痉病；二是以头晕目眩、郁闷不舒、寒热呕逆为主症的郁冒；三是大便困难。以上三病的临床表现不同，但其成因都是亡血、汗多伤及阴液。新产妇人失血多则血虚，汗出多则津伤，血虚津伤，经脉失养，故发生痉病。"喜中风"非太阳中风，实指"诸暴强直，皆属于风"之内风。亡血复汗，感受寒邪，表气郁闭，阳气不得外达而冲逆于上，故病郁冒。津液内伤，肠道失润，因而大便困难。尤在泾："痉，筋病也，血虚汗出，筋脉失养，风入而益其劲也。郁冒，神病也，亡阴血虚，阳气遂厥，而寒复郁之，则头眩而目瞀也。大便难者，液病也，胃藏津液，而渗灌诸阳，亡津

液，胃燥，则大肠失其润而便难也。三者不同，其为亡血伤津则一，故皆为产后所有之病。"（《金匮要略心典》）

【按】 本篇所述产后"病痉"，被后世称为"产后风痉"或"产后发痉"，是产后急症之一。临床以突然项背强直、四肢抽搐，甚则口噤不开、角弓反张为主症。本病成因有二：一是产后失血过多，血虚则筋脉失养而发痉；二是接生不慎，局部创伤，伤口不洁，感染邪毒而发痉，名曰"破伤风"。因此，对产后发痉一证，当分辨血虚与邪毒。凡面色苍白、舌淡、脉微细者，属血虚；如口噤、面呈苦笑、振寒发热者，属邪毒。近几十年来，由于大力推行新法接生，产后发痉已罕见。

还要明确，本篇所述产后郁冒与后世之产后血晕不同。产后血晕亦为产后急症之一，以突然晕厥昏仆为主症。有脱证与闭证之分：脱证因失血过多，气随血脱，表现为气脱诸症；闭证因恶露不下或极少，败血上冲，表现为血逆诸症。二者一虚一实，必须加以分辨，积极救治，以免危及生命。关于产妇郁冒的具体证治详见下条。

【原文】 产妇郁冒，其脉微弱[1]，呕不能食[2]，大便反坚[3]，但头汗出[4]。所以然者，血虚而厥，厥而必冒。冒家欲解，必大汗出。以血虚下厥，孤阳上出，故头汗出。所以产妇喜汗出者，亡阴血虚，阳气独盛[5]，故当汗出，阴阳乃复。大便坚，呕不能食，小柴胡汤主之。方见呕吐中。（2）

【注释】

[1] 产妇郁冒，其脉微弱：产妇郁冒，即产后感受外邪证候。由于产妇体质气血两虚，所以脉象微弱。

[2] 呕不能食：为外邪束表，正气内虚，胃气上逆所致。

[3] 大便反坚：小柴胡汤证的主症本无大便坚，此为变证，故加一"反"字。

[4] 但头汗出：但者，只也，仅也。下文曰："以血虚下厥，孤阳上出，故头汗出。"但对"头汗出"一症，应作具体分析。试想，医者所诊察的产妇，必是被覆全身，只露头部，故曰"但头汗出"，若揭被查体，周身岂能无汗？此与"但头汗出，齐颈而还"及"半身汗出"者病机不同。

[5] 阳气独盛：非阳气盛，是阴血虚也。阳盛为标，阴虚为本。独者，偏也。

【提要】 本条论产妇郁冒与大便坚的证治，以及产妇"阴阳乃复"的机制。

【简释】 此承上条互详其义，以明其治。新产之病虽有三，痉病尚少，唯郁冒与大便坚每相兼而具。新产妇人，感受外邪，故见外邪束表及郁冒证候；其脉微弱者，是气血俱虚应得之证；新产胃气未和，亡血复汗而肠燥，故呕不能食、大便反坚。从"所以然者"至"阴阳乃复"，论述的大意为：产后由于"亡阴血虚"，造成"阳气独盛""必大汗出"（全身汗出较多），使偏盛之阳得以衰减，如此则体内阴阳可达到一个相对的虚性平衡，这是人体功能自身调节的表现。待机体得到调养，便逐渐恢复到常态——阴阳乃复。身体汗出之时，腠理空疏，如果调护失宜，感受外邪，则以小柴胡汤扶正祛邪。此方功效正合产妇郁冒之病因病机。吴谦说："若有汗当减柴胡，无热当减黄芩，呕则当倍姜、半，虚则当倍人参，又在临证之变通也。"（《医宗金鉴》卷二十三）尤在泾："小柴胡主之者，以邪气不可不散，而正气不可不顾，惟此法为能解散客邪，而和利阴阳耳。"（《金匮要略心典》）

【原文】病解能食，七八日（按：《脉经》卷九第三"日"下有"而"字）更发热者，此为胃实（按：《脉经》作"胃热气实"四字），大承气汤主之（按：《脉经》无"大"字）。方见痉病中。（3）

【提要】本条承上文论郁冒已解而成胃实的证治。

【简释】产妇郁冒，服小柴胡汤后，病已解，胃气和，则能进饮食。但经过七八日后又复发热，为病解之后饮食不节，未尽的余邪与食相结，因而形成宿食病。此"为胃实"，当用大承气汤荡涤实邪。"然必年体强壮，脉证俱实，且时日既久，与新产大便难不同，是可议下。设遇胃虚之人，虽能食而所食不多，即有发热便秘，亦属血虚，急宜调养气血，断非承气所宜，不可恣行攻击也。"（《张氏医通》卷十一）

【按】产后多虚，虚则补之，此为常法。但因虚致实，且实证为急，急者先治也。同时，还应酌情采用虚实兼顾的治法，全在临证变通。

【原文】产后腹中疗痛，当归生姜羊肉汤主之；并治腹中寒疝，虚劳不足。（4）

当归生姜羊肉汤方：见寒疝中。

【提要】本条论产后血气虚寒腹痛的证治。

【简释】产后腹中疗痛，为产后血气虚少，不荣则痛。其主症为腹中拘急、绵绵作痛、喜温喜按。治以当归生姜羊肉汤。此方除治疗产后血气虚寒而发生的腹痛外，并可主治血虚寒疝、虚劳不足。

【按】上条以大承气汤攻之，乃产后治疗的变法；此条继之以补，则为常法。当归生姜羊肉汤，即《内经》所谓"形不足者，温之以气；精不足者，补之以味"之治法的具体运用。当归生姜羊肉汤既是药治方，又是食疗法，为切实可行的补虚良方。本方产后宜用，虚人、老人亦可用，但只适用于血气虚寒证，不可用于阴虚火旺之人。

关于该方羊肉之性味、功效，《名医别录》曰"味甘，大热，无毒"，《备急千金要方·食治》曰"主暖中止痛，利产妇"。若羊肉与人参相较，人参补气，羊肉补形，所谓补可去弱，人参、羊肉之属也。

【原文】产后腹痛，烦满不得卧，枳实芍药散主之。(5)

枳实芍药散方：枳实 (烧令黑，勿太过)，芍药等份。上二味，杵为散，服方寸匕，日三服，并主痈脓，以麦粥下之。

【提要】本条论产后气血郁滞腹痛的证治。

【简释】产后恶露不净，或情志不畅，导致气血郁滞，故腹痛、烦满不得卧。治用枳实芍药散。方中枳实本为行气药，烧黑入血则能行血中之气；芍药和血以治腹痛；大麦粥和养胃气。服药后气血得以宣通，则腹痛烦满自除。

【原文】师曰：产妇腹痛，法当以枳实芍药散，假令不愈者，此为腹中有干血着脐下，宜下瘀血汤主之；亦主经水不利。(6)

下瘀血汤方：大黄二两，桃仁二十枚，䗪虫二十枚 (熬，去足)。上三味，末之，炼蜜和为四丸，以酒一升，煎一丸，取八合，顿服之，新血[1]下如豚肝。

【注释】

[1] 新血：古代注家对其有不同见解。例如，朱光被曰："'新'当作'瘀'。"徐彬说："既曰新血，又曰如豚肝，骤结之血也。"笔者认为，是指产妇服下瘀血汤后第一次经血来潮。

【提要】本条承上条论产后瘀血腹痛的证治。

【简释】产后腹痛，服枳实芍药散行气和血不愈，则应考虑是产后瘀血日久，凝着脐下。其证候多为少腹痛、拒按、按之有块，脉沉结或沉涩，舌青紫或瘀斑。由于瘀血日久，前方已不能胜任，法当攻坚破瘀，宜下瘀血汤。方中大黄、桃仁、䗪虫攻血之力颇猛；用蜜为丸，是缓其药性，而取峻药缓攻之法；酒煎之，引药入于血分以行药势。瘀结所致经水不利，亦可采用本方治疗。

【方歌】

下瘀血汤酒煎丸，大黄䗪虫桃仁全，

产妇干血或经闭，狂犬病甚此方专。

【原文】产后七八日，无太阳证，少腹坚痛，此恶露不尽[1]；不大便 (按：《脉经》卷九第三"大便"下有"四五日"三字)，烦躁发热，切脉微实，再倍发热，日晡时烦躁者，不食，食则谵语，至夜 (按：《脉经》作"利之") 即愈，宜大承气汤

主之。热在里，结在膀胱[2]也。见痉病中。（7）

【注释】

[1] 恶露不尽：在正常情况下，血性恶露持续 3～4 天，浆液性恶露持续 10 天左右，白色恶露持续 3 周干净。若血性恶露超过 10 天仍淋漓不断，称为"恶露不尽"，又叫"恶露不绝""恶露不止"。

[2] 膀胱：泛指下焦、血室。

【提要】本条论产后瘀热在里的证治。

【简释】产后七八日，其少腹坚硬疼痛，无太阳证，可知非太阳病随经瘀热在里的蓄血证，而是恶露不尽，血瘀于内，故少腹坚痛；瘀浊败血停积于内，正邪交争，故烦躁发热；肠腑不通，胃气不和，故不大便、不欲食；食入更助胃中邪热，胃络通心，神明被扰，故谵语。仲景在文末用"热在里，结在膀胱也"一句，总结本证的病机为热聚在里，血结于下，即瘀血内阻胞宫而邪热充斥内外。可用大承气汤泄热通便，方中大黄亦有"下瘀血"之功，从而可收获一方两得之效。

【按】首先要明确，产后体温多在正常范围。若产程延长而疲劳过度，产后 24 小时内可见体温略升高，一般不超过 38℃。但产后 3～4 天可有"泌乳热"，体温可达 37.8～39℃，持续 4～16 小时即下降，不属病态。若妇人在新产后或产褥期出现发热持续不退，甚至高热寒战者，称为"产后发热"，类似西医学之"产褥感染"。产后瘀浊结在血室之内，败血为病乃生寒热诸症。大承气汤不但通腑泄实，并且通腑泄热。仲圣心法，所当深究。

【原文】产后风（按：新刻本作"产后中风"四字），续之[1]数十日不解，头微痛，恶寒，时时有热，心下闷，干呕，汗出，虽久，阳旦证[2]续在耳，可与阳旦汤。即桂枝汤，方见下利中。（8）

【注释】

[1] 续之：即连续之义。

[2] 阳旦证：即桂枝汤证。《尔雅·释诂》："旦，早也。"可引申为凡物之始，如岁旦、月旦。桂枝一方，为众方之祖，故又名阳旦汤。

【提要】本条论产后中风持久不愈的证治。

【简释】产后正虚，风邪外袭，其病在表。持续数十日不愈，症见头微痛、恶寒、时时发热、干呕、汗出等，皆为太阳病表证。唯"心下闷"为产后正虚，中焦失运之候。由于太阳表证不解，虽然迁延数十日，仍当予阳旦汤内调阴阳、外调营卫、祛散表邪。尤在泾："上条里热成实，虽产后七八日，与大承气汤而不伤于峻；此条表邪不解，虽数十日之久，与阳旦汤而不虑其散，非通于权变者，未足以语此也。"（《金匮要略心典》）

【按】对于本条所述之阳旦汤究竟系何方，历来众说纷纭，考证不一。《脉经》云："阳旦方在《伤寒》中，桂枝是也。"成无己曰："阳旦，桂枝汤别名也。"丹波元简曰："阳旦汤，徐彬、吴谦以为桂枝汤加黄芩；魏荔彤以为桂枝加附子，并误，惟成依原注为是。"陈修园曰："坊本俱作桂枝汤加黄芩，今因《伤寒论》悟出是桂枝汤增桂加附子。"归纳起来，有以下四种不同见解：①阳旦汤即桂枝汤；②阳旦汤是桂枝汤加黄芩；③阳旦汤是桂枝汤加附子；④阳旦汤是桂枝汤增桂加附子。根据本条所述头痛、恶寒、发热、干呕、汗出等证候，笔者认为阳旦汤应是桂枝汤。该证虽然有心下闷，但仅为兼症。桂枝汤既能外调营卫以治表邪，又能内调脾胃以治心下闷，故曰"可与阳旦汤"。此外，阳旦汤为桂枝汤加味之说，亦示人以法，如桂枝汤证夹内热者可加黄芩，兼表阳虚者可加附子。

【原文】产后中风，发热，面正赤，喘而头痛，竹叶汤主之。(9)

竹叶汤方：竹叶一把，葛根三两，防风、桔梗、桂枝、人参、甘草各一两，附子（按：朱肱《南阳活人书》本方不用"附子"；张璐《张氏医通》亦无"附子"；赵以德在《金匮方论衍义》里更提出："附子恐后人加，治头项强耳。"）一枚（炮），大枣十五枚，生姜五两。上十味，以水一斗，煮取二升半，分温三服，温覆使汗出。颈项强，用大附子一枚，破之（按：《备急千金要方》卷三第三无"破之"以下十字）如豆大，煎药扬去沫。呕者，加半夏半升洗。

【提要】本条论产后正虚而复感外邪的证治。

【简释】病因产后正气大虚，外邪乘虚侵袭人体，表现虚实夹杂之候。病邪在表，故发热头痛；产后阴血虚于内，虚热浮于上，故面正赤、喘息。故用竹叶汤扶正祛邪。尤在泾："此产后表有邪而里适虚之证，若攻其表，则气浮易脱；若补其里，则表邪不解。竹叶汤用竹叶、葛根、桂枝、防风、桔梗，解外之风热；人参、附子，固里之脱；甘草、姜、枣，以调阴阳之气，而使其平，乃表里兼济之法。凡风热外淫而里气不固者，宜于此取则焉。"（《金匮要略心典》）

【按】本条脉证并治，值得玩味。首先应明确，"面正赤"非虚阳上越的"戴阳证"，用附子非阳虚内寒的大虚证。否则，"先温其里"且恐不及，岂能用寒凉的竹叶为君，并用众多的发表药呢？故笔者认为，本条所述或为夏日产后感受温热之邪。仲景不太善治温病，故设此温、清、补、散混杂之方。后世医家经历了千百年的探索，继承和发展了仲景学说，创立了温病学辨证论治体系，可补仲景之不足。

【原文】妇人乳[1]（按：《脉经》卷九第三"乳"作"产"），中虚，烦乱呕逆[2]，安中益气[3]，竹皮大丸主之。(10)

竹皮大丸方：生竹茹二分，石膏二分，桂枝一分，甘草七分，白薇一分。上五味，末之，枣肉和丸弹子大，以饮服一丸，日三夜二服。有热者倍白薇，烦喘者加柏实一分。

【注释】

[1] 妇人乳：即妇人产后。《说文解字·乙部》："乳，人生子曰乳。"《广雅·释诂》："乳，生也。"

[2] 烦乱呕逆：谓心烦意乱，呕恶气逆。

[3] 安中益气：以方测法，乃甘寒清虚热以"安中"，重甘微辛以补中"益气"。

【提要】本条论产后虚热烦呕的证治。

【简释】妇人在产后失血复汗，加之中焦虚而气血乏源，则营气不足，虚热内生。虚热扰心则心中烦乱；胃失和降则呕逆。治用竹皮大丸。方中七分甘草与一分桂枝合用，重甘微辛，又以"枣肉和丸"，着重补中之虚以益气；竹茹、石膏、白薇但用一二分，意在甘寒清虚热以止呕除烦。诸药相伍，标本兼治，共奏"安中益气"之功。虚热甚者，倍用白薇；烦乱甚而喘者，加柏子仁以宁心。

【按】关于妇人胎前产后病的治法，俗有"胎前宜凉，产后宜温"之说。这种说法虽有一定道理，但临证之时，仍应以辨证论治为主。古今不少名医、学者根据本条方药，对"产后宜温"提出异议。有的医家结合临床治验认为，产后感染温邪而高热不退者，可放心大胆地使用生石膏、白虎汤之类方药甘寒清热。否则，认定"产后宜温"，误用温补，则犹如救火添薪，必致"一逆尚引日，再逆促命期"（《伤寒论》第6条）。编著《续名医类案》的魏之琇感叹说："近时专家及庸手，遇产后，一以燥热温补为事，杀人如麻！"这沉痛的教训，发人深省。

【原文】产后下利虚极，白头翁加甘草阿胶汤主之。(11)

白头翁加甘草阿胶汤方：白头翁、甘草、阿胶各二两，秦皮、黄连、柏皮各三两。上六味，以水七升，煮取二升半，内胶令消尽，分温三服。

【提要】论产后下利虚极的证治。

【简释】产后气血本虚，更兼下利伤阴，所以说"下利虚极"。以方测证，本条所论产后下利，必是痢疾之热毒炽盛者。故用白头翁汤苦寒清热，解毒治痢，又加甘草、阿胶以扶正。本方除治产后下利虚极外，凡疫毒痢而阴血亏虚者，均可使用。

附方

《千金》三物黄芩汤：治妇人在草蓐[1]，自发露得风[2]，四肢苦烦热，头痛者，与小柴胡汤；头不痛但烦者，此汤主之。

黄芩一两，苦参二两，干地黄四两。上三味，以水八升，煮取二升，温服一升，多吐下虫。

【注释】

[1] 草蓐：原指铺草的床，此代指产后。

[2] 自发露得风：指产妇分娩时或分娩后，因揭盖衣被，护理不慎而感受外邪。

【提要】 产妇血虚风入而血热内盛的证治。

【简释】《备急千金要方》所述是产妇护理不当，外邪侵袭之证。邪在半表半里，治以小柴胡汤和解之；邪气内侵化热者，治宜三物黄芩汤养阴清热。尤在泾："此产后血虚风入而成热之证。地黄生血，苦参、黄芩除热也；若头痛者，风未全变为热，故宜柴胡解之。"（《金匮要略心典》）

《千金》内补当归建中汤[1]：治妇人产后虚羸不足，腹中刺痛不止，吸吸[2]少气，或苦少腹中急摩[3]，痛引腰背，不能食饮；产后一月，日得服四五剂为善，令人强壮宜。

当归四两，桂枝三两，芍药六两，生姜三两，甘草二两，大枣十二枚。上六味，以水一斗，煮取三升，分温三服，一日令尽。若大虚，加饴糖六两，汤成内之，于火上暖令饴消。若去血过多，崩伤内衄[4]不止，加地黄六两，阿胶二两，合八味，汤成内阿胶。若无当归，以芎䓖代之。若无生姜，以干姜代之。

【注释】

[1] 内补当归建中汤：张璐说："内补当归建中汤即黄芪建中之变法，彼用黄芪以助卫外之阳，此用当归以调营内之血，两不移易之定法也。"（《张氏医通》）

[2] 吸吸：在忍痛时发出的吸气之声。

[3] 少腹中急摩：即少腹拘急摩擦感。

[4] 内衄：内出血。

【提要】 本条论产后阴血亏虚的证治。

【简释】 徐彬说："桂枝汤，为中风家和营卫、调阴阳圣方。加饴糖为建中，已为邪盛正虚者，巧定一先本后标之法。今产后虚羸不足，先因阴虚，后并阳虚，补阴则寒凝，补阳则气壅，后天以中气为主，故治法亦出于建中，但加当归，即偏于内，故曰内补当归建中汤。谓腹中刺痛不止，血少也；吸吸少气，阳弱也。故将桂枝、生姜、当归之辛温，以行其营卫之气，甘草、白芍以养其脾阴之血，而以饴糖、大枣峻补中气，则元气自复，而羸者丰、痛者止也。然桂枝于阴阳内外，无所不通，尤当归善入阴，治带下之疾，故又主少腹急摩，痛引腰背。不能饮食者，盖带下病去，而中气自强也。曰产后一月，日得服四五剂为善，谓宜急于此调之，庶无后时之叹。然药味和平，可以治疾，可以调补，故又曰令人强壮宜。若云大虚加饴糖，而不用人参，盖人参补元气，与中气不相安者有之；饴糖乃补中气，而听元气之自生，故因此一味而曰建中，正为产后先血虚，人参偏于气，未免使阳骤胜，骤胜则愈伤阴也。若去血过多，崩伤内衄，方加干地黄、阿胶，所伤偏于阴，故特多加阴药，非产后必宜用地黄、阿胶也。"（《金匮要略论注》）

【按】学习和应用《千金》内补当归建中汤，如张璐所述，应与前第六篇之黄芪建中汤互参。两方皆为小建中汤加味，脾虚营弱日久，脾气虚衰者，治当加黄芪以补益阳气；产后失血较多者，法宜加当归以及地黄、阿胶以滋养阴血。但法无定法、方无定方，若产时或产后失血过多，气随血失，则急当大补元气与补血（输血）兼顾也。

小　结

本篇论述妇人产后病脉证并治。首先指出新产妇人的三种常见病，即痉病、郁冒、大便难。产后郁冒、大便坚可用小柴胡汤治之。产后最常见的疾病还有腹痛，其血气虚寒者，治用当归生姜羊肉汤；气血郁滞者，治用枳实芍药散；瘀血内停者，治用下瘀血汤。此外，本篇所述内容还有：产后瘀热，宜大承气汤；产后中风，可辨证采用阳旦汤或竹叶汤；产后虚热烦呕，用竹皮大丸；产后下利虚极，以白头翁加甘草阿胶汤治之。

全篇11条，条条体现了辨证论治的精神，但根据产后"多虚多瘀"的特点，总以扶正祛邪为大法。

妇人杂病脉证并治第二十二

本篇论述妇人杂病的辨证论治。关于妇人杂病的病因，第8条提出了虚、积冷、结气三个方面。在治疗方法上，本篇针对妇人杂病的特点，采用了切实可行的内治法与外治法。例如：内治法中有汤剂、丸剂、散剂和酒剂；外治法中有纳入阴道的坐药（包括丸剂和散剂）、洗涤阴疮的外洗剂，以及通利大便的润导剂。这些内、外治法，被后世医家广泛采用，并不断得到补充和发展。

全篇共22条原文：第1、2、3、4条论热入血室，第5条论梅核气，第6条论脏躁，第7条论寒饮，第8条论妇人杂病成因，第9、11、12条论漏下，第10、13、14条论经水不利，第15条论白带，第16、17、18条论腹痛，第19条论转胞，第20条论阴寒，第21条论阴疮，第22条论阴吹。所述十二种病证，皆有治疗方法。

【原文】妇人中风七八日，续来寒热，发作有时，经水适断[1]（按：《伤寒论》第144条"断"后有"者"字），此为热入血室[2]，其血必结，故使如疟状，发作有时，小柴胡汤主之。方见呕吐中。（1）

妇人伤寒[3]发热，经水适来，昼日明了，暮（按：《伤寒九十论》第十七"暮"作"夜"）则谵语[4]，如见鬼状者，此为热入血室，治之[5]（按：《伤寒论》第145条无"治之"二字）无犯胃气及上二焦，必自愈[6]。（2）

妇人中风，发热恶寒，经水适来，得之七八日，热除（按：《伤寒论》第143条"热除"后有"而"字）脉迟，身凉和（按：《伤寒论》第143条无"和"字），胸胁满（按：《伤寒论》第143条作"胸胁下满"）如结胸状，谵语者，此为热入血室也，当刺期门[7]，随其实而取之。（3）

【注释】

[1] 经水适断：张志聪曰："'经水适断'四字，应在'七八日'之下。"其说可取。

[2] 血室：狭义指子宫，广义则泛指子宫、肝及冲任二脉。

[3] 妇人伤寒：前条言中风，此言伤寒，可知妇人经期感受外邪，皆可导致热入血室证。

[4] 昼日明了，暮则谵语：吴又可曰："至夜但发热而不谵语者，亦为热入血室，因有轻重之分，不必拘于谵语也。"（《温疫论》卷下《妇人时疫》）

[5] 治之：上条妇人中风热入血室，已言小柴胡汤主之，此只言"治之"，犹云即依前法治之也。

[6] 无犯胃气及上二焦，必自愈：意谓不要诛伐无病之脏腑，但治下焦血室之热结，其谵语等症必自愈。

[7] 当刺期门：期门，穴名，位置在乳头直下，当第6肋间隙处，为肝之募穴。刺期门泻肝，则胸胁之邪，血室之热，可以并解。吴又可曰："若有如结胸状者，血因邪结也，当刺期门，以通其结，以柴胡汤治之，不若刺者功捷。"

【提要】以上三条论述妇人经期感受外邪，热入血室的证治。

【简释】程林说："妇人伤寒中风，六经传变，治例与男子同法，唯经水适来适断，热入血室，与夫胎前产后，崩漏带下，则治有殊也。妇人经行之际，当血弱气尽之时，邪气因入血室，与正气相搏，则经为之断，血为之结也。血结则邪正分争，往来寒热，休作有时，与小柴胡解表里，而散血室之邪热。"（《金匮要略直解》）

第2条述妇人患伤寒发热时，经水适来，外邪乘虚袭入血室。与上条比较，出现日间神志清楚，入夜则胡言乱语，可见其症状较为严重。谵语是因热扰神明，不可误诊为阳明腑实而用下法，亦不可误用汗法、吐法，应根据"经水适来""此为热入血室"之病机，参照上条方法治之。

第3条所述病情亦为妇人中风，发热恶寒，经水适来，热邪乘虚侵入血室。得之七八日以后，"热除，脉迟，身凉和"而见"胸胁满如结胸状，谵语"等症，此为表证已罢，瘀热互结于血室。血室属肝，期门为肝经之募穴，故"随其实"刺之以泻血室之热。

【按】本篇第1~3条，已分别见于《伤寒论》第144、145、143条，只个别文字有出入。这三条都是讨论妇人经期热入血室的证治，因与妇人杂病有关，故重复于此。

【原文】阳明病，下血（按：《脉经》卷九第六"血"下有"而"字）谵语者，此为热入血室，但头汗出，当刺期门（按：《伤寒论》第216条此八字作"但头汗出者，刺期门"），随其实而泻之，濈然汗出者（按：《伤寒论》第216条"者"作"则"字）愈。（4）

【提要】本条论阳明病热入血室的证治。

【简释】第1~3条所述的热入血室证，均与经水适来有关。本条则意在说明，若妇人患阳明病，由于里热太盛，虽不值经期，热邪亦可侵入血室，出现下血谵语、但头汗出等里热熏蒸，迫血妄行的证候。既已热入血室，则治疗便可按照上条处理，刺期门以泻实热，热从外泄，则周身汗出而愈。当然，在针刺期门的同时，并可辨证采用清泄阳明邪热的方药，则更切实。尤在泾："阳明之热，从气而之血，袭入胞宫，即下血而谵语。盖冲任之脉，并阳明之经，不必乘经水之来而后热得入

之，故彼为血去而热入，此为热入而血下也。"（《金匮要略心典》）

【原文】妇人咽中如有炙脔[1]，半夏厚朴汤主之。（5）

半夏厚朴汤方：《千金》作胸满，心下坚，咽中帖帖，如有炙肉，吐之不出，吞之不下。半夏一升，厚朴三两，茯苓四两，生姜五两，干苏叶二两。上五味，以水七升，煮取四升，分温四服，日三夜一服。

【注释】

[1] 炙脔（luán 孪）：肉切成块名曰脔。即烤肉块。

【提要】本条论妇人咽中痰凝气滞的证治。

【简释】本病的发生，多由于情志不畅，气郁生痰，痰气交阻，凝结于咽喉之间。其临床表现为咽中自觉有物阻塞，咯之不出，咽之不下，但与饮食无碍。后人称之"梅核气"。治用半夏厚朴汤开结化痰以降逆气。

【按】本条所述证候，应注意与食管上段肿瘤相鉴别，必要时做相关检查。

【原文】妇人脏躁（按：徐注本、尤注本等作"脏燥"），喜悲伤欲哭[1]，象如神灵所作[2]，数欠伸[3]，甘麦大枣汤主之。（6）

甘麦大枣汤方：甘草三两，小麦一升，大枣十枚。上三味，以水六升，煮取三升，温分三服。亦补脾气。

【注释】

[1] 喜悲伤欲哭：孙思邈曰："心气虚则悲不已。"吴谦曰："喜悲伤欲哭，是神不能主情也。"此类病人不只容易悲伤欲哭，亦有喜笑无常者。

[2] 象如神灵所作：心主血而藏神，心血虚则神不藏，神不藏则出现神志异常证候。

[3] 数欠伸：黄元御曰："欠者，开口而呵气；伸者，张臂而舒筋。"即悲哭之后频频打呵欠、伸腰肢。

【提要】本条论脏躁的证治。

【简释】脏躁的发病，多由情志抑郁或思虑过度，心脾受损，致脏阴不足而成。而前《五脏风寒积聚病脉证并治》篇所谓邪哭使魂魄不安者，血气少而属于心也。本病临床特点是常易悲伤欲哭，不止"喜悲伤欲哭"，甚则悲哭不止，或呈癫痫样痉挛发作，止哭之后"数欠伸"；平素情志抑郁，情绪易波动，有心烦失眠等表现。治用甘麦大枣汤，方中三味药皆味甘性平，补脾益气，润燥缓急。丹波元简曰："《素问》以小麦为心之谷。《千金》云小麦养心气。本方所主，正在于此……验之于病者，始知立方之妙也。"（《金匮要略辑义》）

【按】脏躁与西医学之"癔症"等疾病颇类似。本病多见于妇人，但男子亦有患此者。甘麦大枣汤原方或适当加味治疗情志不畅，脏阴不足所致各种疾患，疗效较好。

【原文】妇人吐涎沫，医反下之，心下即痞，当先治其吐涎沫，小青龙汤主之；涎沫止，乃治痞，泻心汤主之（按：《备急千金要方》卷二十九第六作"可服甘草泻心汤方"）。（7）

小青龙汤方：见痰饮中。

泻心汤方：见惊悸中。

【提要】本条论上焦寒饮误下成痞的先后治法。

【简释】前《水气病脉证并治》篇第2条曰："上焦有寒，其口多涎。"本条曰"妇人吐涎沫"，亦是上焦有寒饮，治当温散，而反误用攻下，伤其中气，心下即痞。法应先用小青龙汤温散寒饮，涎沫止，痞不除，再以泻心汤类治痞。

【原文】妇人之病[1]，因虚、积冷、结气[2]，为诸[3]经水断绝，至有历年，血寒积结，胞门寒伤，经络凝坚。

在上呕吐涎唾，久成肺痈（按：丹波元简说："先兄曰：'痈'当作'痿'字之误也。盖上焦寒凝，无为肺痈之理。肺冷为痿，甘草干姜汤证是也。"），形体损分[4]。在中盘结，绕脐寒疝；或两胁疼痛，与脏相连；或结热中，痛（按：明刊本作"病"字）在关元[5]，脉数无疮，肌若鱼鳞[6]，时着男子，非止女身。在下未（按：孙世扬曰："'未'当作'沫'，谓白物也。"）多，经候不匀[7]，令阴掣痛，少腹恶寒；或引腰脊，下根气街，气冲急痛，膝胫疼烦；奄忽眩冒，状如厥癫[8]；或有忧惨[9]，悲伤多嗔[10]；此皆带下[11]，非有鬼神。

久则羸瘦，脉虚多寒；三十六病[12]，千变万端；审脉阴阳，虚实紧弦；行其针药，治危得安；其虽同病，脉各异源；子当辨记，勿谓不然。（8）

【注释】

[1] 妇人之病：此条为妇人杂病之提纲。

[2] 因虚、积冷、结气：因，其后省略介词"于"字；虚、积冷、结气，联合词组，作"于"的宾语。

[3] 诸：代词作宾语，相当于"之"，指代上述"虚、积冷、结气"三种病因。《仪礼·士昏礼》郑注："诸，之也。"

[4] 形体损分：谓形体虚损消瘦，与未病前判若两人。

[5] 关元：此泛指下焦。

[6] 脉数无疮，肌若鱼鳞：前第十八篇说疮痈脉"浮数"，数脉主热，热毒结聚则生疮；若无

疬，热邪伤阴，外则皮肤失润而肌肤粗糙，状若鱼鳞。

[7] 经候不匀：即月经不调。

[8] 奄忽眩冒，壮如厥癫：奄忽，即突然发生。《昭明文选·古诗十九首》善注引《輶轩使者绝代语释别国方言》："奄，遽也。"铣注："奄忽，疾也。"壮，迅速、迅猛。《尔雅·释言》："疾、齐，壮也。"王引之述："壮与齐，皆疾也。"

[9] 忧惨：谓多愁不乐。忧，本字作"惪"。《说文解字·心部》："惪，愁也。"《诗经·抑》毛传："惨，忧不乐也。"

[10] 多嗔（chēn 瞋）：即时常发怒。《广韵·十七真》："瞋，怒也。又作'嗔'。"

[11] 带下：有广义与狭义两种含义。广义是泛指妇科经、带、胎、产等病，如《史记·扁鹊仓公列传》称妇科医生为"带下医"。狭义是专指从阴道内流出的一种黏腻液体，如《女科证治约旨》所说："阴内有物，淋漓下降，绵绵而下，即所谓带下也。"一般称为白带，后第 15 条称为"下白物"。本条所述带下，属广义者无疑。

[12] 三十六病：此统言妇人诸病。《备急千金要方》卷四第三云："三十六疾者，十二癥、九痛、七害、五伤、三痼是也。"

【提要】本条总论妇人杂病的病因、病机、证候与治则。

【简释】第一段说明，妇人杂病的病因不外虚、积冷、结气三个方面。"虚"，指由于禀赋薄弱，或后天亏损，以致气血虚弱；"积冷"，即外感寒邪或内伤生冷，久病陈寒痼冷凝结不散；"结气"，指七情所伤所导致的气血郁结。上述原因皆会影响经水而致月经不调，甚至经水断绝。盖人体气血贵乎充盈，气机贵乎条达，血脉贵乎温通。三者一有所患，"至有历年"，则因血寒积结，胞门寒伤，经络凝坚而引起各种病症。第二段说明病变在上、在中、在下的不同证候。第三段指出妇人杂病辨证论治的原则。此条文体特殊，引述先哲之两家注释如下。

尤在泾："此言妇人之病，其因约有三端：曰虚，曰冷，曰结气。盖血脉贵充悦，而地道喜温和，生气欲条达也。否则，血寒经绝，胞门闭而经络阻矣。而其变证则有在上、在中、在下之异。在上者，肺胃受之，为呕吐涎唾，为肺痈，为形体消损，病自下而至上，从炎上之化也。在中者，肝脾受之，或寒疝绕脐，或胁痛连脏，此病为阴；或结热中，痛在关元；或脉数肌干，甚则并着男子，此病为热中，为阴阳之交，故或从寒化，或从热化也。在下者，肾脏受之，为经候不匀，为阴中掣痛，少腹恶寒；或上引腰脊，下根气街，及膝胫疼痛。肾脏为阴之部，而冲脉与少阴之大络，并起于肾故也。甚则奄忽眩冒，状如厥癫，所谓阴病者，下行极而上也。或有忧惨悲嗔，状如鬼神者，病在阴，则多怒及悲愁不乐也。而总之曰此皆带下。带下者，带脉之下，古人列经脉为病凡三十六种，皆谓之带下病，非今人所谓赤白带下也。至其阴阳虚实之机，针药安危之故，苟非医者辨之有素，乌能施之而无误耶？三十六病者，十二癥、九痛、七害、五伤、三痼也。"（《金匮要略心典》）

吴谦："此条为妇女诸病纲领。其病之所以异于男子者，以其有月经也。其月经致病之根源，则多因虚损、积冷、结气也。三者一有所感，皆能使经水断绝。至有历年，寒积胞门，以致血凝气结而不行者。先哲云：女子以经调为无病，若经不调，则变病百出矣。以下皆言三者阻经之变病，其变病之不同，各因其人之脏腑、经络、寒热、虚实之异也。"（《医宗金鉴》卷二十三）

【原文】问曰：妇人年五十所[1]（按：《脉经》卷九第四"所"作"许"），病下利（按：吴谦曰："'利'字，当是'血'字，文义相属。必是传写之讹。"）数十日不止，暮即发热，少腹里急，腹满，手掌烦（按：《脉经》"掌"下无"烦"字）热，唇口干燥[2]，何也？师曰：此病属带下[3]。何以故？曾经半产，瘀血在少腹不去。何以知之？其证唇口干燥，故知之。当以温经汤[4]主之（按：《脉经》"以"作"与"字，无"主之"二字）。（9）

温经汤方：吴茱萸三两，当归、芎䓖、芍药、人参、桂枝、阿胶、牡丹皮（去心）、生姜、甘草各二两，半夏半升，麦门冬一升（去心）。上十二味，以水一斗，煮取三升，分温三服。亦主妇人少腹寒，久不受胎；兼取（按：徐注本、尤注本、曹注本"取"并作"治"）崩中去血，或月水来过多，及至期不来。

【注释】

[1] 五十所：所，用在数词后面表示大约的数目。此指五十岁上下。

[2] 唇口干燥：其症状特点正如前第十六篇第10条所述，是"但欲漱水不欲咽"。其病机则诚如唐宗海《血证论·瘀血》所云："内有瘀血，故气不得通，不能载水津上升，是以发渴。"

[3] 带下：此泛指妇人病。

[4] 温经汤：李彣曰："此汤名温经，以瘀血得温即行也。方内皆补养气血之药，未尝以逐瘀为事而瘀血自去者，此养正邪自消之法也。"

【提要】本条论妇人经绝之年冲任虚寒而夹瘀所致崩漏的证治。

【简释】《素问·上古天真论篇》说："女子……七七，任脉虚，太冲脉衰少，天癸竭，地道不通。"这说明，"妇人年五十所"，冲任脉虚，经水理应自然断绝，却仍见下血，且数十日不止。追求病因，乃由于病人曾经半产。病机是"瘀血在少腹不去"。证候以下血数十日不止为主症，并见暮即发热、少腹里急、腹满、手掌烦热、唇口干燥等。"由于半产之时，感寒积冷，瘀血残留，则少腹里急、腹满；瘀血停留，新血不得归经，则崩中漏下；漏下不止，阴血耗伤，虚热内生，则暮即发热、手掌烦热；血结阴伤，无津上潮，则唇口干燥。瘀血停留为诸证之本，故祛瘀当属急务，但因年老天癸将竭，崩伤日久，阴血更虚，当此虚实挟杂之际，攻逐不得则温以行之，方用温经汤，温经养血，和营祛瘀。方中吴茱萸、桂枝、生姜温经暖宫，使血温则行；川芎、丹皮行血祛瘀，两者合用温通行血，以治病本。血去阴伤，故用当归、白芍、阿胶、麦冬补血养阴；血生于气，用人参、半夏、甘草补气安胃以生血，且参、半相合，补而不壅。诸药合用，既可温暖下元，又可行血止血，因此可用于宫寒不孕，崩中漏下，月经不调等多种病证。"（《中医自学丛书·金匮》第535页）

【按】《金匮》温经汤俗称大温经汤。大温经汤之主治，前贤多有论述。例如，曹颖甫《金匮发微》指出："此为调经统治之方，凡久不受孕，经水先期后期，或经行腹痛，或见紫黑，或淡如黄浊之水，施治无不愈者。"吴谦《医宗金鉴》说："凡胞中虚寒，一切经病，经来多，胞虚受寒，或因受寒过期不行，小腹疼痛者，宜用大温经汤。"上述皆名医平生应用温经汤之宝贵经验，对临床有一定指导意义。

【方歌】

> 温经汤中桂姜草，四物去地半参胶，
> 吴萸麦冬牡丹皮，温通温养经病调。

【原文】带下，经水不利，少腹满痛，经一月再见^[1]者，土瓜根散主之。（10）

土瓜根散方：阴㿉肿亦主之。土瓜根、芍药、桂枝、䗪虫各三分（按：赵刊本、宽政本并作"三两"）。上四味，杵为散，酒服方寸匕，日三服。

【注释】

[1] 经一月再见（xiàn 现）：再，两次；见，"现"的古字，即出现。

【提要】本条论瘀血引起月经不调的证治。

【简释】尤在泾："妇人经脉流畅，应期而至，血满则下，血尽复生，如月盈则亏，月晦复出也。惟其不利，则蓄泄失常，似通非通，欲止不止，经一月而再见矣。少腹满痛，不利之验也。土瓜根主内痹瘀血月闭，䗪虫蠕动逐血，桂枝、芍药行营气而正经脉也。"（《金匮要略心典》）

【原文】寸口脉弦而大，弦则为减，大则为芤，减则为寒，芤则为虚，虚寒相搏，此名曰革，妇人则半产漏下，旋覆花汤主之。（11）

旋覆花汤方：见五脏风寒积聚篇。

【简释】尤在泾："本文已见虚劳篇中，此去男子亡血失精句，而益之曰旋覆花汤主之，盖专为妇人立法也。详《本草》：旋覆花治结气，去五脏间寒热，通血脉；葱主寒热，除肝邪；绛帛入肝理血，殊与虚寒之旨不合。然而肝以阴脏而舍少阳之气，以生化为事，以流行为用，是以虚不可补，解其郁聚即所以补；寒不可

温，行其血气即所以温。固不可专补其血，以伤其气；亦非必先散结聚，而后温补，如赵氏、魏氏之说也。"（《金匮要略心典》）

【按】该条文亦见于《血痹虚劳病脉证并治》篇第12条与《惊悸吐衄下血胸满瘀血病脉证并治》篇第8条。唯前者冠"寸口"两字，最后有"男子则亡血失精"七字；后者最后有"男子则亡血"五字。此篇此条去其最后一句，加"旋覆花汤主之"一句，是专为妇人立法。旋覆花汤功能疏肝散结、活血通络，为第十一篇治肝着之方剂，用治虚寒所致半产漏下似方证不合，但以方测证，可知本条为虚而夹瘀者。

【原文】妇人陷经[1]，漏下黑不解[2]，胶姜汤主之。臣亿等校诸本无胶姜汤方，想是前妊娠中胶艾汤。（12）

【注释】

[1] 陷经：陆渊雷说："《金鉴》引李彣注，读'陷经漏下'为句，非也。……本条当读'妇人陷经'为句，'漏下'字当与'黑'字连读。陷经为病名，漏下黑为证候也。"

[2] 漏下黑不解：即阴道下血，淋漓不断，其色暗黑。《诸病源候论》卷三十八《漏下候》云："妇人血非时而下，淋沥不断，谓之漏下。"《漏下黑候》云："肾脏之色黑，漏下黑者，是肾脏之虚损，故漏下而挟黑色也。"

【提要】本条论妇人陷经的证治。

【简释】陷经即经血下陷之意，为漏下崩中之病也。漏下不止而色黑者，为肾脏亏损，冲任虚寒，不能摄血所致。治以胶姜汤，温补冲任，养血止血。胶姜汤方缺，可用胶艾汤加炮姜。但应明确，漏下色黑的证候，固然有属虚寒者，但亦有属瘀血郁热者，必须全面考虑，辨证施治。

【原文】妇人少腹满如敦状[1]，小便微难而不渴，生后[2]者，此为水与血并（按：尤注本等"并"作"俱"字）结在血室也，大黄甘遂汤主之。（13）

大黄甘遂汤方：大黄四两，甘遂二两，阿胶二两。上三味，以水三升，煮取一升，顿服之，其血当下。

【注释】

[1] 少腹满如敦（dùi 对）状：言少腹有形隆起如覆锅之状。敦，读音甚多，读作 dùi（对）时，《辞源》注为"盛黍稷之器，上下合成圆球形，似彝有足"。尤在泾："敦，音对。按《周礼》注：盘以盛血，敦以盛食，盖古器也。少腹满如敦状者，言少腹有形高起，如敦之状，与《内经》胁下大如覆杯之文略同。"

[2] 生后：即产后。

【提要】本条论妇人水与血并结在血室的证治。

【简释】妇人少腹满，其形高隆如敦状，小便微难而不渴，发生在产后者，此因产后胞中胎水未能尽下，与恶血混杂而结聚于子宫，故诊断为"水与血并结在血室"。治当水血兼攻，故用大黄甘遂汤破血逐水。方中大黄攻瘀，甘遂逐水，以攻逐水血之结，由于是"生后"所得，故配阿胶养血扶正也。

【原文】妇人经水不利下（按：《脉经》卷九第五"不利"下无"下"字），抵当汤主之。亦治男子膀胱满急有瘀血者。（14）

抵当汤方：水蛭三十个（熬），虻虫三十枚（熬，去翅足），桃仁二十个（去皮尖），大黄三两（酒浸）。上四味，为末，以水五升，煮取三升，去滓，温服一升。

【提要】本条论瘀血内结所致经水不利的治疗。

【简释】妇人经水不利，甚至经闭不通，若因瘀血内结所致，当有小腹胀满，甚或硬痛拒按，脉沉弦或涩滞、舌紫暗等。法当以抵当汤攻其瘀，下其血。尤在泾说："然必审其脉证并实而后用之。不然，妇人经闭，多有血枯脉绝者矣，虽养冲任，犹恐不至，而可强责之哉？"（《金匮要略心典》）

【按】本篇此条以抵当汤治疗妇人杂病经闭因瘀血者，而《伤寒论》太阳病篇第124、125条，以及阳明病篇第237、257条皆以抵当汤治"蓄血"或"瘀血"证，应互参。

【原文】妇人经水闭不利，脏[1]坚癖不止[2]，中有干血，下白物[3]，矾石丸主之。（15）

矾石丸方：矾石三分（烧），杏仁一分。上二味，末之，炼蜜和丸枣核大，内脏中[4]，剧者再内之。

【注释】

[1] 脏：指胞宫。《本草纲目》卷十一"矾石"条引作"子脏"。

[2] 坚癖（pǐ痞）不止：坚硬的肿块不除去。《吕氏春秋·制乐》高注："止，除也。"《淮南子·说山》高注："止，犹去也。"

[3] 白物：即白带。

[4] 内脏中：即将药纳入阴道之中。

【提要】本条论内有干血而下白物的外治法。

【简释】尤在泾："脏坚癖不止者，子脏干血，坚凝成癖而不去也。干血不去，则新血不荣，而经闭不利矣。由是蓄积不止，胞宫生湿，湿复生热，所积之血，转为湿热所腐，而成白物，时时自下。"（《金匮要略心典》）本条所述是既有瘀血内结之经闭，又见湿热腐化之带下。治用矾石丸纳入阴道中，除湿以止白带。程林说：

"矾石酸涩，烧则质枯，枯涩之品，故神农经以能止白沃，亦涩以固脱之意也；杏仁者非以止带，以矾石质枯，佐杏仁一分以润之，使其同蜜易以为丸，滑润易以纳阴中也。"（《金匮要略直解》）

【按】 矾石丸为局部外治的方法，能止白带，但不能去干血（久瘀）。因此，在治疗时尚须配合消瘀通经的药物内服，以图根治。

本条创立的阴道"坐药"法，对阴道局部病变而言是一种切实可行的外治法，但应注意卫生及使用宜忌。

【原文】 妇人六十二种风[1]，及 （按：徐注本、尤注本并无"及"字）腹中血气刺痛[2]，红蓝花酒[3]主之。（16）

红蓝花酒方：疑非仲景方。红蓝花一两。上一味，以酒一大升，煎减半，顿服一半，未止再服。

【注释】

[1] 六十二种风：魏荔彤说："此六十二种之风名，不过言风之致证多端，为百病之长耳，不必拘其文而凿求之。"

[2] 腹中血气刺痛：妇人经尽或产后，血室空虚，外邪乘虚入腹，与血气相搏而作刺痛。

[3] 红蓝花酒：红蓝花，即红花。《本草图经》引《博物志》云："张骞所得也。"《妇人大全良方》卷十八引《近效方》之"疗血晕，绝不识人，烦闷，言语错乱，恶血不尽，腹中绞痛，胎死腹中"者，用红蓝花酒。

【提要】 本条论妇人腹中血气刺痛的证治。

【简释】 六十二种风，泛指多种外感邪气。妇人经后和产后，风邪乘虚袭入胞宫，与血气相搏，导致腹中刺痛。治用红蓝花酒，以红花之辛温，温经活血止痛，且酒能协助红花以行血气。血气行，风邪去，痛自止。方下注曰："疑非仲景方。"此说可从。

【原文】 妇人腹中诸疾痛，当归芍药散主之。（17）

当归芍药散方：见前妊娠中。

【提要】 本条论妇人腹中痛肝脾不调的主方。

【简释】 妇人腹痛的病因复杂，若由气血郁滞，肝脾不调所致，治用当归芍药散。方见妊娠病篇第5条。尤在泾："妇人以血为主，而血以中气为主。中气者，土气也。土燥不生物，土湿亦不生物。芎、归、芍药滋其血，苓、术、泽泻治其湿，燥湿得宜，而土能生物，疾痛并镯矣。"（《金匮要略心典》）

【原文】妇人腹中痛，小建中汤主之。（18）

小建中汤方：见前虚劳中。

【提要】本条论妇人腹中痛脾虚营弱的主方。

【简释】前《血痹虚劳病脉证并治》篇第 13 条详论小建中汤证，本条则指出了其主症，应互参。

【原文】问曰：妇人病，饮食如故，烦热不得卧，而反倚息者，何也？师曰：此名转胞[1]，不得溺也。以胞系了戾[2]，故致此病。但利小便则愈，宜肾气丸主之 (按：《脉经》卷九第七于"肾气丸"后无"主之"二字，有"以中有茯苓也"六字)。方见虚劳中。（19）

【注释】

[1] 转胞：病名，类似西医学之"尿潴留"。胞，此通"脬"（pāo），指膀胱。

[2] 了戾：同"缭戾"，指缠绕。

【提要】本条论妇人转胞的证治。

【简释】转胞的病因复杂，本条所述是肾气虚弱，膀胱气化不行所致。其主症为"不得溺"，即小便不通。病在下焦，中焦无病，故饮食如故；小便不通，水不下行，浊气反而上逆，故心中烦乱、倚息不得卧；小便不通，势必小腹拘急、胀满或痛。治疗当用肾气丸补肾化气、通利小便，使气化复常，小便通利，而诸症遂愈。

【按】八味肾气丸，本书中述其主治病证者有四：①第六篇主治虚劳腰痛，少腹拘急，小便不利；②第十二篇主治短气有微饮；③第十三篇主治男子消渴，小便反多，以饮一斗，小便一斗；④本篇主治妇人转胞不得溺。以上病症，皆由肾气虚弱而膀胱气化失常所致，故用肾气丸异病同治。

【原文】蛇床子散方，温阴中坐药[1]。（按：本条《脉经》卷九第七作"妇人阴寒，温中坐药，蛇床子散主之"）（20）

蛇床子散方：蛇床子仁。上一味，末之，以白粉[2]少许，和令相得，如枣大，绵裹内之，自然温。

【注释】

[1] 阴中坐药：用丝绵裹药纳入阴道的方法。

[2] 白粉：赵以德认为"即米粉"。

【提要】本条论治妇人阴中寒湿的"坐药"疗法。

【简释】条文中只提到阴寒，以方药测症，应有带下、阴部瘙痒、阴冷等。故以蛇床子散为坐药，直接温其阴中、燥湿杀虫。

【按】治疗阴中疾病以内服之剂，药力难以达到病所，故治应采取局部用药，或内外兼治法为宜。

吴谦说："妇人阴冷，皆由风寒乘虚客于子脏，久之血凝气滞，多变他证，且艰于受孕。宜多服桂附地黄丸，外以远志、干姜、蛇床子、吴茱萸研细，绵裹纳阴中，日二易。"（《医宗金鉴·妇科心法要诀·前阴诸证门》）吴氏如此兼治方药可以取法。

【原文】少阴脉滑而数者，阴中即生疮，阴中蚀疮烂者，狼牙汤洗之。(21)

狼牙汤方：狼牙三两，上一味，以水四升，煮取半升，以绵缠箸[1]如茧，浸汤沥阴中，日四遍。

【注释】

[1] 箸（zhù 著）：即筷子。

【提要】本条论下焦湿热而阴中生疮的证治。

【简释】徐彬说："少阴脉即左尺脉也。"（《金匮要略论注》）。条文本意是借脉象阐述阴蚀疮的病机。少阴脉主肾，候下焦，其脉滑而数为湿热之象；肾开窍于二阴，若下焦湿热之邪蕴结腐蚀于前阴，日久可致阴中痒、痛、糜烂。治用狼牙汤煎水洗涤阴中，旨在清热燥湿、杀虫止痒。

【按】名医叶橘泉先生经过详细考证，认定狼牙即仙鹤草（根芽）。他发现，狼牙始见于《神农本草经》，一名牙子，"味苦寒，主邪气、热气、疥瘙、恶疡、创痔，去白虫"。此外，《名医别录》称"狼齿"，《吴普本草》名"天牙"。陶弘景谓："其牙如兽之齿牙，故有诸名。八月采根。"古方用狼牙者有本篇主治阴疮的狼牙汤方，又《崔氏方》疗前阴痒痛不可忍等。经详细考证民间草药诸书，可以肯定，古之"狼牙草"，毫无疑问就是后来的"龙牙草"（仙鹤草）。局部使用仙鹤草的嫩茎叶水煎剂，对阴道滴虫病亦有良好的效果。[叶橘泉. 黑龙江中医药，1983 (3)：51]

【原文】胃气下泄，阴吹而正喧，此谷气之实也，膏发煎导之。(22)

膏发煎方：见黄疸中。

【提要】本条论阴吹的成因和证治。

【简释】"阴吹而正喧"，谓前阴出气有声如大便矢气之状，连续不断。"谷气之实"，意谓大便燥结。本条的大意是说，妇人阴吹声喧，是大便燥实，胃肠之气不能下行于谷道，而别走前阴所致。治以猪膏发煎，润导大便，使大便通畅，浊气下行，则阴吹可止。

【按】阴吹之疾并非罕见，张璐说："阴吹正喧，妇人恒有之疾，然多隐忍不言，以故方书不载。"阴吹多见于经产体弱的妇人，而未婚未育者则极少发生。其病因比较复杂，结合西医学进行探讨，大略有下列五种情况：①阴道壁及盆底组织松弛；②先天畸形：肛门与阴道均开口于阴道前庭；③后天损伤：如直肠阴道瘘与Ⅰ、Ⅱ、Ⅲ度会阴裂伤；④化学因素：如滴虫性阴道炎，此病多因阴痒、带下就诊，伴发阴吹者声响很小；⑤精神因素：其特点为自觉阴道出气感而听不到声响。在上述诸多因素中，以第一种最为常见。

关于"膏发煎导之"之法，《妇人大全良方》云："头发灰、猪脂，右调停，绵裹如枣核大，纳阴中。"与本书《黄疸病》篇"猪膏发煎方……发消药成，分再服"用法不同。从本文"导之"来看，以"纳阴中"为是。但后世验案皆为内服法。

阴吹的治疗，除以膏发煎导之外，尚应针对病因病机的不同，采取不同的方法治之。例如，《医宗金鉴·妇科心法要诀》说："妇人阴吹者……若气血大虚，中气下陷者，宜十全大补汤加升麻、柴胡，以升提之。"若因滴虫性阴道炎所致者，应治滴虫。若因精神因素者，应着重心理疏导。

【原文】小儿疳虫蚀齿方：疑非仲景方。（23）

雄黄、葶苈。上二味（按：《本草纲目》卷十六"葶苈"条"上二味"引作"等份"），末之，取腊日（按：《本草纲目》引作"腊月"）猪脂，熔，以槐枝绵裹头四五枚，点药烙之。

【提要】本条论小儿疳虫蚀齿的外治法。

【简释】牙齿被虫蛀蚀，成人多采取手术摘除，但容易引起附近牙齿松动。本条采用外治法，方中雄黄、葶苈有消肿杀虫等作用。"点药烙之"，即将猪脂熔化，蘸药趁热烙其患齿。如此方法对小儿疳热生虫、牙齿蛀蚀等牙科疾患有一定的实用价值。

【按】仲景书没有小儿病证治专篇，仅此篇最后有"小儿疳虫蚀齿方"，林亿等怀疑本方非仲景方。但据《宋史·艺文志》记载，仲景有《口齿论》一卷，后散佚无存。故本条可能为仲景《口齿论》所遗，而后世附载于此。程林说："小儿胃中有疳热，则虫生而牙龈蚀烂，雄黄味辛，葶苈味苦，辛苦能杀虫故也。按张仲景有《口齿论》一卷，今未之见，岂彼处简脱于此耶？而妇人方后不应有小儿方也。"由本条联想到，仲景全书以内科杂病为主，并有外科病及妇科病证治，岂能无儿科病呢？必有亡佚。《金匮玉函要略辑义》考据本条之方说："玉函经第八卷末，亦载治小儿药三方，盖另有幼科书而亡佚者，此类岂其遗方耶？"

《金匮》第七篇第 14 条小青龙加石膏汤方后注曰："强人服一升，羸者减之，日三服。小儿服四合。"第三篇第 15 条之升麻鳖甲汤的煎服法载有"煮取一升，顿服之，老小再服（按：老人与小儿一升分两次服）"。以上两方服法，可举一反三，触类旁通，其他诸方亦可用于辨证治疗小儿病。

小　结

本篇论述妇人杂病脉证并治。关于妇人杂病之因，本篇第 8 条概括为"虚、积冷、结气"三大方面。妇人病与男子病的区别，就在于有经、带、胎、产等疾患，前两篇分别论述胎前病与产后病证治，本篇则以论述月经病、带下病为主。

篇中首论"热入血室"的月经病，治疗随证选用小柴胡汤或针刺期门。除与外感病有关的月经病外，还论述了其他多种原因所致月经病的证治，如因瘀血而经水不利者，治用土瓜根散活血通瘀；因瘀阻而经闭不行者，治用抵当汤逐瘀下血；因水血并结于血室而经闭者，治用大黄甘遂汤逐水破血；因冲任虚寒，瘀血内阻而崩漏者，治用温经汤补虚祛瘀；因虚寒气陷，漏下色黑不解者，治用胶姜汤温补冲任、养血止血；因半产后瘀血停留所致漏下者，治用旋覆花汤活血止漏。此外，篇中所论腹痛，亦多伴有月经不调，如治妇人腹中痛的红蓝花酒、当归芍药散、小建中汤等方药，既可辨证治疗妇人腹中痛，并可调治月经不调。

带下病的病因大略可分为湿热与寒湿两类，分别用矾石丸或蛇床子散纳入阴中治疗。若辨证配合内服方药同用，则效果更佳。外阴生疮者，以狼牙汤洗之。

此外，篇中治"妇人咽中如有炙脔"用半夏厚朴汤，治"脏躁"用甘麦大枣汤，治"转胞"用肾气丸，治"吐涎沫"用小青龙汤，治"阴吹而正喧"用膏发煎导之。以上各方都切合实用，皆体现了辨证论治精神。

全篇大方、中方、小方俱备，其丰富的内治法与外治法，对后世产生了深远影响。

总之，本篇与妊娠病、产后病等三篇，是中医妇科学之源头。其辨证思路与论治方法，为妇科病的诊治奠定了基础。

参 考 文 献

[1] 陈梦赉. 中国历代名医传 [M]. 北京：科学普及出版社，1987：340-341.

[2] 孙中堂. 尤在泾医学全书 [M]. 北京：中国中医药出版社，2001：389-414.

[3] 李赛美，朱章志. 经方研究与临床发微 [M]. 北京：人民卫生出版社，2008：
462-471.

[4] 吕志杰. 读《金匮要略心典》心得 [J]. 北京中医药大学学报，2005，28（5）：
20-22.